教養としての生命倫理

村松　聡／松島　哲久／盛永審一郎〔編〕

丸善出版

まえがき

　21世紀は経済・政治・情報・環境をはじめ，さまざまな分野でグローバル化が徹底されるところから始まっている．このような社会と時代に対応して，どのような倫理が思考可能であろうか．そのような倫理は暴力のグローバル化に対抗しうるものでなければならない．しかし，この暴力の発現を促すものは貧困であったり，理由なき差別であったり，貪欲な権力欲・金銭欲であったりという人間のありふれた悪である．それが国境を越え，一瞬にして世界全体へと波及するところに，これまでの悪との決定的違いがある．ありふれた悪は戦慄すべき悪へと質的に転換するのである．この悪の波及の世界的構造を理解しなければならない．私たちはおそらくこの世界の構造の転換について行けていないのである．私たちはこの悪に根底から立ち向かうことができる確固とした倫理を，私たち一人ひとりの内面にこそ築き上げなければならないし，その倫理は悪のグローバル化を徹底して防ぐものでなければならない．そのような倫理の構築が可能であるかと問う以前に，それを是非とも可能にしなければならない強い要請が，根源的なところで現代の世界には働いている．私たちが生命倫理の可能性を見出すことができるとすれば，まさにこの点においてであると言わなければならない．

　生命倫理がアメリカで1970年に成立するや，早くも1975年の世界医師会（WMA）東京大会のヘルシンキ宣言で，世界の医療倫理の原則として採用されることになったのには，それ相応の理由があったのである．すなわち，医療という権力のグローバル化に対抗する強力な倫理が求められていたからである．そのような倫理は単に「医の倫理」にとどまるわけにはいかなかった．医療という権力はさまざまな領域にまたがり，また重層する権力であるからこそ，その倫理は学際的でなければならなかったし，はじめからグローバルな視野から構築されなければならないものであった．このグローバル化した医療の権力と暴力に対抗する医療の倫理は，まさに現在の世界的暴力をはじめからその視野に入れて，それに真正面から立ち向かうものとして構築されていったと捉えることができる．

　本書は，そのような意味で，生命倫理を単に医療内部の人間，すなわち医療者と患者・家族，医療研究者と医療関係企業のための倫理としてのみ捉えることはしていない．より広い視野から生命倫理を現代を代表する倫理として，あるいはもう少し強く言えば，唯一構築可能な現代の倫理として本書全体を構成してい

る．「教養としての」という意味は，そのような広い意味で教養を概念して，多様な分野に相互浸透的に関わる知を前提としながら，現代の倫理を生命倫理としてグローバルな視点から問うことを目指すものである．

　現代においては，あらゆる技術と知は高度な専門職の掌中にある．本来，専門職とはその責任の重さを自覚したものにだけ許されるはずのものである．しかし誰でもがそのような知と技術に接近可能となった時代にあっては，その知と技術のもつ射程と責任に無自覚のままに専門職に就くことが常態となってしまっている．アイヒマン裁判は象徴的にそのことを世界に示したものであるが，直近では福島原発事故において専門家の無責任さが劇的に露呈されたし，医療の領域では臨床試験でいくつかの大学が関わったディオバン事件がその典型である．専門職にある人が自らの知と技術に無責任であるとき，人々の生命は保障されない．法とガイドラインによって専門職の行為を外的に規制することは可能である．しかし，専門職の人たちが自らの行為を確固とした倫理によって，その内から規制することができない限り，現代の高度な知と技術によって引き起こされる悲劇を避けることは到底できないであろう．それほどまでに知と技術は高度に専門化され構造化されているということである．生命倫理は医療とバイオサイエンスの分野におけるそのような高度に専門化された知と技術に関わる人間の行為を問うものであるが，同時にグローバル化した世界の倫理を構成するものとして広く捉えられるべきものである．

　本書は，将来医療専門職に就くであろう学生諸君だけでなく，現代社会を構成するすべての人にとって，高度に専門化された知と技術に対してどのように倫理的に対応すべきかを，現代の教養として身に着けるべきものとして呈示することを意図して編纂されている．生命倫理は，狭義には医療とバイオサイエンスに関する倫理であったとしても，その倫理が他のすべての領野に通底し，ひとつの巨大な世界的構造のもとに置かれているとすれば，あらゆる領野で現代の倫理を構成するものとして広義に理解されなければならない．

　全体の構成は，序章「今，なぜ生命倫理なのか」における現代の応用倫理学・市民の倫理としての生命倫理学と医療倫理としての生命倫理の問題呈示から始まって，第1章，第2章では生命倫理の原則と理論，第3章から第6章まではさまざまな医療倫理に関する問題，第7章から第9章までは人間の生の始まりから終わりまでの具体的な生命倫理諸問題，最終章で先進医療の問題を扱って，現代社会における最も喫緊の課題にどのように倫理的立場から取り組むべきかを呈示することで成り立っている．

　我が国は医師を中心とする医療の権力が他の諸国に比して強大である．この権力の下で市民としての権利が，いとも容易に侵害されている．それに対して強く

異議申し立てを行うには，本書で呈示したさまざまな患者の権利についてよく理解しておく必要がある．そしてこの権利が保障されることによってこそ現代医療が真の意味で成立し，人間の善に貢献しうるものたりうるということを忘れてはならない．そうでなければ，薬害の歴史，ナチス医師団や旧日本軍の731部隊による反人道的人体実験が証示しているように，医療はまさに悪そのものを惹起する権力となり果ててしまうのである．この強大な権力を悪として発現させないためには，医療システムの内と外から強い倫理的使命感によって権力としての医療を制御することが出来なければならない．それを可能にするものこそまさに現代における教養であり，そのようなものとしての生命倫理の確立である．

　本書の出版にあたり，丸善出版の小林秀一郎氏，加藤祐子氏に大変お世話になったことを深く感謝申し上げたい．

2016年1月25日　　　　　　　　　　　　　　　　　　　　編者を代表して
　　　　　　　　　　　　　　　　　　　　　　　　　　　　　松島哲久

目　　次

序章　今，なぜ生命倫理なのか ……………………………………… 1

1. 現代社会と倫理　2
2. 市民の倫理としての生命倫理　4
3. 人権と患者の権利　6
4. 臨床倫理の地平　8
5. ゲノム医学と人間の尊厳　10
- ●コラム：山中教授と思考の帽子　12

第1章　生命倫理の展望 ………………………………………………… 13

1. 医の倫理──パターナリズム　14
2. バイオエシックスの誕生　16
3. 生命倫理の4原則　18
4. 「人間の尊厳」の原則　20
- ●コラム：臨床医学のなかの生命倫理　22

第2章　生命倫理の原則と理論 ………………………………………… 23

1. 自律尊重原則と自己決定　24
2. 生命の神聖（SOL）と生命の質（QOL）　26
3. 無危害原則　28
4. 善行の原則（仁恵の原則）　30
5. 正義の原則　32
6. 人間理解とパーソン論　34
- ●コラム：バルセロナ宣言（The Barcelona Declaration）　36

第3章　医療者-患者関係と臨床倫理 …………………………………… 37

1. 医療者-患者関係　38
2. 患者の最善の利益と自己決定　40

3. インフォームド・コンセントと情報開示　42
   4. 代諾とその限界——患者の家族と患者の自己決定　44
   5. 倫理コンサルテーション　46
   6. ケアの倫理　48
   ●コラム：バイオバンクと包括同意　50

第4章　患者の権利と生命倫理 ……………………………………… 51

Ⅰ　患者の権利に関する宣言 ………………………………………… 52
   1. リスボン宣言　52
   2. 患者の権利章典から「患者のケアにおけるパートナーシップ」へ　54
   3. WHO憲章　56
   4. マドリード宣言　58
   5. オタワ憲章　60
   6. 生命倫理と人権に関する世界宣言　62

Ⅱ　患者中心の医療とチーム医療 …………………………………… 64
   1. 医療の目的と医療システム　64
   2. 疾病（disease）と病（illness）　66
   3. チーム医療とその倫理　68

Ⅲ　患者-医療者関係におけるコミュニケーション ……………… 70
   1. 医療面接とコミュニケーション　70
   2. 医療面接技法としての「質問法」　72
   3. 医療面接技法としての「態度」　74
   4. 患者の心理状態への配慮と対応——リスニングスキルとアサーション　76
   5. 病気と患者の心理・家族の心理　78
   ●コラム：医療と解釈学　80

第5章　臨床研究の倫理 ……………………………………………… 81

   1. ニュルンベルク綱領　82
   2. ヘルシンキ宣言　84
   3. 新薬開発と遵守すべき基準　86
   4. 利益相反　88
   5. 動物実験の倫理　90
   ●コラム：731部隊と薬害エイズ　92

第6章　薬害と医療事故 …………………………………… 93

1. 薬害の定義と歴史　94
2. 薬害エイズ　96
3. 薬害を防止するために　98
4. 医療事故と医療過誤　100
5. 医療安全　102
- ●コラム：企業も国も知っていた――サリドマイド被害者母親のスピーチ　104

第7章　生殖医療と生命倫理 …………………………………… 105

Ⅰ　生殖医療の現状と事実 …………………………………… 106

1. 人工妊娠中絶と母体保護法　106
2. 出生前診断　108
3. 不妊治療――人工授精と体外受精　110
4. 精子・卵子・胚の提供　112

Ⅱ　生殖医療の倫理的争点と問題点 …………………………………… 114

1. 自己決定権・生命の神聖・パーソン理解　114
2. 選択的中絶　116
3. 生殖家族の懸念と子どもの福祉　118
4. 身体の資源化と身体理解　120
- ●コラム：ヒト組織標本の保存と利用をめぐる問題　122

第8章　脳死・臓器移植と生命倫理 …………………………………… 123

1. 死の定義――脳死は人間の死か　124
2. 脳死と現代医療における死の意味　126
3. 臓器移植は許されるか　128
4. ドナーと意思決定　130
5. 生体間移植の歴史と現状　132
6. 日本における臓器移植に関する法律　134
7. 世界の脳死と臓器移植に関する法律　136
- ●コラム：生き残りのための籤　138

第9章　終末期医療と生命倫理 …………………………………… 139

Ⅰ　終末期医療の現状と事実 ………………………………………… 140
1. 終末期医療とは何か？　終末期の定義――日本における現状を中心として　140
2. 緩和医療――セデーション／ペインコントロール／グリーフケア　142
3. 各国の終末期医療に関する法制度と現状　144
4. 生命の短縮につながる措置――治療中止・治療差し控え・安楽死など　146

Ⅱ　終末期医療の倫理的争点と問題点 ……………………………… 148
1. 患者の治療拒否と医療者の治療義務　148
2. すべり坂論法――決定のもたらす社会的影響と心理的影響　150
3. 終末期医療と自己決定権　152
4. 全人的苦痛理解に基づく全人的医療／ケア　154
5. 終末期医療の法的状況――安楽死・尊厳死・治療の中止　156
● コラム：ベビー・ドゥケースと新生児の安楽死　158

第10章　先進医療と生命倫理 ……………………………………… 159

1. 遺伝子診断・治療　160
2. 再生医療　162
3. ES細胞とiPS細胞　164
4. クローン技術　166
5. 難病治療　168
6. 脳科学と脳神経倫理学　170
7. 統合医療・自然療法　172
8. 疼痛医療　174
● コラム：STAP細胞事件の教訓　176

【巻末資料】　[1]　思索を深めるために（基本図書）
　　　　　　　[2]　ヒポクラテスの誓い
　　　　　　　[3]　患者の権利に関するリスボン宣言
　　　　　　　[4]　患者のケアにおけるパートナーシップ
　　　　　　　[5]　ニュルンベルク綱領／[6]　ヘルシンキ宣言

【索引】
【編者・執筆者紹介】

序章

今,なぜ生命倫理なのか

　英国の社会学者,N. ローズは次のように述べている.生命技術の展開は,人間の行為を管理する新しい方法を引き起こしている.そしておそらくもっとも注目に値するのは「バイオエシックス bioethics（生命倫理）」という新しい専門的知識——人間の技術的活動を評価し,決定する能力が自分にあるという——の出現だった.ところがそのバイオエシックスが,活動の手順を整え,細かく規則化し,倫理的透明性を高めることによって,世間の批判から研究者を守るのに奉仕している.結局,生命倫理学は,商業的・科学的活動のために倫理的認可を必要としている研究者・製薬会社と,認可,承認のための場所,専門職的使命,公共的役割に生きる道を見出した哲学者たちとの間の「不健全な同盟から生じた」というのである.1970 年代に米国で生まれ,世界を席巻したバイオエシックスとは結局のところ「科学者たちの道具箱」にすぎなかったのだろうか. 　　　　　　[盛永審一郎]

1. 現代社会と倫理

　倫理とは「人間共同態の存在根底たる道義」[1]である．この道義，すじ道は，古今東西，変わらないものと考えられていた．ところが，これまでのすじ道では，直面する問題を解決できない時代が到来した．「まさに天が下にあたらしきものあり」[2]ということなのだ．
　例えば，人類最古の教えとして「不殺生の教え」がある．しかしこの掟も揺らいでいる．それは死を引き延ばすことができる技術が登場したことにより，逆に「死なせる」という行為の正当化が模索されているからだ．しかしまだ「産んではいけない」という教えはなかった．それは「産む」という行為が人間の意のままにならない自然の道義だったからだ．とはいえ，「産まない」という行為は人類の登場以来あった．だから，「産むべきだ」という命法があった．しかし生殖技術の進展と人間の遺伝子を解読する時代が到来すると，「産むことを差し控える」という生をもコントロールする「力」が出現した．

◆**現代社会**　20世紀には，「限界状況」という言葉があった．科学をもって対処しても人間が乗り越えることのできない，それに突き当たると挫折せざるを得ない壁のような状況のことだ．例えば，男として生まれたとか，今，ここに生きているということ(歴史的規定性)，苦悩，死などである．世界最古の叙事詩，ギルガメッシュ物語にも謳われていたように，死は人間にとり限界状況であり，多少先へ延ばすことができたとしても，そうであることは現在でも変わりがない．しかし，遺伝子診断，生殖技術，臓器移植，患者をコントロールする精神薬をすでに手にし，さらに遺伝子工学，異種移植，遺伝子型パーソナルメディシン，そして再生医療をまさに手にしようとしている時代にあって，人間は，失われた自然の規範性を修復する医療を超えて，「生」を人間の思いのままにコントロールする医療をなし始めた観がある．
　だが，コントロールする人間とは何者か．デカルト以降の近代的自然観は，自然を数量化し，因果機械的なものへと還元し，自然から目的のもつ尊厳を奪い去ってしまった．人間もまた無目的な自然から生まれた者として，無目的な存在になった．こうして人間は価値真空状態，「むき出しのニヒリズムの中で震えることになる」．だから，「人間が不幸にならないように自ら進んで手綱を手にとって自らの力を制御する倫理学を探し求め」[3]ざるをえない．

◆**倫理学**　日常私たちの使用する言葉には，事実を記述する言葉とは違う言葉がある．「べき」「よい」「正しい」などである．これらの価値語や，これらで構成される世界を，問題にするのが倫理学である．何が「よい」とされるかは時代や場所に

おいて相違していた．例えば，ソクラテス登場以前の時代においては，「よい」は，まだ戦士としての能力に優れていることだった．まさにソクラテスが「人間の善さ」を「魂の善さ」として基礎づけたのであり，それは「精神の発見」として特徴づけられた．それ以降，「魂の善さ」が何であるかが探求され，各種倫理理論が登場した．

◆倫理理論　①自然主義的倫理学：経験的・実証的に，すなわち自然科学的に知ることのできるような存在上の事実・法則から倫理的な価値・規範を導き出そうとする考え方で，功利主義・生命主義が代表的な理論である．功利主義は，結果原理，功利原理，幸福主義的原理，普遍主義的原理の4つから成り立つ理論で，J. ベンサムや，J. S. ミルがその代表的思想家．しかしこれは19世紀の古典的功利主義で，20世紀の新功利主義は，規則功利主義と選好功利主義である．後者は古典的功利主義の幸福主義的原理を「選好」で置き換えるものであり，P. シンガーら．②形而上学的倫理学：自然科学とは異なる方法によって知られるような，何らかの意味で超越的な存在上の法則・性質を想定し，そこから倫理的な価値・規範を導き出そうとする考え方で，プラトンのイデア論や，「善い意志とは自律的な意志である」とし，格律と普遍的法則との合致を義務とするI. カントの倫理思想がその典型．③メタ倫理学：価値・規範は存在上の法則・関係性質などから導き出すことができない独自なもの・究極なものとする考え方で，J. E. ムーアの直覚主義，エイアーの情緒主義，R. M. ヘアーの指令主義などの英国の分析哲学．④徳倫理学：行為の結果や意図ではなく，行為する人の態度や意志の性状が問題であるとし，道徳的徳は理性の指導の下，善い行為を身につけること，習性であるとするアリストテレスや現代のR. ハーストハウスなど．

◆応用倫理学　科学技術によりもたらされた自然・生命・生活の問題を解決するために1970年代以降に登場した学問領域が「応用倫理学」で，具体的には「生命倫理学 bioethics」「環境倫理学 environmental ethics」「企業倫理学 business ethics」「技術者倫理学 engineering ethics」「情報倫理学 information and computer ethics」などからなる．応用倫理学というと，①カトリックの「決疑論」のように，代理母・エンハンスメント・地球温暖化などの現代的諸問題に対して，既存の倫理理論や原則を尺度にして，その倫理的是非を問うたり，逆に新しい諸問題を篩にして，これまでの倫理理論それぞれの権能を批判的に問うたりする学問と考える人が多いだろう．しかしそれだけではなく，②従来の倫理理論ではもはや解決不能なとき，科学技術によりもたらされた新しい事実や状況に対応する新しい倫理パラダイムを，あるいは我々の意志決定の仕方を構築していく学問でもあるといえる．

[盛永審一郎]

【参考文献】
[1]　和辻哲郎『人間の学としての倫理学』岩波全書，1971．
[2]　加藤尚武『バイオエシックスとは何か』未來社，1986．
[3]　H. ヨナス『責任という原理』加藤尚武監訳，東信堂，2010．

2. 市民の倫理としての生命倫理

　生命倫理は，市民の倫理としてなぜ必要なのか．患者として心得ておくべき倫理観や態度がある．例えば，インフォームド・コンセント，医療者とのコミュニケーションについての倫理は日常生活に必要な市民の倫理と言えるだろう．

　医療や生命科学の専門家ではない私たちが，生命倫理の問いを自分たちの倫理的問題として考えていかなければならない理由は，しかしまだある．ここではその理由を3つ取り上げよう．第一の理由は，言うまでもなく医療の進歩と長寿化である．どこの家庭にも存在している認知症や介護を経て，健康な生活から死に至る道程，つまり長い死への準備を私たちは考えなければならない．第二の理由は，バイオテクノロジーの驚くべき進展である．そして生命倫理を避けて通ることができない第三の理由として，日本では少子高齢化，世界的には人口増加による限られた医療資源の配分の問題がある．

◆**医療の進歩と長寿化**　医療が今ほど進歩していなかった時代，病気は死と隣り合わせだった．例えば抗生物質のなかった戦前，結核は死に至る病であり，日本人の死因の主要原因の1つだった．明治維新の高杉晋作から戦後の堀辰雄に至るまで，若くして結核に倒れた人は多い．こういう中で，人間はつい最近まで言わばすぐそばにある死を意識して生きていた．

　現在，事態は異なる．私たちはすぐそばの死を意識するのではなく，引き延ばされた死を意識しなければならない．現在の医療は，死に至る段階を限りなく延ばすことができるようになった．私たちは容易に死ぬことのできない社会に生きている．生が延びたこと自体は，歓迎すべきことだろう．しかし多くのチューブにつながれて集中治療室(ICU)で治療を受け，その後，意識なく長い期間寝たままになった状態でいることが，生の最後として本当に望ましいものか．死を自ら望むことは許されるのか．自己決定は生死の問題にも及ぶのか．本人の意思が確認できないときはどうすればよいのか．こういった諸々の問いを私たち一人ひとりが自らの生のあり方として引き受け，考えていかなければならない．

◆**バイオテクノロジーの進展**　20世紀後半に始まったバイオテクノロジーの進展は加速し，私たちの生活を根本から変える可能性がすぐそこに来ている．頭にすぐに浮かぶのは，ES細胞やiPS細胞による再生医療の可能性かもしれない．遺伝子研究もその1つである．例えば，筋肉を抑制する遺伝子の存在が知られているが，逆にこの遺伝子を操作すれば筋肉増強へとつながる．筋肉増強は，筋萎縮をもたらす難病への治療として考えられた．しかし容易に想像できるように，筋肉増強は他のうまみもある．例えば，オリンピックの選手たちが筋肉増強剤の

代わりとして使用することができるようになればどうであろうか．ドーピング検査をしても，尿にも血液にも痕跡は残らない．これがエンハンスメント（enhancement：強化）と呼ばれる遺伝子研究の応用の1つのあり方である．

　遺伝子診断のオーダーメイド化もすぐそこまで来ている．21世紀にさしかかったころ，ヒトゲノムを企業と各国が競って解析していたことはまだ記憶に新しいに違いない．現在遺伝子診断はさらに容易になり，個人の遺伝子診断を行う段階に来ている．まだ診断のために数百万円の費用がかかるが，「数年後には，100万とかからないで診断できるようになり，10年後くらいには，一人，30万円で個人の遺伝子診断が可能になると思いますよ」．数年前，筆者は専門家からこう告げられた．個人の「遺伝子診断」が行われるとき，個人情報，生命保険などその影響は計り知れない．

　すでに1991年，米国政府の競争力諮問会議は「バイオテクノロジー連邦政策に関する報告」のなかで，「新しいバイオテクノロジー研究を含め，発見の市場化による競争力並びに商業化を促進するため，各省庁は，修正された技術移転法の規定を積極的に実現すべきである」と述べている．バイオテクノロジーがもたらす新たな事態は，私たちに遺伝子情報や遺伝子操作などを通じて，人間理解そのものへの問いを投げかけている．私たちは人間の身体をどこまで操作，改変してよいのか．その遺伝子情報をどのように扱うべきなのか．答えはまだ出ていない．

◆**少ない医療資源，正義の問題**　もう一点，生命倫理の問いとして看過できない問いが，医療資源の配分問題である．限られた医療者，マン・パワーをどのように活用するか．少ない医療費をどこに配分するか．身近な例をとってみよう．地域の拠点病院は，個人の診療施設では対応できない，重篤な疾患をかかえる患者に対応する施設と診療体制をもつ．程度の軽い，例えば風邪などの患者が拠点病院に来れば，その分マン・パワーを重篤な患者にさけなくなる．どうしたら医療資源（個人の医院，拠点病院）を適切に患者に配分することができるか．これは私たちの暮らしに直接つながる問題である．最近よく聞くようになった1次診療，2次診療といった言葉はこういった問題を反映している．あるいは，都会と無医村と呼ばれる地域の医療格差をどのように解消するか．これも医療資源の配分の問題の1つである．また，新型インフルエンザに対して少ないワクチンをどの順序で配分していくか，といった問題もある．世界的には，人口増加に対して圧倒的に不足している医療者と治療薬の配分が問題となる．いずれの問題も，社会問題として私たち自身が考え，参加しなければ答えはでない．

　医療の進歩と長寿化のなかで，自らの生と死とどう向き合うのか．バイオテクノロジーの発展によって，人間理解，身体理解も問われている．そして，少ない医療資源の配分では私たち自身の参加が求められている．生命倫理は専門家だけの問題ではない．私たち自身の問題なのである．　　　　　　　　　　［村松　聡］

3. 人権と患者の権利

　人権とはヒューマン・ライツ（human rights），人間が人間としての限りにおいてもつ権利である．権利はフランス語で droit，ドイツ語では Recht で，英語の right とともにローマ法の jus に由来し，自然法，市民法などの法，さらに正義，正当であることも意味する．そこから権利は正当に主張されるべきもの，法によって保護されるべきものとして理解されうる．そのような人間が生まれながらにしてもっている人間固有の権利として平等権と自由権が強く意識されるようになったのが，17世紀後半から18世紀における西欧の啓蒙主義の時代からである．この人間の権利を社会との関係で捉えることによって法的に保証する思想が，トマス・ホッブス，ジョン・ロック，ジャン＝ジャック・ルソーの社会契約論である．人権の思想はここから始まる．ルソーの『社会契約論』の次の言葉が最もよくその精神を示している，「人間は生まれながらにして自由である，しかし，いたるところで鉄鎖につながれている」．人権の思想は自由な人間の鉄鎖からの解放の歴史でもあったのである．

◆**人権思想の歴史**　市民革命を世界で最初に成立させた英国の憲法は，その原初的モデルとなった1215年の「マグナ・カルタ（大憲章）」〔国王に対して貴族が自己の生命・自由・財産を国法によって保護されるものとして認めさせたもので，以後の権利要求の根拠とされたものである〕，1628年の「権利請願」，1689年の「権利章典」を中心的な法典として成立している．人権としてすべての人間の平等と生命・自由・幸福追求権を明確に宣言したものとして「米国独立宣言」（1776年）がある．その強い影響のもとにフランス大革命における「人間と市民の権利宣言（フランス人権宣言）」（1789年）が成立する．以後，19世紀から20世紀にかけて多くの国民国家の成立とともに人権に関する条項が各国の憲法において組み込まれてきた．しかし，第二次世界大戦において人権が世界的規模で蹂躙されたことから，人権を守るためには国際的レベルにおいて強力な拘束力をもつ保障が不可欠であることが明らかとなった．これを踏まえて，国際連合は1948年の第3回総会で「世界人権宣言（Universal Declaration of Human Rights）」を採択し，「すべての国民と国家とが達成すべき共通の規準として」世界に提示した．これを国際的に法的な効力をもつものとするために1966年に国連総会で採択されたのが「国際人権規約」（1976年発効）である．これには，「経済的，社会的及び文化的諸権利に関する国際規約」（A規約）と「市民的及び政治的権利に関する国際規約」（B規約）がある．前者が社会権，後者が生命権，自由権，参政権，請求権に関する規約である．

◆**世界人権宣言**　前文冒頭で,「人類社会のすべての構成員の固有の尊厳と平等で譲ることのできない権利とを承認することは,世界における自由,正義および平和の基礎である」と宣言されている.さらに「国際連合の諸国民は,国際連合憲章において,基本的人権,人間の尊厳および価値ならびに男女の同権についての信念を再確認し」と宣言され,人権概念と一体となって人間の尊厳概念が不可侵のものとして守られるべきことが明示されている.「すべての人間は,生まれながらにして自由であり,かつ,尊厳と権利とについて平等である」という第1条の宣言がこのことをよく示している.このような尊厳と権利の概念は,「ウィーン宣言及び行動計画」(国連,1993年),「ヒトゲノムと人権に関する世界宣言」(ユネスコ,1997年),「バルセロナ宣言」(EU,1998年),「生命倫理と人権に関する世界宣言」(ユネスコ,2005年)など現代の国際社会での基本的規範概念として継承されてきている.

◆**日本国憲法における人権**　人権尊重の考えは日本国憲法においても明確に表明されている.まずその第13条で,個人の尊重・生命権・自由権・幸福追求権が次のように明示されている.「すべての国民は,個人として尊重される.生命,自由及び幸福追求に対する国民の権利については,公共の福祉に反しない限り,立法その他の国政の上で,最大の尊重を必要とする」.国民の生存権に関しては,第25条で健康権と関連してより具体的に規定されている.「①すべての国民は,健康で文化的な最低限度の生活を営む権利を有する.②国は,すべての生活部面について,社会福祉,社会保障及び公衆衛生の向上及び増進に努めなければならない」.このような人権尊重の憲法の理念は医療法や社会福祉法などさまざまな法令において現実化されて,国際社会の一員としての立場を堅持している.

◆**患者の権利**　このように国民として市民として人権が世界的に保障されているにもかかわらず,ひとたび医療の中に患者として組み込まれてしまうと,人間としての基本的権利,とりわけ自由権が極端に制限されてきたのが,従来の医療であり,医の倫理はそれを前提としていた.感染症が疾病のモデルとなっていた時代には,病は他者の危害を加えうる危険なものであり,病むことは一種の逸脱行為であり,患者は逸脱行為者として概念規定される.患者は必然的に,社会防衛的・公共の福祉の観点から,人権の一部を制限されることになる.しかも患者自身もそれを当然視していていたのである.しかし疾病モデルが慢性病へと移行することによって,病むことは逸脱行為とは考えられなくなってきた.これを踏まえ,患者の権利を市民としての,人間としての固有の権利として主張したのが生命倫理である.患者の自律性を尊重し,患者自身が自己の病を理解し,治療方針を決定する主体であることが確認されることになる.インフォームド・コンセント,インフォームド・チョイスなど患者の権利を根底に置く患者中心の新たな医療の倫理が生命倫理として成立するのである.　　　　　　　　　　[松島哲久]

4. 臨床倫理の地平

　「生命倫理（Bioethics：バイオエシックス，生命倫理学）」の考え方が患者の権利を中心とする医療倫理の中核をなすものとして，1970年代の早い時期に米国において確立し，それを受けてWMA（World Medical Association 世界医師会）は，臨床試験の被験者の保護のための宣言である「ヘルシンキ宣言」（1964年採択）を，生命倫理の基本原則を踏まえて，1975年第29回東京総会において修正を行った．また1981年には同じくWMAによる「患者の権利に関するリスボン宣言」が出された．このようにして生命倫理は，患者の権利を尊重する医療の倫理として，医師たるものの遵守すべき倫理として，世界的に受け止められてきていると考えてよい．しかし，医療の倫理として生命倫理の諸原則がパラダイムとなると同時に，その原則主義に対して，あらためて医療の現場において実際に機能する倫理として「臨床倫理（clinical ethics）」が，生命倫理とは別に，あるいはそれを補完するものとして，必要とされてきている．

◆**臨床倫理の可能性**　医師中心の医療（DCM：Doctor-Centered-Medicine）から患者中心の医療（PCM/PCHC：Patient-Centered-Medicine/Health Care）への転換を促す決定的役割を果たすものとして生命倫理を位置づけることができる．患者中心の医療システムにおいては，インフォームド・コンセントの権利，自己決定権など，患者の自律性に基づく患者の諸権利を尊重した医療体制が根底に据えられる．しかし，このような原則としての生命倫理が臨床の現場において有効に機能するためには，それを可能にする条件が問われなければならない．すなわち，患者が自己の治療方法等を主体的に決定することができるその前提条件として，患者は医療者との相互的関係性を通して，自己の病状とその医療的対応について的確に理解できていなければならないであろう．

　このように臨床の現場で，個々の具体的事例において，どのように対応したらよいのかが問われるとき，医療者においても，患者とその家族においても，生命倫理的問いかけとは別に，実際の具体的な実践倫理として臨床の倫理が必要とされてくるのである．患者の側からすれば，個々の臨床の現場においてその都度適切な倫理的判断を可能にする条件とは何かということが，自己の権利が保障されて医療を受けることを可能にする生命倫理原則を実現するものとして問われることになる．生命倫理の理論的枠組みを自律性尊重・善行・無危害・正義の4原則に集約するとすれば，臨床倫理は臨床現場のその都度性を重視する立場を取る．

◆**臨床倫理の意味**　臨床倫理ということで，上述してきたような，医療の現場でその都度その具体的状況に応じて適用される倫理としての医療倫理ということが

意味される．しかし，それと同時に，臨床倫理のその臨床性に焦点を当てて，倫理をその臨床性・現在性において捉えようとする倫理的立場が，臨床倫理ということで意味されている．したがって，両者を統合して定義するとすれば，臨床倫理とは医療の現場における倫理現象，倫理的行為・価値・原則をその都度，その現在性において，それらが今まさに現前し生成しつつあるその現場に立会いつつ捉えようとする試みである．臨床倫理の役割は，患者の立場に立脚した医療倫理としての生命倫理の理念を廃棄することでは決してない．生命倫理を本当の意味で医療の現実において生かすことなのである．

◆**臨床倫理学の提唱**　具体的事例に即した倫理的検討の重要性に立脚した医療倫理の考え方をジョンセン，シーグラーたちは「臨床倫理学」として提唱した．これは倫理学の歴史においては，原則以上に，原則がそこから生成してくる生きた現場としての個々の状況を重視する決疑論（casuistry）の系譜に属する．ジョンセンたちは個々の事例の臨床倫理的検討の系統的分析方法の枠組みを，次のような「4分割法」として提示している．①医学的事実関係の確認（診断と予後，治療目標，医学的ベネフィットとリスク）としての「医学的適応（medical indication）」，②患者の対応能力，インフォームド・コンセント，リビングウィル，代理決定者等についての「患者の選好（patient's preference）」，③ QOL，④家族，守秘義務，経済的コスト，希少資源の配分等の「周囲の状況（contextual features）」である．これによって目指されていることは，医療のあり方や意思決定のプロセスに対して体系的なアプローチを提供し，医師自身が臨床医学において倫理上の問題を発見・分析してその解決の方法を見出すことを可能にすることである．

◆**臨床医学とケアの倫理**　生命倫理の諸原則にもかかわらず臨床倫理が必要とされるのは，まさに病苦の状況に置かれている患者の苦痛に応えるべき「応答の倫理」が，他者への共感性・共苦性に根拠を置く臨床医学の倫理として要請されるということから来ている．臨床医学の現実のなかで広くケアを捉え，そのケア行為の倫理的意味を医療の文脈において明らかにしていくケアの倫理が，臨床倫理の可能性を切り開くものとして提唱されるのである．ケアの倫理においては，患者自身が自らの病の現実をどのように受けとめて，その意味を自己の了解のもとへともたらそうとしているのかが問われる．その解明作業が，患者が自己の病を「物語」（narrative）として語り出す行為であり，ケアする者はその患者の語りに立脚してケアを行うことが目指される．それが NBM（Narrative Based Medicine：「物語」に基づいた医療）であり，科学的医療を目指す EBM（Evidence Based Medicine：証拠に基づいた医療）と相互補完的に臨床医学をその根底から支えている．　　　　　　　　　　　　　　　　　　　　　　　　　　　　　　［松島哲久］

【参考文献】
[1]　A. R. Jonsen, M. Siegler, W. J. Winslade『臨床倫理学——臨床医学における倫理学決定のための実践的なアプローチ』赤林　朗・大井　玄監訳，新興医学出版社，1997.

5. ゲノム医学と人間の尊厳

　日本では 2012 年に，99％の確率でしかも母体の少量の血液で染色体数的異常児を判定できるという新型出生前診断(NIPT＝非侵襲性検査)の臨床応用をめぐり議論が起こった．日本産科婦人科学会は，マススクリーニング(ふるい分け)としての安易な実施は厳に慎むべきというコメントを出し，さらに医学会全体が，統一してこの診断に対して指針の順守を決めるという異例の対応をした．指針では「妊婦が十分な認識を持たずに検査を受ける可能性がある」と指摘された．十分な認識を持たないことが，「妊婦に動揺混乱を生じさせ誤った判断をする」可能性，つまりダウン症児などの「染色体数的異常児の出生の排除，さらにはダウン症児などの生命への否定」へ導くということである．本来産むために行われる出生前診断が，着床前診断とともに，選別に使用される恐れがあるということに対する防御の指針なのである．しかし，同じく非侵襲型の超音波検査の導入により，中絶が 20 年前の 6 倍，10 年前の 2 倍に増えていることを考えると，この指針は無力にみえる．どこに倫理的問題点があるのだろうか考えてみよう．

◆**生の管理としての医療の登場**　従来，医療の役割は人間の能力を改変することにではなく，失われた規範性を取り戻すことにあるとされていた．身体には自然の規範があり，病気とは自然の規範の喪失だった．そして治療とはある種の手段を用いて自然の規範を回復したり，修復することだった．ところが，現代の医療技術は，「病気を治療することではなくて，身体と精神の生命の過程をコントロールしようとする」．つまり，自然の規範であった健康が，生命体が変化しつつある環境に適応する能力としての規範性の問題となり，自己や他人にとって，生きた身体の生命力や潜在性を最大にすることの命法として理解され，そして現代の倫理レジームの鍵の要素になったということである．「病気の治療から生の管理へ」，というこの医療の役割の変化はどうして生じたのだろうか．

◆**ゲノム医学**　第一に，1990 年代に始まり，2003 年に解読の終了宣言が出されたヒトゲノム解析計画(30 億塩基対のヒトゲノムの文字配列をすべて解読し，数万に及ぶ未知遺伝子を解明し，人類の繁栄に役立てようという計画)に表れているように，生命を分子レベルで観察する分子化が生物学において進展したことがあげられる．19 世紀に誕生した生物学は「深さ」の生物学だった．この生物学においては，背後におかれて閉鎖的な生命システムの機能化を決定している基本的有機的法則を発見することが探求された．しかし現代においては，遺伝子上に平板化された「水平」のフィールドで作用するシステム生物学（バイオインフォマティクスのような）が登場した．「過去の 50 年以上，この深い空間は平らにする

こと，身体あるいは脳の上に人格を直接に配置することに取って代わられることが，倫理的仕事の原理上の標的になった」[1].

◆**罹患性** 第二に，現代の生命技術はもはや，健康と病気の両極によっては規制されず，治療行為の多くは，自然の規範の回復ではなく，最上の可能な未来を手に入れるために現在において身体を最適化（コンピューター用語）することである．ローズはこの最適化を示すのが罹患性（susceptibility）という，正常と病理の間の第三のタームであると指摘する．「健康とは，臓器の沈黙の中での生活」であり，逆に，「疾病は，正常な生活と仕事の過程において人に炎症を起こさせるもの，そしてとりわけ，彼らを苦しませるもの」と定義されてきた．この観点に立つと，疾病は苦痛の状態であり，人間の事柄である．したがって，「正常と病理的の間」の転換の判断者は苦痛を感じ取る個人ということだった[2]．だからこれまでは，特定の病気として現れるまで，生命の規範性はそのような兆候のない前疾病を無視してきた．ところがゲノム医学は，この無視を覆し，この隠された未来の困難を診断と治療の中心に据えた．つまり罹患性とは，疾患にかかりやすくする個人のゲノム上の DNA 配列の変異として定義され，生活上健康に見える個人に対して，潜在的疾病の烙印を押し，人を予備-患者に仕立てることの権利を獲得したということなのである．

◆**ゾーエーとしての身体** かくして，罹患性のフィールドにおいて，人は新しく主体化が形成されるのを観察することができる．その「倫理的実体」は身体であり，その目的は健康な生を引き延ばすことである．このようなゲノム医学の登場とともに，「よき生（ビオス）についての問いは，本質的に我々の動物的生（ゾーエー）の生命過程の問題になった」．かかる人間の魂の生物化，単なるゾーエーに「尊厳」はない．だから生物学的，遺伝的，神経的リスクの確認は，病気に侵された，あるいは侵される潜在的個人を特定し，強制的治療，抑制，そして排除のグループに移し入れることであり．そして卵子，精子，胎児の場合には，潜在的な生の軌道から生まれないことへと転換させることなのである．

NIPT の臨床研究の結果として，陽性と診断された妊婦の 97％ が中絶したということである．かつて西洋法文化の宝石，人類の発展の成果として現代に開花した華と賛美された尊厳概念，キケロ，トーマス・アクィナス，ピコ・デラ・ミランドラ，そしてカントによって定義された哲学的-神学的な人間の尊厳概念，人間の権利と結びつけられて世界中の政治的・法哲学史的概念となり，その後，ユネスコの「ヒトゲノム宣言」「生命倫理宣言」などで謳われるようになった尊厳概念は，もはや平板化されたサーキット上のむき出しのゾーエには微塵も見出されない，ということなのである． ［盛永審一郎］

【参考文献】
[1] Nikolas Rose, *The Politics of Life Itself*, Princeton U. P., 2007.
[2] G. ガンギレム『正常と病理』滝沢武久訳，法政大学出版局，1987.

コラム

山中教授と思考の帽子

　2007 年に，iPS 細胞の樹立に世界で初めて成功し，2012 年度にノーベル生理医学賞を受賞したのが京都大学の山中伸弥教授である．山中教授が，iPS 細胞を開発するきっかけとなった出来事として，受精卵を顕微鏡で見たとき「受精卵と娘たちは大して変わらない」と悟ったというのは有名な話である．山中教授は，人間としてみた受精卵を壊すことに抵抗を覚え，受精卵を壊さない形で多能性幹細胞を作製することを目指した．まさに倫理観が新しい「思考の帽子」をかぶらせたのであり，この研究姿勢が，受精の瞬間から人間であるという立場をとり，ヒト ES 細胞研究に反対しているローマ教皇からも絶賛されたのである．

　この再プログラミングの技術の限界がまだどこにあるかということを誰も知らないことも研究者には魅力である．おそらく iPS 細胞研究者は，皮膚などの体細胞が全能細胞（一個の個体になる細胞），つまり受精卵へとさらに引き戻されるということを発見するだろう．またヒト iPS 細胞が，もしほんとうに万能性（体のどの臓器や組織にもなりうる細胞）であるならば，ヒト生殖細胞（精子や卵子）を，そしてそれらを受精させれば受精卵を作成することも可能だろう．事実，2011 年にはマウスの iPS 細胞から精子を，2012 年 10 月には卵子の作成に成功し，その卵子を体外受精し，仔を得ている．さらに，15 年にはヒト iPS 細胞からヒト始原生殖細胞を効率よく誘導する方法論の開発に成功した．結局，研究者が受精卵を自らの手で作製するという，メフィストフェレスの誘惑を耳にするのだ．

　さらに，この技術の開発で世界を制し，パテントをとり，経済的な利益と結びつけようという戦略も見え隠れしている．2020 年には 1 兆円を超す市場を生み出すと期待されている．結局，純粋な学問的関心や病気の人に対する配慮だけではなく，経済的な利害と研究者の個人的な栄達という不純な動機が絡み合って研究が進められている．

　倫理が生んだ iPS 細胞研究を，この罠に陥らせず，共犯者にさせないためにはどうすべきか．山中教授の場合，研究への興味関心よりも，ALS などの難病で現に苦しんでいる患者さんを治してあげたいという思いが先行している．この思いが，倫理が生んだ新たな「思考の帽子」を育むのである．

　生殖技術の可能性とともに，オルダス・ハクスリーがいうような「すばらしい新世界」の只中に我々はいるのかも知れない．我々は，プロメテウス（先に考える男）のように，慎重に思慮し，新しい技術がもたらす倫理・社会面での問題を予測し，法的にも整備していくことこそが早急に必要である．せっかく開発した技術を，パンドラの箱のようにしないためにも．　　　　　［盛永審一郎］

【参考文献】
[1] H. バターフィールド『近代科学の誕生』上下，渡辺正雄訳，講談社学術文庫，1978.
[2] A.L. ハックスリー『すばらしい新世界』松村達雄訳，講談社文庫，1974.

第1章

生命倫理の展望

　「患者のために最善を尽くし，けっして危害を加えない」というヒポクラテスの誓いが，医の倫理の伝統として，長年医師たちによって守られ，医療専門職に帰属するための誓いの言葉として引き継がれてきた．医師は患者の生命を，どのような場合であれ，救うよう最大の努力を払うという絶対の信頼のもとに，患者は医師の決定に従ってきた．医師の指示に従わないと生命が保障されないかのように，患者は医師の無言の威圧に従ってきたのである．生命が保障されればそれで良かったのかもしれない．しかし本当は，医療にはいつの時代においても，その時代にふさわしい仕方で，限界があった．生命に対する絶対的信頼とその限界という医療に内在するこの矛盾を，その魔術性と神秘性とを打ち破って，真正面から受けとめる時代がやってきたことを，そしてそれが可能であることを，生命倫理は私たちに教示している．患者が自らの生命に対し責任をもって自己決定できるということは，自己の生と死に対して自覚的に応答しうるということである．そうであれば，死が隠されている時代に顕著な実存的空虚さからの脱出の可能性がここに開かれていると考えることができるのではないか．本来，救いと希望はそのあるべきところにおいて求めるべきなのであるから． 　　　［松島哲久］

1. 医の倫理——パターナリズム

　伝統的な医療倫理を表現して「医の倫理」と言われることがある．その代表的なものが「ヒポクラテスの誓い」である．古代ギリシアの医師ヒポクラテス(Hippocrates：460？-377？ B.C.)に代表される医学が，合理的・科学的医学として長期にわたって西洋医学の基礎を形成してきた．その倫理は，患者の最善の利益を求めて医療を行うとする次の誓いの言葉によって示されている．「私は能力と判断の限りを尽くして患者に利益すると思う養生法を取り，加害と不正の方法は決してとりません」．これは医師たらんとする者が自らの行為を律するために医神たちに誓った誓約の言葉である．これを誓うことで医療専門職の集団の一員として認められる入会の儀式でもある．他にこの誓いには，安楽死・人工妊娠中絶の否定，男女・自由民と奴隷の差別をしないこと，秘密を守ることなどが含まれている．医療の原則として，患者の利益のために最善を尽くし，危害を加えず，すべての患者を平等に扱うことが明示されている．このヒポクラテスの誓いを実践する治療者として医師は患者に接しているという暗黙の大前提が，医療者-患者関係において支配することになる．これが「医の倫理」の核心をなしていて，医療におけるパターナリズムを形成してきた．

◆パターナリズム　「パターナリズム(paternalism)」は，語源的には「父親」を意味するラテン語の pater に由来する．これは近代西欧で強くなる家父長的父権主義にその淵源をもち，家父長によって家族の意志が制限され干渉されてきた家族における主従関係を反映している．その支配の正当化の根拠は，家父長による家族の構成員の利益であり，家族の防衛である．パターナリズムはそのような家族の支配-被支配関係を一般化して，善意をもって他者へ干渉し規制すること一般を正当化する考え方として提示される．ジョン・スチュアート・ミルの自由主義倫理学では，他者に危害を及ぼさない限り個人の自由は保障される．同性愛・売春などの性行為の規制，ポルノグラフィーの販売規制，ギャンブルやある種の麻薬の規制などの正当化の論拠として使用される．このパターナリズムの考え方は，かつては医師が患者に対して行う医療行為において支配的であった．

◆パターナリズムとインフォームド・コンセント　医師の患者に対するパターナリズムを支えていたのは，ヒポクラテスの誓いに代表される医の倫理であり，医師が社会に対して有している専門職としての高度の知識と信用性である．しかし，現代医療の高度専門化と技術化はその信頼性を突き崩すものであった．医療が実験性を帯び，リスクを抱えるものとなるにつれて，そのリスクはベネフィットとの比較考量なしに無条件に受け入れられるものではなくなってきた．しかも

臨床試験のエビデンスは統計学的・確率論的にしか呈示されない．患者はエビデンスの確率を参照軸としながら，リスクを抱えたさまざまな治療法の中からその1つを選択する決断をしなければならないのである．ベネフィットの選択が同時にリスクの選択を意味することから，無条件の医師のパターナリズムは成立しなくなっている．そこで重視されるのが患者の自己決定権である．

患者の権利中心の考え方は，1970年代米国において生命倫理の成立によってパラダイム理論となった．以後，医療は原則として患者のインフォームド・コンセントなしに行うことはできなくなった．医療者は診断・疾病の説明と同時に，予後を含めた治療の選択肢のリスクとベネフィットの説明を，臨床試験や製造販売後の調査統計のエビデンスに基づいて行わなければならない．この説明が不可欠なのは，患者自身が自己の病状を理解し，治療選択に関して自己の価値観に基づいて自己決定権を行使することを可能にするための必要条件だからである．

◆**シュレンドルフ事件**　米国の裁判史上で治療における同意原則が示されたのがシュレンドルフ事件である．これは，「患者のシュレンドルフ夫人は事前に手術を拒否していたにもかかわらず，麻酔下の腹部検査で子宮筋腫が発見され，医師は患者に無断で卵巣とともに子宮筋腫の摘出手術を行った．その結果，左足に壊疽をきたし，足の指を数本切断することになった」という事件である．1914年にニューヨーク州最高裁判所は，「医学的にみて有益な治療であっても，患者は自己の身体への不可侵性をもっており，この権利の侵害は身体的侵害(暴行)である」とし，患者の同意なしに手術を行うことは，損害賠償の責任を負うことが示された．以後，患者の同意は原則となっていく．

◆**リスクへの説明原則**　大動脈造影検査後に下半身麻痺になった男性の訴えに対し，1957年にカリフォルニア州最高裁判所は，侵襲性の高い医療措置に対して十分なリスクや合併症の説明がない場合，同意の基礎を欠いているとし，医師の責任を問う判決がなされた（サルゴ事件）．さらに，代替治療法への説明を行い，患者に意思決定の機会を与えることを要求するネイタンソン事件(1960年カンザス州最高裁判所)，情報開示は医師の義務であり，その開示の範囲は医師ではなく，患者の自己決定権によって決定されるとするカンタベリー事件(1972年コロンビア特別区巡回裁判所) などを通して，インフォームド・コンセントの考えは生命倫理の原則として米国社会のなかで確立されるに至っている．

◆**パターナリズムは正当化可能か**　対応能力のある(competent)患者の場合，医師がいくらパターナリスティックに患者の利益と考えても，患者の同意なしに医療措置を行うことは患者への権利侵害となり許されない．エホバの証人による輸血拒否も患者の自己決定権として認められる．また対応能力のない精神疾患患者，子どもの場合でも，インフォームド・アセントとして，できるだけ患者の意思決定を尊重する立場が取られるのが原則である．　　　　　　　　　　　［松島哲久］

2. バイオエシックスの誕生

ヒポクラテス以来優に2000年以上の歴史を有している「医の倫理」に対して，バイオエシックスの歴史は未だ半世紀にも満たない．だがこの間に全世界で市民権を獲得しつつある．このバイオエシックスの「誕生」を振り返る場合，「言葉」と「考え方」を区別する必要がある．「革袋」と「酒」は別だからである．

◆バイオエシックスという「言葉」の誕生　「バイオエシックス」の初出は，ドイツ・ワイマール期ハレの神学者フリッツ・ヤールの1927年の論文「Bio-Ethik——人と動植物の倫理的関係に関する展望」に遡る[1]．しかしナチスの台頭と共に，この概念は歴史の波間に沈んでいった．現代につながる概念として再び登場したのは，米国の生化学者V. R. ポッター(1911-2001)の1970年の論文「バイオエシックス——生存の科学」と，翌71年の著書『バイオエシックス——未来への架け橋』[2]においてである．それと別個に，ジョージタウン大学の産婦人科医A. ヘレガース(1926-79)が1971年に設立した「ケネディ倫理学研究所」は，発足当初の1年間弱「人出産とバイオエシックスの研究のためのジョゼフ／ローズ・ケネディ・センター」と命名され，生物医学と倫理学の統合が構想されていた．ポッターの用語は環境工学的であったのに対して，ヘレガースのそれは生物医学的であり，後者の延長線上に現在のバイオエシックスが存在する．この用語は，同研究所のウォレン・ライクが1972年に編集した百科事典にも『バイオエシックス百科事典』として採用され，さらにその2年後の1974年には米国国会図書館の件名指標にも採択され，学術用語として定着した[3](p.32-34, p.38-40)．

他方でバイオエシックスの代表的理論書と目されるT. L. ビーチャム(1939-)とJ. F. チルドレス(1940-)の『生命医学倫理の諸原則』(バイオメディカル・エシックス)(邦題『生命医学倫理』)は1979年の初版以来，「バイオエシックス」の代わりに一貫して「バイオメディカル・エシックス」を用いている．またR. M. ヴィーチ(1939-)は，「メディカル・エシックス」「バイオエシックス」「バイオメディカル・エシックス」，「エシックスとライフ・サイエンシズ(生命諸科学)」などの区別に拘泥しない，と述べている[1](p.522)．彼らにとってバイオエシックスという「言葉」が重要なのではなく，この言葉に込められている新しい「考え方」が重要だったのである．

◆バイオエシックスの「考え方」の誕生　この新しい考え方とは，今日では月並みな表現になるが，患者の「インフォームド・コンセント(IC)」「自己決定」「自律」などを，「患者の権利」として尊重することである．これらの革新性を証する一例として，がん告知に対する米国医師の態度の変化をあげることができる．1961年に米国で行われたがんの告知のアンケートでは，90％を超える医師が「原則と

して告知しない」と答えていたのに対して，1979年の同形式のアンケートでは，逆に90％を超える医師が「原則として告知する」と答えた．1970年を挟む前後9年間で，米国の医師の告知に対する態度が180度変化したのである[4]．

このような「患者の意思」の尊重が現代の医療において決定的に重要であるという認識は，それまでの「医の倫理」にはなかった．というのも，医の倫理が何よりも重視すべきものと見なしてきたのは「患者の健康」であり，それを「医師中心の医療（DCM/DOM）」が「温情主義的（paternalistic）」に配慮するというのが医の倫理の姿勢であった．バイオエシックスの展開とともに，「患者中心の医療（PCM/POM）」が展望されるようになったのである．

◆**社会的・歴史的背景** それではなぜ1970年代に，がんの告知やICが普及したのか．社会的背景として，ベトナム反戦運動や黒人公民権運動のような，60，70年代の米国社会を根底から揺るがした社会運動がある．社会の変動に対応して医療の世界では，ICの法理に結実することになった医療訴訟と医事法判例の積み重ね，タスキーギ事件に代表されるような研究倫理にもとる事件の頻発と社会的な批判の高まり，人工呼吸器のような延命技術に代表される「新医学」の展開とその弊害に対する懐疑，感染症から生活習慣病への疾病構造の変化とそれに伴う医者・患者関係の変貌などが生じ，いずれもバイオエシックスの発展に拍車をかけた．

それではなぜ米国にバイオエシックスは誕生したのか．そのためには，建国以来200年の間に連綿と培われてきた，改良主義（meliorism），道徳主義（moralism），個人主義（individualism）などの精神風土（エートス）の伝統をあげなければならない[3](p.486-496)．医療において改良主義と道徳主義の伝統は，それぞれアクセルとブレーキの役割を果たしたが，特に個人主義の伝統こそ，バイオエシックスの特徴である「患者の意思」の尊重を形作ったものである．この点にパターナリズムや患者意思軽視といった医療の旧弊を打破する契機が存在している．しかし同時に，ややもすれば人間をアトム化して，社会的連帯や相互扶助を軽んずる所以となっている．米国の影響を受けながらも欧州やアジアで独自の展開を見せている生命倫理には，個人を共同体の一員と見なし，社会的連帯を重視し，認知能力の有無を超越した「人間の尊厳」を強調する傾向が認められる．これらの傾向を発展させることによって，「患者の意思」の尊重というバイオエシックスの意義を継承しつつも，その狭隘さを克服することが必要とされている． ［細見博志］

【参考文献】
[1] A. Frewer, Zur Geschichte der Bioethik im 20. Jahrhundert, T.-L. Eissa, S. L. Sorgner (hg.), *Geschichte der Bioethik —Eine Einführung*, 2011, S.422.
[2] 邦訳はV. R. ポッター『バイオエシックス——生存の科学』今堀和友ほか訳，ダイヤモンド社，1974．
[3] A. R. ジョンセン『生命倫理学の誕生』細見博志訳，勁草書房，2009．
[4] 香川知晶『死ぬ権利——カレン・クライン事件と生命倫理の転回』勁草書房，2006, p.345．

3. 生命倫理の 4 原則

　1970年代初頭の米国で徐々に形を取り始めた生命倫理学が本格的に活動を始めるのは，1974年に成立した「国家研究法」の下で米国議会に設立された，「生命医学と行動科学の研究における被験者保護のための国家委員会」においてであった．当時すでにニュルンベルク綱領(1947年)，ヘルシンキ宣言(1964年)があり，患者・被験者保護のために十分な配慮がなされていると考えられていた．にもかかわらず1970年前後に立て続けに患者の人権を無視した医学実験が発覚し，その中には1972年に報道されたタスキーギ事件もあった．これらの人権侵害に対する社会の批判の高まりを背に，医学研究者の抵抗を乗り越えて設立された同委員会は，老人，子ども，胎児，施設・刑務所収容者など社会的弱者の保護規定を矢継ぎ早に設けた．それら「各論」と異なり，患者・被験者保護に関する「総論」が1979年の「ベルモント報告」であった．

◆ベルモント報告　委員たちの間には，倫理学の理論(theory)に関して例えば，倫理として何が正しいのかに立脚するカント的な義務論的倫理学と，人間にとって何が善であるかを志向する功利主義的な帰結主義的倫理学との間に大きな対立があり，いつまでも決着しなかった．しかし被験者保護に関する具体的な対策を定める「各論」においては，理論的な対立を越えて，共通の原則(principles)が存在し，そこから共通の具体的な規則(rules)が導かれることに意見の一致を見た．「ベルモント報告」が立てたその原則は，「人格の尊重(respect for persons)」「善行(beneficence)」「正義(justice)」であり，それぞれの応用が「インフォームド・コンセント」「危険・効果の〔公正な〕評価」「被験者選択〔の公平〕」であった．

◆ビーチャムとチルドレスの4原則　自らもこの委員会に参画していたビーチャム(T. L. Beauchamp; 1939-)とチルドレス(J. E. Childress; 1940-)は，「ベルモント報告」と同年の1979年に共著『生命医学倫理の諸原則』[1]を著した．同書は倫理原則として，「人格の尊重」を「自律(autonomy)」として取り込み，「善行」の裏面である「非悪行(無危害：non-maleficence)」を独立した原則とし，かくて「自律」「善行(仁恵)」「非悪行(無危害)」「正義」の4原則を樹立した．自律は患者の自己決定や自己選択，情報提供などを含んだインフォームド・コンセントを意味し，医学実験で被験者の自発的な同意を不可欠と見なす根拠となるものである．自律の強調が現代の生命倫理の特徴であるのに対して，善行は「ヒポクラテスの誓い」でも「患者のため(福祉)」として二度にわたって謳われているように，古来医の倫理の中核を形成してきた．非悪行(無危害)はヒポクラテスの教え「何よりも害をなすなかれ(Primum non nocere)」そのものであり，消極的な内容とはいえ，善

行が努力義務であるのに対して，いかなる状況下にあっても守られねばならない原則である．善行と非悪行(無危害)が古来の医の倫理を反映し，自律が近代的で個人主義的な観念であるのに対して，正義は分配の正義としてアリストテレスの倫理学にもあり，他方で現代的な利益と負担の社会的公平性をも意味する，古くて新しい観念である．この4原則に照らして考えれば，例えば1972年に発覚したタスキーギ事件は，インフォームド・コンセントを得ていないという点で自律の原則に反し，第二次世界大戦後使用可能となった抗生物質ペニシリンを意図的に使用しなかった，という点で善行・非悪行(無危害)の原則に反し，さらに被験者に貧しい黒人のみを選定したという点で正義の原則にもとっている．

　ビーチャムとチルドレスの4原則は，「ベルモント報告」の3原則が医学実験に限定されていたのと異なり，広く生命倫理一般に妥当する原則として提示され，生命倫理の普及とともに，その代表的原則として受け止められた．著者たちはこの原則をむしろ，生命倫理の事例を分析するための枠組み(framework)と説明しているが，実際にはしばしば，この4原則さえ満たせば生命倫理の問題は解決すると誤解され，「原則主義 (principlism)」と揶揄されたり，彼らが関係する大学の名を借りて「ジョージタウンの呪文 (マントラ)」などとささやかれるようになった．

◆**4原則の孕む問題**　ビーチャムとチルドレスは，4原則を問題理解のための枠組みであり問題の解決そのものではないと考えると同時に，4原則間の序列を否定する．しかし4原則間に対立が生じても，前もって原則間に優先順位がないかぎり問題は解決しない．例えば「エホバの証人(ものみの塔信者)輸血拒否事件」において，医療者は患者意思を尊重する義務と患者生命を維持する義務，すなわち「自律」原則と「善行」原則(あるいは「非悪行」原則)のディレンマに陥る．1975年に生じた「カレン裁判」でも，呼吸器抜管をめぐって，このふたつの原則が対立し，患者家族は自律原則の実行を求めて裁判に訴え，認められた．カレン事件以降米国の裁判では多くの場合，患者の自律が優先される．しかしこの優先順位は米国の個人主義の文化と伝統に立脚している．

　4原則が抱懐しているさらなる問題は，自律，善行，非悪行(無危害)，正義の4原則の他に，あるいは，この4原則に代わって，立てるべき原則は存在しないのか，ということである．例えば欧州の生命倫理学者や生命法学者が立てた「バルセロナ宣言」(1998年)では，自律，尊厳 (dignity)，統合態 (integrity)，傷つきやすさ (vulnerability)の4原則が立てられた．あるいは共同体の伝統が色濃く残る文化圏ではしばしば，「連帯」(solidarity)が原則として優先される．

　もとより，4原則は「呪文」ではなく，問題解決のための枠組みである．しかし仮に枠組みであるとしても，どのような原則が立てられるべきかは，それぞれの文化圏の伝統に立脚して決められなければならないのである．　　　　　[細見博志]

【参考文献】
[1]　T. L. ビーチャム，J. F. チルドレス『生命医学倫理　第5版』立木教夫，足立智孝監訳，麗澤大学出版会，2009．

4.「人間の尊厳」の原則

　「人間の尊厳」（ラテン語で 'dignitas hominis'）という表現は，ピコ・デラ・ミランドラ（1463-94）の『人間の尊厳について』（1481）によって知られるようになったが，観念自体は古代ギリシア・ローマの時代から存在していた．

◆**2種類の「人間の尊厳」**　まず問題となるのは冠詞を用いないラテン語において「人間」(homo)が，ある特定の人を意味するのか，それとも人間一般を指すのか，つまりこの「人間」の対概念が，他の人間なのかそれとも動物なのか，である．もう1つの，重なるが同じではない問題は，そもそも「尊厳」とは何かという，より根本的な問いである．英語で 'man of dignity' は，「堂々たる，押し出しの立派な，威厳のある人物」という意味である．古代ローマにおいても 'dignitas' は元老院議員や将軍など特定の人々の「威厳」を意味し，またそれこそ 'dignitas' の主要な意味であった．それに対して他の動物と異なる人間としての 'dignitas' が問題となるとき，「威厳」ではなく「尊厳」が訳語としてふさわしい．その時「尊厳」の根拠として人々の念頭に浮かんでいたのは，人間に特有の言語や理性の能力であった．かくて「威厳」は，共同体の内部でのみ妥当するのに対して，理性能力に根拠をもつ「尊厳」は，他の動物と区別された「人間の本性」に関わる．「威厳」は人格を陶冶することによって獲得され，不埒な行いをすれば喪失する．それに対して「尊厳」は，何の功績もなくとも人間であるかぎり付与され，喪失することはない．

　生命倫理で「尊厳」は重要な概念であり，例えば1998年の「バルセロナ宣言」では一個の原則とされた．しかし同じ欧州でも英国のR.マックリンは2003年に，「尊厳は無用の概念である」というタイトルの論説[1]で，「尊厳」の曖昧さとそれに起因する混乱を指摘し，廃棄されるか，さもなければ「自律」概念で代替されるべきだと主張して，賛否両論を呼び起こした．しかしそれが無用な概念かどうかは，もう少し慎重な検討が必要である．

◆**3つの淵源**　「人間の尊厳」には3つの淵源がある．1つは古代ギリシア・ローマの伝統である．例えば『イソップ寓話集』の「57 人間たちとゼウス」では，人間特有の能力として「ロゴス」（言葉・理性）が取り上げられ，動物は「ロゴスを持たない(alogos)」とされた．あるいは紀元1世紀のストア派の哲学者セネカは，「……自慢すべきは，奪い取られることもできないもので，それこそ人間に特有のものです．……それは魂(animus)であり，魂の中で成熟した理性(ratio)です．すなわち人間は理性的動物(animal rationale)です」と記している[2]．動物にはない人間に特有の理性から「人間の尊厳」は導かれた．もう1つの淵源はユダヤ・キリスト教の伝統である．『旧約聖書』の「創世記」(1:26-27)によれば人間は「神の

似姿」（imago dei）として造られ，その他のあらゆる被造物を支配する権限を委ねられた．このことにキリスト教の「人間の尊厳」は依拠している．第三の淵源はドイツの哲学者カント（1724-1804）の思想である．カントが説く意志の「自律」とは「他律」でも「神律」でもなく，自らの内なる理性に従うということである．そのような理性的な存在者という理念を「人間性」（Menschheit; humanitas）と呼ぶ．「人間性そのものが尊厳である．なぜなら人間はどのような人によっても……，単に手段として利用されることはできず，常に同時に目的として用いられねばならないからである．そしてこの点にこそまさに人間の尊厳があるのである」[3]．

　第二のキリスト教では，あらゆる人間に無条件に「尊厳」が付与される．第一の古代ギリシア・ローマと第三のカント哲学においては，「理性」が決定的に重視されている．あたかも「理性」を持つ者は「尊厳」に値し，持たない者はそれに値しない，と解することができるかのようである．しかしおそらくその解釈は当たっていない．というのも第一の伝統においては，人間の観念に理性が不可分に組み込まれており，理性なき人間は形容矛盾とされるからである．第三の伝統では，理性を有する「人間性」とは単なる「経験概念」ではなく一個の理念であり，ひたすらその理念に志向すべきと考えられているからである．かくてこれら 3 つの伝統に共通する構成は，「人間の尊厳」とは，人間を人間以外のあらゆる被造物から区別し（絶対差別），人間である限りあらゆる人間を完全に等しく扱い（絶対無差別），かくて，「絶対差別が絶対無差別を根拠づける」ということである[4]．

◆**第二次大戦後の「人間の尊厳」**　アウシュヴィッツを経験した人類は第二次世界大戦後，絶対無差別を標榜する「人間の尊厳」を再び自らの行動原則とした．1945 年の国連憲章前文では「基本的人権，人間の尊厳と価値，男女・大小各国の同権」が謳われた．1946 年の日本国憲法ではその 24 条で個人の尊厳に言及された．1948 年の世界人権宣言ではその第 1 条で，「すべての人間は自由に生まれ等しく尊厳と権利を享有する」と定められた．特にアウシュヴィッツを引き起こしたドイツは 1949 年のドイツ連邦共和国基本法冒頭で，「人間の尊厳は不可侵である．これを尊重し，かつ，保護することは，すべての国家権力の義務である」と定めた．

　現代の生命倫理は患者・被験者の自律とインフォームド・コンセントを最重要視している．しかし，胎児はもとより老人・子ども・病者など，認知機能を欠落させたり低下させた人々は，自律の能力も持たない．このような存在に，絶対無差別に妥当する「人間の尊厳」の原則が決定的に重要である．これまでも，そしてこれからも，決して「無用の概念」ではないと言わねばならないだろう．

〔細見博志〕

【参考文献】
[1] *British Medical Journal* 327: 1419-20, 2003.
[2] セネカ『道徳書簡集』41，茂手木元蔵訳，東海大学出版会，1992，p.137.
[3] カント「人倫の形而上学」『世界の名著 32』森口・佐藤訳，中央公論社，1972，p.629.
[4] 松田純「多文化時代における人間の尊厳」『Moralia』第 17 号，2010，p.28.

> コラム

臨床医学のなかの生命倫理

　ミシェル・フーコー（1926-84）は『臨床医学の誕生』[1]において「死の可視性の中に，病は自己の充実した形を見出す」．「死が医学的経験の具体的なア・プリオリとなった時にこそ，病は個人の生きた身体の中で具体化することができたのである」と言っている．解剖学的まなざしを医学の中に導入することによって，死の可視性を不可視の可視性として捉えることができたとき，臨床医学が誕生したことをフーコーは告げている．「死が病と生とを下から支配する」とも言っている．ルネサンス期において死はすべての人に平等に訪れる普遍的なものと受け止められていた．しかし，このような死の捉え方とは逆に，18世紀後半から19世紀にかけて成立した臨床医学のまなざしにおいては，死はまさに個人の独自性を形作るものとして捉えられることになる．このような臨床医学のまなざしにおいて初めて，病は「生が死において自己のもっとも分化した形を発見する」ことを可能にするものとしての意味をもつことになる．

　このような臨床医学の思想性を医療者たちはどのように理解しているのであろうか．医学哲学は医学教育においてそのことを教示しているはずである．死は臨床医学の時代にあって，生の究極の意味を病において示している．死に直面する患者のみでなく，それに立ち会う医療者も，個別化された死の意味を自己そのものにおいて受け止めなければならない．医療者が患者の死を自らのこととして引き受けなくなったとき，宗教もまたその死を生きることはできない．ホスピス・ケアは真正面からこのことに応えようとする医療である．生命倫理が現代の主要な医療倫理としての地位を占めているのも，この臨床医学のただ中においてこそなのである．臨床医学において死が一人ひとりにとってかけがえのない独自性を形作るからこそ，患者は自己自身において自己の病に対峙し，究極的には自己の死を生き切ることが要求されるのである．臨床医学の誕生以来，医師のパターナリズムはそもそもその根底から不可能となってしまっている．死が個人と関わる時代の医療において，患者の自己決定権は当然の権利なのである．個人の生が病においてその独自性を実現することによって初めて，病を生きる患者はまさに個人としての尊厳を有する者として了解することができる．ここに個人の尊厳に立脚した医療の倫理が生命倫理として成立する根拠を見出すことができるのである．生命倫理は単に米国的自由主義的個人主義に制限されるものではない．もっとしなやかで強靭な思想性に支えられている．

［松島哲久］

[参考文献]
[1]　M. フーコー『臨床医学の誕生』神谷美恵子訳，みすず書房，1969．

第2章

生命倫理の原則と理論

　原則や理論は，生命倫理でどのような役割を果たすのか．原則や理論を個々の現場の問題に当てはめれば生命倫理の答えが出てくるといったものではない．さまざまな問題を考える際に対立する見解を支えている背景，あるいは重要な見解の基礎となっている倫理観を明らかにするとき，見過ごすことのできない原則や理論があることがわかる．そのようにして，生命倫理の原則は明らかにされてきた．したがって，原則や理論自体が考えるべき問題の1つの核を表していると言えよう．例えば，自律は患者の意思を尊重することを支えている背景であり，基礎となる原則である．しかし一方で自律は，終末期の自己決定のあり方や人工妊娠中絶問題での自己決定のあり方から考えるべき問いである．その答えによっては，私たちの自律に対する理解は変わっていくことになるかもしれない．原則や理論は，言わば問題を考えていく方向を示す指標なのである． ［村松　聡］

1. 自律尊重原則と自己決定

「自律(autonomy)」とは,語源的には,ギリシア語,auto(英self)とnomos(rule)に由来する.文字通りには「自治」「自己決定」を意味し,初めは都市国家の「自己支配」を指していた.近代では,「自律」概念は個人についてもっぱら言われ,行為・意思・選択の自由,プライバシーを有すること,自己制御や自己反省能力なども指すようになった.近年では色々な分野でさまざまに使われるようになったため,それらをすべて踏まえて倫理学的定義に一義的に反映させるのは難しい.

自律を尊重すべき理由としては,大きく3つある.まず,自律が私たちのもつ道徳的価値の基本であるからというもの,第二に,当人にとって価値のある他のものや善をもたらすからというもの,第三に,人間は本来,道徳的には互いに他人だからその自由は尊重されるはずだがその自由とほぼ同じ意味だというもの.自律にどのような規範的価値があるか,また他の道徳的原則と比べてどのような優位の位置にあるのかについては多くの議論がある.しかし,自律概念は,応用倫理学,特に生命倫理の文脈では,自己決定,自由選択,独立性等との兼ね合いで重要な概念であり,医師患者関係,生殖医療,臓器移植,公衆衛生,人体を対象とする研究等において,中核的な重要性を担うとみるべきである.

◆**自律尊重原則** この原則は,人(例えば患者)に利益をもたらすという「行為の結果や目的」より,その人の自律を尊重するという「行為のあり方」を重視する考え方といえる.こうした考え方が重要と見なされた理由には,いくつかの歴史的背景がある.例えば,第二次世界大戦時に非人間的な人体実験が強制的になされた反省を踏まえ,この原則への認識が高まった.米国では,1932〜70年代に黒人を対象に「治療処置」と詐称して梅毒患者の人体実験を行っていたことが1973年に判明したが(タスキーギ事件),それに類する事件への反省に基づいて,人体実験や研究倫理における3原則を立てた.その1つは,人(被験者)を単なる道具として扱うべきでないとする「人格尊重の原則」であった[1](他は善行原則と正義原則).T. ビーチャムとJ. チルドレスは,これに無危害原則を加え,生命倫理の4原則とした.そこでは「人格尊重」は「自律尊重」と言い直されたが,それは,個人がその能力において問題がなく自律的であれば本人の希望や意思は尊重せよという原則である.このように,米国型の生命倫理原則では,自律し自己決定に問題がない個人を前提としている.ただ,もっと弱い人間,例えば疾病に苦しむ人間を想定すると,そのような原則は成立し難いだろう.欧州ではこの想定に立ち,ビーチャムらの4原則を批判的に捉え直して新たな4原則(自律,尊厳,統合態,傷つきやすさ)を立てた(1998年「バルセロナ宣言」)(第2章コラム参照).

ビーチャムらが自律尊重原則にとって大事だと見るのは，自発的である（他者からの支配的制約がない）こと，適切な情報を得られること，意思決定の能力である．その自律尊重原則は「自律的行為が，他人による支配的制約に左右されない」という消極的責務と，「情報を開示し，自律的な意思決定を促進するよう敬意をもって扱われねばならない」という積極的責務として表現される．この原則は，近年の生命倫理で重要視される「自己決定」の基礎であり，「インフォームド・コンセント」概念の根拠だとみることができる（第3章3参照）．またビーチャムらによれば，プライバシー保護や守秘義務の遵守なども導き出すとされる．

◆**自己決定の原則**　当人が現に抱く価値観や信条にあった決定を自由に行うことができるという原則．英国の哲学者J. S. ミルによれば，他人に危害を加えない限り，かつたとえ結果として自己が不利益を被ろうとも，本人の決定は尊重されるべきだとされる．「自律」とほぼ同義に使われることが多いが，米国型の生命倫理の文脈では，「自己決定権」として，治療への同意や安楽死，妊娠中絶等，重要な問題において患者の自律性に基づく諸権利の一部として強調され，患者重視の医療体制の中心概念とされる．自己決定を行うのに必要な情報を得る権利をこの原則が含むと解せば，インフォームド・コンセントの法的・倫理的根拠となる．自己決定は多くの生命倫理的問題に明快な解答を与えるはずだが，実際の場面では家族の意向の影響が強いこともある．また自らの命を縮める行為や判断を自己決定として認めるかという難解な問題もはらむ．ここに，自己決定は常に尊重されるべきかという，パターナリズムとの衝突の問題が生じる（第3章2参照）．

◆**「自律」概念の問題**　「自己決定」が実際の医療の場面で問題を生み出し得ることは上に述べたが，「自律」の意味自身についてもさまざまな議論がある．自律を担う個人は，そもそも他者や共同体の影響を受けていないであろうか．その意味で，決定するのは本当に「自己」なのだろうか．ビーチャム流の自律的人間という前提に対しては，自己や価値観は文化や共同体の中で培われるのだから，自律の理解のためには，分かち難く結びついている共同体を理解しなければならないという（例えばマッキンタイアの）共同体論からの批判は簡単には無視できない．フェミニスト哲学も「関係依存的自律」という見方を提案している．確かに，米国の医療の現状を見ると，その「自律」理解で良いのかとの疑念がわく．欧州では，自律は人間が「傷つきやすい」ことを前提するが，それを反映した「バルセロナ宣言」では，「我々はみな，他者の配慮に欠ける行いで傷つき得る」と，他者への配慮の文脈で理解されている．この精神は，2005年の「ユネスコ宣言」でより具体的に表明された．人間の本来的あり方を考えれば，生命倫理の問題は，ビーチャム流の自律的人間という前提だけでは説明できないこともあるだろう． ［石田安実］

【参考文献】
[1]　津谷喜一郎・光石忠敬・栗原千絵子訳「ベルモント・レポート」『臨床評価』28(3)，2001．

2. 生命の神聖（SOL）と生命の質（QOL）

　殺人が許されないのは，なぜだろうか．殺される人の苦痛や恐怖，遺族の悲しみ，社会に与える衝撃など，理由はさまざまに考えられる．その中でも，「命は尊いものだから」という答えは直感的に理解できる．人間の命だけに限らず，すべての命は壊れやすく，はかない．だからこそ命は尊く，ときには畏敬の対象ともなる．例えば，わが国の古典文学の中には，生きとし生けるものの苦しみに共感し，畏敬する人々の姿がある（平安時代の仏教説話集『日本霊異記』など）．現代でも，ペット動物の葬儀や実験動物の慰霊祭は珍しくない．死を免れず限りある存在としての命に対する共感的姿勢は，わが国における道徳意識の基礎となっている．

◆**生命の神聖（SOL）**　ところで，殺人が許されないのは，人間の生命に特別尊い価値があるからだと考えることもできる．人間以外の生き物とは違って，人間の命だけに認められる特別な価値のことを，生命倫理の用語では「（人間の）生命の尊厳」という．この言葉は，英語の「生命の神聖（Sanctity of Life：SOL）」に対応している．SOL の概念には二重の意味がある．その1つは，すべての人間に他の生き物とは違う特別な価値（つまり「尊厳」）を認めるということであり，もう1つの意味は，そのような人間の命が「神聖」なものと見なされることである．米国の『生命倫理百科事典』（2004）によれば，SOL がこのような意味をもっているのは，SOL 概念が欧州の哲学的および宗教的人間観の伝統に根差しているからである．すなわち，一方では，SOL の背景には「人間の尊厳」という哲学的な概念があり，他方では，SOL は，ユダヤ・キリスト教の人間観を受け継いでいる．要するに，SOL は，西洋の文化的伝統の中で育まれた歴史的な深みを持った概念なのである．

　詳しく言えば，「人間の尊厳」という概念は，理性の働きとそれに基づく道徳的な気高さに人間だけの特別な価値を見出す古代ギリシア・ローマの哲学的人間観に由来している．この概念には，人間とその他の生き物を区別する差別化の働きと，すべての人間に等しく絶対的価値を認める無差別の働きという二方面の働きが含まれている．また，人間の生命が神聖と見なされるのは，人間がそもそも神に似せて造られ，「神の像」を内に宿した存在だとするユダヤ・キリスト教の人間観によるものである（『旧約聖書』の「創世記」を参照）．このように，SOL は，人間と人間以外の生命との間に絶対の差別と価値の序列を設けることなのだから，わが国の伝統的な生命観からすれば，異質な思想と言えるだろう．

　とはいえ，SOL という言葉は，わが国でも医の倫理との関連で用いられてきた．

西洋の文化的背景などにこだわらなくとも，つとに医療の現場では，いかなる場合にも人命を最大限尊重することが当然の義務と見なされていたからである．20世紀の中頃まで日本人の平均寿命が50歳程度だったことを思えば，延命こそが至上の価値とされたのも不思議はない．人為的な生の中断を許す余地などなかったのである．ましてや，「ヒポクラテスの誓い」にもある通り，医の倫理の基本は，無危害および善行である．だが，医療の技術が急激な進歩を遂げるに伴い，たとえ患者の死期が近づいても本人の意思を十分確認しないままに無理な延命治療を続ける例が目立つようになる．やがて，SOLは，延命至上主義を正当化するための建前とも見なされるまでになってしまった．

◆**生命の質（QOL）** 技術的措置によって患者の命を量的に引き延ばすのが善なのだろうか，それとも，むしろ患者が残された日々を納得して生きられるように支援するほうが善いのだろうか．終末期医療で延命措置の継続か中止かの選択を迫られる場合に，耐えがたい身体的苦痛の状態にある患者本人が自分の生命を生きるに値しないと判断するときには，延命措置を中止することもあり得る．20世紀も後半になると，例えば，米国のカレン・アン・クインラン裁判（1975-76年）などを契機として，患者の自己決定権を尊重し，患者本人の「生命の質（Quality of Life：QOL）」を重視する考えが広まってきた．現在では，QOLは，生命倫理の中心的概念の1つと見なされている．かつての，延命こそが善とする延命至上主義から，患者本人の判断によるQOL重視の医療へと，医の倫理観は大きく変化したのである．

ところで，病気からの快復を目指してより良い治療法を検討したり，あるいは高齢者福祉の分野で要支援者の生活のしやすさを重視したりする場面では，QOLは，その患者や要支援者の主観的・心理的な満足度を意味している．このとき，QOLとは「生活の質」である．また，ホスピス・緩和ケアとの関連でもQOLが問題になる．このような場面では，死期の迫った患者および家族に対して，身体的・心理的・社会的側面など多方面からの総合的支援を行い，本人のQOLを少しでも高めることがケアの目的となる（第9章Ⅰ-2，Ⅱ-4参照）．

いずれにせよ，生活の質としてのQOLの良し悪しや，生命の質としてのQOLが生きるに値する価値を意味するか否かは，他人が一方的に判断するべき問題ではない．大切なのは，医療や福祉の対象となる人が，自分の人生観や価値観に基づいて「これでよい」と納得できる生（生活）を生きることなのだ．そのようなQOLの本来的意義を理解したうえで，本人の判断を十分に尊重した医療的措置や福祉の支援が求められるのである． ［中澤 武］

【参考文献】
[1] 浅井篤ほか『医療倫理』勁草書房，2003．

3. 無危害原則

　無危害（非悪行）原則の内実を端的に示す規則は「殺すことなかれ」であり，「痛みや苦しみを与えることなかれ」「能力を奪うことなかれ」「攻撃を加えることなかれ」「幸福な生活を奪うことなかれ」などである[1]．そう聞かされた（特に医療系の）学生たちは，何やら狐につままれたような表情をする．「これってどれも当たり前のことでしょう？」——だが，当たり前のことがそうでなくなることがある．

　群馬大学病院で2010〜14年に同じ医師の下で腹腔鏡による肝臓切除手術を受けた患者8人（全体の1割近く）が術後100日以内に死亡した事例を考えてみよう．病院側の会見により本件が世間に知れ渡ると，マスコミ各社はこぞってこの問題を取材した．そして当該病院や関連学会の調査委員会も，高難度の手術を執刀した医師の技量が低かった，インフォームド・コンセントや臨床試験審査の手続きが杜撰であったなど，複合的な要因を指摘した．遺族が発した「だまされた」という無念の言葉を知るに及んで，先の学生たちも，先進的な医療の現場で無危害原則を軽視して，患者と家族の信頼を裏切ることの罪深さに思いをいたす……．

◆「ヒポクラテスの誓い」から「生命医学倫理の4原則」へ　「ヒポクラテスの誓い」には，無危害原則と善行原則に関連する具体的な規則が凝縮されている．すなわち，最善を尽くして食餌療法を施すが，それは患者の福祉のためであって，加害と不正のためにしないように慎む．誰に頼まれても致死薬の投与や助言を行わず，婦人に堕胎用器具を与えない．往診は患者の福祉のために行い，あらゆる故意の不正と加害を避けて，特に一切の性的関係を結ばない，と誓われている．こうして，患者に不正や害悪が及ばないように細心の注意を払い，厳しく自己を律することが，「医の倫理」の根幹に据えられることになった．

　この古くから渾然一体であった無危害原則と善行原則とを原理的に区別したのは，ジョージタウン大学ケネディ倫理研究所のビーチャムとチルドレスの功績である．両者の『生命医学倫理の諸原則』（*Principles of Biomedical Ethics*, 1979）は2013年の第7版に至るまで，現代医療をめぐる情勢の変化および彼らの理論への批判に対応する形で，大小の改訂を重ねてきた．その意味でも同書は米国流の生命倫理学の発展史を映す鏡と言ってよいが，特に無危害原則が適用されるべき場面を多岐にわたって精緻に分析し，現代医療におけるその重要性を発信し続けてきた意義は，高く評価されてよかろう．

　同書によれば，「害悪や危害を加えてはならない」という禁止（意図的な差し控え）で表現される義務のみが本来の無危害原則に属する．それに対して，「害悪や危害を予防しなければならない」と「害悪や危害を除去しなければならない」は，

害悪や危害に関する内容を含んでいるが，予防や除去という措置を講じるのであるから，むしろ「善を実行するか，あるいは促進しなければならない」と同じく，分類上は善行原則に属する．そして無危害原則に反する行為には，「害悪や危害を意図的に加える」こと以外にも，過失（不注意）によって「害悪や危害を結果的に加えてしまう」ことが含まれる．冒頭で紹介した腹腔鏡手術による死亡事故は，まさにそうした過失の典型と言える．

◆**医学研究における無危害原則の端緒**　治療の際だけでなく，医学研究においても無危害原則は重要である．第二次世界大戦後，ニュルンベルク綱領および世界医師会のヘルシンキ宣言という形で医学研究の倫理要件が明示され，被験者保護が叫ばれるようになった．そして米国でも，タスキーギ事件（1932年から40年間にわたり約400人の黒人貧困層を対象に実施された非人道的な医学実験）の不正追及から生まれた「ベルモント・レポート」(1979)の中に，無危害原則の端緒が見られる．すなわち，「人格の尊重」「善行」「正義」という研究倫理の3原則のうち，善行原則の一部として「害をなしてはならない (do no harm)」という規則が明記されている．ちょうど同じ時期にビーチャムとチルドレスはこの規則を完全に独立させて，「無危害原則」へと格上げしたのである．

◆**現代医療における無危害原則の役割**　「ヒポクラテスの誓い」で禁忌とされていた安楽死や人工妊娠中絶が現代の医療現場では現実的な問題となっている．それらは患者や胎児を死に導く行為であり，「殺すことなかれ」という無危害の規則に反している．そうした葛藤状況をめぐってビーチャムとチルドレスは精緻な議論を展開し，解決に向けていくつかの示唆を与えている．その一例として，以下では「二重結果論」に注目してみたい[1]．

　二重結果論はカトリックの教義解釈に起源を持ち，「1. 行為の本質（行為は善ないし道徳的に中立でなければならない）」「2. 行為の意図（善い結果のみが意図されてもよい）」「3. 手段と結果の区別（悪い結果が善い結果の手段となってはならない）」「4. 善い結果と悪い結果との釣り合い（善い結果が悪い結果を上回らなければならない）」が必要条件として呈示される．すなわち，これらがすべて満たされるときに初めて，道徳的に許容可能な行為であると判定されるのである．同書では妊婦を救うために胎児を中絶する事例に即して，二重結果論の不分明さが批判されるが，最終的に「善い結果と悪い結果との釣り合い」という第4条件については，現実的に受容可能であるとしている．無危害原則をめぐる同書の膨大な事例検討はこうした思考の鍛錬に基づいているのである．　　　［宮島光志］

【参考文献】
[1]　トム・L. ビーチャム，ジェームズ・F. チルドレス『生命医学倫理（第5版）』立木教夫・足立智孝監訳，麗澤大学出版会，2009．
[2]　アルバート・R. ジョンセン『生命倫理学の誕生』細見博志訳，勁草書房，2009．

4. 善行の原則（仁恵の原則）

　善行原則の具体的な内実を示す規則は，「他者の権利を保護し擁護せよ」であり，「他者に危害が生じないように予防せよ」や「他者に危害を引き起こす条件を取り除け」，そして「障害のある人を助けよ」や「危険な状態にある人を救助せよ」などである[1]．どれも私たちの社会生活を成り立たせている一般的な行為の規則であり，他者への配慮や思いやりに満ちた振る舞い方を示していると言ってよい．

◆**訳語のニュアンスと事柄の奥行き**　「善行」の原語は "beneficence" であるが，それをどう和訳するかをめぐって，かれこれ30年にわたり混沌とした状況が続いている．近年は「善行」や「仁恵」が多く用いられるが，こだわりをもって「与益」や「恩恵」を当てる研究者もいる．これには個人的な語感や好みの問題もあろうが，文脈によってその語のニュアンスが微妙に変わるという事情も影響している．さらに言えば，人生・生活において「何をよいこと（利益，恩恵）と見るか」は最終的に個人や社会の価値観（幸福観，人生観，健康観）という根本問題に関わっている．本項目では便宜的に「善行」を用いるが，執筆者の個人的な見解としては，将来的には単純明快な「有益」に一本化できたら好都合であろう（その場合，「無危害／無加害」も「無害」とするのが妥当である）．

◆**「ヒポクラテスの誓い」から「生命医学倫理の4原則」へ**　先行する「無危害原則」の項目で見たように，「ヒポクラテスの誓い」には無危害原則と善行原則を一括して具体化した規則として，最善を尽くして食餌療法を施すのは患者の福祉のためであって，加害と不正のためにしない，と記されていた．そして「誓い」の精神を現代に継承した世界医師会の「ジュネーブ宣言」（1948；なお，以下の訳文は日本医師会HPより引用）では，「私は，人類への奉仕に自分の人生を捧げることを厳粛に誓う」および「私の患者の健康を私の第一の関心事とする」という文言で，善行原則に従う旨が告げられている．

　そして1980年前後から米国において，ビーチャムとチルドレスの著作[1]によって善行原則の豊かな含意が精緻に分析・検討されることになる．すなわち，その分析は「善行の概念」から始まり，「義務的善行と理想的善行」の区別，「パターナリズム—善行と自律の衝突」，さらには「利益，費用，危険の比較衡量」を経て，「生命の価値と質」にまで及ぶ．以下ではそれらのうち，現代日本の医療制度や研究倫理とも関連する事柄を検討したい．

◆**「応招義務」と「善きサマリア人法」**　「飛行機内で急患発生　救ったのは医師のウルグアイ大統領」（朝日新聞，2015年10月31日）というドラマチックな見出しの記事を読むと，善行義務の具体的な規則「危険な状態にある人を救助せよ」を実

践した範例を見る思いがする．医師などの医療従事者にはいわゆる「応招義務」が
あり，わが国では「診療に従事する医師は，診察治療の求めがあった場合には，
正当な事由がなければ，これを拒んではならない」と医師法（第19条第1項）に
規定されている．バスケス大統領がフランスへ移動中に機内で（食物アレルギー
で重い窒息状態に陥った）フランス人女性を手当てして救ったのは，見事に応招
義務を果たした美談として広められた．だが，救命の努力が不幸にして実を結ば
ないこともあろう．それを恐れて応招に尻込みする医療者の気持ちも理解できる．
そうした場合への対応として，米国やカナダなどでは「善きサマリア人法」が施行
されている．これは緊急時の善意による正当な救命活動に対しては過失責任を問
わないことを規定しており，日本でも近年その導入の是非が議論されている．

こうして，善行原則に照らして行為の是非を判断する際には，その行為が法的
義務として強制力を伴うのか，あるいは道徳的義務として個人の良心や社会的な
評価に委ねられているのかを見極める必要がある．これはもちろん医療人などの
専門職にとって重要なことであるが，一般市民として日常生活を送る場合にも，
市民社会の成熟度は道徳的義務の意識をどこまで共有できるかにかかっている．

◆**医療行為と医学研究におけるリスク-ベネフィット評価**　同書[1]では医療行為
に伴う「利益，費用，危険の比較衡量」が取り上げられているが，善行原則に基づ
く行為が真に有意味であるかどうかは，そうした現実的な角度から吟味検討され
なければならない．そしてこの観点に立つとき，善行原則は正義原則と手を携え
ることになる．善行は個人の独善であってはならない．同時に「社会的な公正さ」
という条件(正義原則)にも十分に配慮することが善行には求められる．

このリスク-ベネフィット評価という問題は，すでに「ベルモント・レポート」
を通じて主題化されていた．すなわち，「人格の尊重」「善行」「正義」という研究倫
理の3原則を彫琢する過程で，善行原則の取り組む課題として，「危険が伴うと
しても，どのような場合に利益を追求することが正当化されるか，危険を理由に，
どのような場合に利益を求めることを差し控えるべきか」[2]の検討が重要である
とされた．そして善行原則は「被験者が害を受けるリスクから守ることを求める
が，同時に，研究から得られるかもしれない重要なベネフィットを失う可能性に
ついて考慮することも求めている」のである．

こうした生命医学倫理学を構築しながら，最小限の必要悪を許容して最大限の
善を追求しようとする現実感覚を基盤として，米国の生命医学研究は数十年来の
発展を遂げてきたのである．

[宮島光志]

【参考文献】
[1] トム・L. ビーチャム，ジェームズ・F. チルドレス『生命医学倫理（第5版）』立木教夫・
足立智孝監訳，麗澤大学出版会，2009．
[2] 津谷喜一郎ほか訳「ベルモント・レポート」http://homepage3.nifty.com/cont/28-3/
p559-68.html．なお，笹栗俊之訳（福岡臨床倫理審査委員会ネットワークHP）も参照．

5. 正義の原則

◆**正義論の原点** 「正義（justice）」という概念を本格的に論じた初めての哲学者はアリストテレスである．彼は『ニコマコス倫理学』第五巻において，富や地位などの分配に関する「配分的正義」，不正に損なわれた利益や名誉の回復に関する「矯正的正義」，物品の交換や貨幣を媒介とした交易に関する「交換的正義」という3つの正義概念を区別した．これらの正義概念においてアリストテレスが重視したのは「均等」であるが，彼の正義論には現代正義論の主要な論点のすべてが（初歩的な形であれ）示されていると言っても過言ではなく，その思想は現代に至るすべての正義論の論者に大きな影響を与えている．

◆**現代の正義論** 近代経済学の祖であるアダム・スミスは，「自由放任主義（レッセ・フェール）」を提唱し，「見えざる神の手」によって個人の利己的な行動が結果的に社会全体の利益をもたらすと同時に，交換的正義を支柱とする自由競争のもとで市場は自動的に最適化されると主張した．しかし 1960 年代以降に登場した「囚人のジレンマ」や「共有地の悲劇」などの理論モデルは，個人の利己的行動が社会の利益を損ない，個人が公共財を無制限に利用することで資源が枯渇して破局に至る危険性を指摘し，「有限な資源の分配」という視点の重要性を明らかにした．さらに，市場経済が社会に浸透していくに従って富の偏在や貧困といった問題が深刻化していったことで，「社会における基本財の分配」という課題の重要性が再認識されることとなった．このような観点からすると，現代において正義という概念の中核を担っているのは「配分的正義」だと言える．

現代社会における「配分的正義」の重要性を再評価し，新たな社会理論としての現代正義論を確立したのが『正義論』(1971) の著者，ジョン・ロールズである．ロールズの正義概念は「公正としての正義（justice as fairness）」であり，自己の利益増進を求める合理的な諸個人の「合意」に基づく社会契約として実現する点で，正義の可塑性を認める．ロールズが構想したのは，すべての人が基本的自由に対する平等の権利を持つべきであることを第一原理，公正な機会の均等を前提としたうえで，社会的・経済的不平等はもっとも不利な立場にある人の期待便益を最大化すべきであることを第二原理とする「正義の二原理」である．自由権に関する平等を主張する第一原理はリベラリズムの伝統に即しているが，ロールズ正義論の最大の特徴となったのは「格差原理」と「機会均等原理」からなる第二原理，とりわけ基本財の分配に際して弱者の利益を優先することが「公正としての正義」に適った方法であることを主張する「格差原理」である．

ロールズは格差原理によって，弱者を弱者のまま放置しないような基本構造に

支えられた社会を提唱しており，それゆえ彼の正義論は単に市場原理がもたらす不平等の是正に止まらず，市場原理を超えて機能しうるような新たな共同体統合の原理を見出すことに主眼を置いていた．市場原理に基づく資本主義社会で格差が拡大し，個人間においても国家間においても経済的な強者が社会的，政治的にも強者となって弱者を支配・抑圧する傾向があること，さらにこうした階層化によって飢餓や貧困，医療格差など基本的人権を損なう問題が引き起こされていることを考えると，ロールズの正義論が現代の世界に対して果たした役割はきわめて大きい．

　ロールズの正義論の適用範囲を一国内だけでなく世界全体に拡大し，国際社会における貧困や格差などを批判しつつ国家間の公正さを主張するのが「グローバル正義」である．例えば現在の世界では約8億人が飢餓に苦しんでいる一方で，世界の穀物総生産量は全人類の需要を十分に満たす水準にあると言われている．さらに飢餓人口のほとんどが途上国で発生する一方で，先進国では大量の食糧が廃棄されている．つまり，現代の飢餓問題は食糧不足にではなく，極度に偏った食糧の分配に起因しているのであり，したがって飢餓問題を解決するためには南北格差を是正し，世界規模で配分的正義を実現することが必要とされるのである．

◆**希少資源の分配**　生命倫理との関連でも配分的正義の重要性はますます高まっている．とりわけ有限な医療資源をどのように分配することが正義に適っているのか，という問題は深刻である．世界医師会の『医の倫理マニュアル』(2007)も述べているように，移植用臓器やICUの施設，高額な医薬品や救急スタッフなど希少な医療資源の分配に際しては，医療者は分配から外れた患者が死亡する可能性をも踏まえた選択を迫られる．このような非常事態における選択・決定に際してしばしば用いられる方法として，「トリアージ」がある．トリアージとは，主に災害時など大量の患者が発生して物的・人的医療資源が供給不足に陥った状況下で，治療や搬送の優先順位を決定することを意味しているが，その際に考慮されるのは治療効果や救命の可能性であるため，患者の症状によっては他の患者の治療を優先する場合，あるいは治療を放棄する場合もある．

　トリアージに限らず，希少資源の分配に際しては個人の医療を受ける権利（第4章1-1参照）と社会的効用とのジレンマが伴うが，現実にすべてのニーズを満たすことが不可能な状況がある以上，何らかの基準に依拠した負の選択は避けられない．その意味では，需要が供給を上回る局面においてこそ配分的正義は決定的な重要性をもつのであり，限られた選択肢の範囲内で最善の方法を模索することが現代社会の課題である．配分的正義は個人的価値観ではなく公共的規範であり，社会の成員による包括的な合意から導出されるべきものであるから，希少資源の分配に関する正義とは何か，という問いに対する答えを構築する際にも，国民的な討議を経た社会的合意の形成が不可欠となる．　　　　　　　［森　禎徳］

6. 人間理解とパーソン論

　パーソン論は，哲学，思想の分野では古くから主要なテーマの1つであった．しかし，生命倫理でこの専門的なテーマが注目を浴びるようになったのは，1960～70年代，米国の人工妊娠中絶問題の争点に人間理解が浮かび上がったことによる(第7章II-1参照)．

◆**胎児の地位とパーソン論**　妊娠中絶問題の1つの焦点は，胎児をどのような存在として理解するかにかかっている．初期の妊娠中絶論争では，胎児がいつ細胞の集合の段階から生物学的なヒトになるか，その線引きが問題だった．しかし医学の発展に伴って，胎児はきわめて早い時期から臓器を備え，脳波を出すことなどがわかってきた．実際に妊娠中絶を考える時期には，すでに生物学的ヒトであると考えられるようになる．そこで生じたのが，生物学的にヒトではあっても，まだ生存権をもつパーソンではないと考えるヒトとパーソンの間の線引きであった．こうしてほぼ1970年代を境に，議論はパーソン理解へと移る．

　パーソンを問題にするのは，米国の法的な事情もあった．合衆国憲法修正14条に「どのようなパーソンからも(正当な法的手続きなしに)生命，自由，あるいは財産を奪ってはならない」と書かれていたため，もし胎児がパーソンであるとするならば殺人罪になってしまうからである．

◆**自己意識中心パーソン論**　米国を中心として成立したパーソン論は，次のような特徴をもっている．①自己意識をもつこと．つまり，自分を意識する存在であること．②理性(理由)に基づき行為することができること．③言語を使用して他者と意思を疎通することができること．④自らの意思に基づき自由に行為できること．⑤合理的に考え，合理的に判断できること．

　論者によって異同はあるが，以上の特徴からパーソンを考える点でほぼ同様のパーソン論を，1970年のフレッチャーからトゥーリー，ウォレン，エンゲルハートそして1980年代のシンガーに至る人々が主張している．このパーソン論は，ロックやカントなどのパーソン理解の哲学的な伝統を踏まえたもので，自律した存在としての人間理解を基礎としている．

◆**自己意識中心パーソン論の問題点**　こうして，胎児はヒトであってもパーソンではなく，妊娠中絶はこの点でパーソン殺し，つまり殺人とはいえないとする結論がでてくる．しかしこのパーソン理解では，胎児ばかりでなく，植物状態や重度の認知症の患者もパーソンではなくなる．さらに新生児や意識を失っている者も，厳密にはパーソンではないことになってしまう．そのため大きな反響を呼び起こすことになった．しかし，自己意識中心パーソン論は近代思想の中心的パー

ソン理解を踏まえていて，法律上のパーソン理解(日本の法律では「人」)とも整合的であるため，反論することが難しい．とはいえ，反対の立場を納得させたわけでもなかった．胎児をめぐるパーソン論の議論は暗礁に乗り上げる．

◆**関係主義的パーソン論**　1990年代に入って，パーソン理解に対する反省は専門家たちのうちで深まり，パーソン論の再考が始まる．その特徴は2つある．第一に，パーソン理解を妊娠中絶や胎児の問題のみからではなく，より広い生命倫理のコンテキストのうちで考察するようになった．意識がない患者や認知症患者などを，私たちはパーソンとして理解し，接している．この事実をパーソン理解の出発点とする．したがって，パーソンを意識や理性を現にもつことからのみ理解するのではなく，広く他の観点をパーソン理解のうちに探っていくことになる．

　第二に，人間の関係がパーソン理解にとって本質的である点に着目する．新生児に親が接する時，親は子どもにパーソンとして語りかけ，あやし，抱き上げる．つまりパーソンには，関係の中で認められ，承認されることが含まれている．私たちは一人でパーソンとなるのではない．パーソンは人と人との関係のうちで初めて成り立つ．関係主義的パーソン理解は，単に本人がもつ性質(属性)ではなく，さまざまなレベルでの他者との関係をパーソン理解の中心に捉える．

◆**複合理論**　21世紀に入ると，生命倫理を基礎づけるパーソン理解はより哲学的，思想的な反省の段階へと入っていく．その重要な展開がドイツのクヴァンテによる複合理論である．私たちのパーソン理解は1つの視点からではなく，複数の視点に基づいた複合的な理解から成立している，とクヴァンテは主張する．大きく分けると，それは観察者のパースペクティブからの理解と，参加者のパースペクティブからの理解である．

　観察者のパースペクティブに基づく理解とは，科学的・因果的に観察可能な生物学的なヒトとしての理解のことで，これがパーソン理解の1つの基礎をなす．参加者のパースペクティブとは，パーソン本人の視点から合理的に，整合的に理解される，人生観や世界観を含む自己理解である．換言すれば，本人の「物語」(narrative)に基づいた心の連続性と言えよう．具体的に言うと，いわゆる安楽死に関する本人の意思を尊重する場合，そこで尊重されているのは参加者のパースペクティブにおけるパーソン理解である．自律や自己決定の尊重は，この意味でパーソン理解に基づいている．一方，新生児をパーソンとして考える際の基底となっているのは，観察者のパースペクティブからの理解である．もっとも，ヒトからパーソンへの移行という生命倫理におけるパーソン論の出発点となった中心問題に対して，複合理論がどのような解答を示すかは未だ明確ではない．

　妊娠中絶問題から発したパーソン理解は人間理解の再考を促し，自己意識中心人格説を経て，関係主義的パーソン論，複合理論など新たな展開を示している．しかし，依然としてその落ち着く先が見えているわけではない．　　　　[村松　聡]

コラム

バルセロナ宣言（The Barcelona Declaration）

　EU（欧州連合）のプロジェクト「生命倫理と生命法における基礎的倫理原則 1995-1998」が，3年間の議論を経て，1998年11月の最終会合（於バルセロナ）でEUの欧州委員会に提出した提言文書．生命医学と生命工学（バイオテクノロジー）の急激な進展という現実に直面して，今後，人間性の将来に何を望むかという問題意識から出発している．人格としての個人を社会的コンテクストの中で保護するための規範的枠組みを示す．

　従来の米国流の生命倫理では特に自律が重視されていたのに対し，バルセロナ宣言は，自律（autonomy）・尊厳（dignity）・統合態（integrity）・傷つきやすさ（vulnerability）を人格保護のための4つの原則として掲げる．これらの原則は，独立したものではなく，相互依存の関係にあるとされ，他者への配慮を重視した倫理を前提とするだけではなく，生命医学や生命工学，政治経済および文化を含む幅広い状況の中で考えられている．

　自律に含まれる能力としては，①人生観や生の目的を創造し，②道徳的洞察を持ち，③他から強制されずに行為および反省し，④政治に参加して個人として責任を負い，⑤インフォームド・コンセントを行う能力がある．ただし，このような意味での自律は，理想にすぎない．現実には，人格は生きた身体に宿っているため，自律の在り方も生物的・物質的・社会的条件による構造的制約を受けている．

　尊厳を有する存在者は，道徳的地位をもつ．とはいえ，尊厳の意味は一義的に定められず，むしろ，快苦を経験したり自律的に行為したりする能力，人間存在そのもの，生きた有機体であること等，尊厳の中には，さまざまな意味が込められている．

　統合態は，尊厳ある生の基礎的条件であり，この生に外界からの介入を拒む不可侵の中核を与えるものである．例えば，個人の人生物語や人間社会の歴史および伝統が一貫性をもって語られるのは，それらが統合態だからである．広い意味での統合態には，動植物界の自然な一貫性，あるいは生命の条件としての世界全体までもが含まれる．

　生は有限であり，壊れやすい．これを生の傷つきやすさと呼ぶ．自律・尊厳を有し統合態である生は，傷つきやすいがゆえに適切な保護と道徳的配慮を要求する．さらに，連帯と非差別および共同体形成への積極的権利もまた，生の傷つきやすさに基礎づけられる．

　バルセロナ宣言は，単なる理論的原則ではなく，生命倫理および生命法の問題に関する議論を促進するための実践的枠組みである．上記の4原則は，文化的多様性を守り，人間社会だけでなく動植物界および地球環境までをも視野に収めた，開かれた議論のためのガイドラインなのである．バルセロナ宣言の精神は，今後の各国における民主的議論と責任ある立法および生命政策への適用，人間の福祉と社会的公正の実現，ならびに地球環境の持続可能性といった具体的価値を目指すものである．　　　　　　　　　　　　　　　　　　　　［中澤　武］

【参考文献】
[1]　「バルセロナ宣言」村松聡訳『医療と倫理』第8号，2007．

第3章

医療者-患者関係と臨床倫理

　医療者・患者関係を一言で表せば,「パターナリズムからオートノミーへ」となるだろう.
　パターナリズム（Paternalism）とは,親（pater はラテン語で父親）が子どものためを思うように,医師が保護するように患者に接する関係を意味する.両親は小さな子どもにいちいち理由を説明しないし,また子どもの意見を聞くわけではない.子どもは親の言うことを聞くことがその基本である.悪いようにはしないのだから黙って言うことを聞きなさい,という態度は,専門的な知識をもつ医師が,つい最近まで素人である患者に対して取ってきた態度だった.パターナリズムは,「父権主義」あるいは「温情主義」と訳される.これが,患者の自律,すなわちオートノミー（autonomy）を中心とした医療へと変わる.医療者・患者関係を巡る20世紀の生命倫理は自己決定権の確立,この一点の確立の歴史ということができる.そして今,自己決定権のみでは解決できないさまざまな問題があることに私たちは気づき始めている.

[村松　聡]

1. 医療者-患者関係

　会社の上司とのつきあい方，部下の叱り方，夫婦円満の秘訣，上手な別れ方と同様，よい医者の選び方，医者の賢いかかり方についてもハウツー本が出版されている．それら実利とは別次元で，倫理学的に見て，患者-医療者間の望ましい関係性とはどのようなものかという問いに，生命倫理学はどう答えてきたか．
　現実に目を向ければ，待ち時間が長いわりに診察時間も説明も不十分，話をしっかり聞いてくれない，入院中もなかなか病室を訪れてくれないなど，医療者の振舞いに不満をいだく患者は少なくないようだ．他方，食事・運動に関する保健指導など療養上の指示を守らない，処方通りに服薬しない，医者を次々に替えたり同時に複数箇所で受診したり(俗にいうドクター・ショッピング)，患者と家族関係者とで意見がばらばら，医療者が常に同時に多くの患者を担当していることに無理解であるなどの理由で患者や家族のあり様に困惑している医療者も少なくないようである．医療者には私利私欲を捨て私生活を半ば犠牲にしてでも昼夜を問わず医療に尽してほしいと患者や家族が願うのは人情だろうし，対する医療者側は，自分や家族にも生活があり，あくまで職業として医療に従事しており，その実労力に見合うほどには報われていないと感じていたりもする．

◆**歴史的展望**　ギリシア時代，当初は流派ごとに定められていた規律規範がやがて職能集団全体を束ねるものとなり，以来医療倫理は長い間医師による医師のための医師の倫理であり続けてきた．それには患者の信用を失い報酬を受け損なうことを防ぐためのマナー・エチケットという実利的側面も含まれていた．治療方針の決定に際してはパターナリズムが自明視されていた．患者に自己決定権があるとは考えられていなかったから，病状が重い場合その診立てを患者に開示し説明する責務を医療者が負うとも考えられておらず，むしろ不安や恐怖を鎮めるために嘘の病名を告げることが医療者の当然の務めだとされてきた．かかる立場は「米国医師会倫理綱領」(1847)にも受け継がれたし，世界医師会ジュネーブ宣言(1948)でも患者の選好や意思決定の尊重は謳われていない．患者は専門的知識を欠く弱い立場の素人であり，医療者は専門家としての自負と良心をもって患者を守るべきとの考えが基調であった．患者が専門家への服従から解き放たれる契機となったのは，19世紀末からの医療訴訟の増加による非医療系専門職たる法律家の介入機会の増大，1960年代前後の米国の消費者運動，公民権運動，学生運動，性・生殖の自由をめぐる女性解放運動などの社会のうねりであった．

◆**類型化・対照化の諸案**　これまでに提示されてきた数ある患者-医療者関係の類型化・対照化と分類の試みの中から主なものを簡潔にまとめておく．

Szasz & Hollender (1956) シャシュらは患者の医学的生理的状態に応じて，能動-受動モデル，指導-協力モデル，共同参加モデルを使い分ける必要があると説いた．麻酔下や救急外来などで意識が低下している患者に対しては医療者はパターナリズムに基づいて治療にあたる必要がある(親と幼児の関係)．意識が清明であっても感染症急性期や心筋梗塞などでは患者は医療者の指示に従うことが期待される(親と思春期の子)．他方，慢性疾患では患者は医療者と対等に積極的に治療過程に参加し，医療者はこれを助け促す立場にある(成人同士の関係)．

しかしフリードソン (1970) によれば，患者と医療者とがお互いに信頼し合い満足し合うことはむしろ例外的で，むしろ価値観や利害をめぐって対立や葛藤があるのがふつうである．問題は，対立や葛藤があるときに，両者はどのような関係性を築き，どのように解決を図ることが望ましいのかである．

Veatch (1975) 医療者は道徳的主体としてパターナリズムに則って患者を導くべきとする〈聖職者モデル〉，医療者は情報と技術の提供に徹するべきでそれ以上踏み込むことを慎む〈技術者モデル〉，患者と医療者とが病気の治療という目的を共有する仲間・友人として親しく振舞うことをむねとする〈同僚モデル〉，両者が相互信頼に基づくいわば紳士協定的な契約を結んだ者同士として相互に相手への義務を負うと見なす〈契約モデル〉．ヴィーチは4つのモデルを提示した上で，このうち契約モデルを最も望ましい類型だと考えた．

Emmanuel & Emmanuel (1992) ヴィーチの聖職者モデルに照応する〈パターナリズムモデル〉，技術者モデルに照応する〈情報提供モデル〉，患者の価値観が明確になるように積極的に関与しつつも医療者が指示的 (directive) な介入を行うことは控える〈解釈モデル〉．それとは逆に必要性と感じたら医療者は患者の判断に疑問を呈し，介入的な指図や説得を行い患者に再考を促すべきとする〈協議モデル〉の4つのモデルのうち，協議モデルが最適だとエマニュエルらは考えた．

患者-医療者の関係性を考える際に，上述の諸案は格好な座標軸を提供してくれる．座標軸は平面や空間を切り分け整理するのに役立つが，各部分の優劣を決定する働きは持たない．患者の病状病態，患者・家族の生活史や価値観，信条，性格，知性，置かれた社会的状況，心理状態の変化，そして医療者の個性や信条，診療科や病院の方針，医療チーム間のダイナミズム，関係当事者間の相性などの多項の変数が絡み合うため至適な関係性はその都度あくまでも個別的に (ときに消極的に) 決定されるものだしそれが望ましい．そう考えるか，それとも望ましいモデルは諸変数項のいかんにかかわらず普遍的かつ一義的に決定されうべきと考えるか，根本的な対立自体がそもそもまだ解消されていない． [服部健司]

【参考文献】
[1] 進藤雄三・黒田浩一郎編『医療社会学を学ぶ人のために』世界思想社, 1999.
[2] 大西基喜「医師と患者・家族の関係」浅井篤ほか編『医療倫理』勁草書房, 2002.

2. 患者の最善の利益と自己決定

　病状や検査・治療法について説明をよく聞き理解した上で，患者自身が同意や拒否，選択を行うこと，またこうした自己決定を医療者ができるかぎり支援して尊重することが今日的な医療倫理の基本と考えられている．ただしこれには前提条件がある．患者の選択決定が社会通念に反しておらず，他人や自身に危害をもたらすことが予想されないこと，そしてある一定水準以上の対応能力が患者に備わっていることである．これらの条件が満たされない場合には，たとえ患者当人が何がしかの意思表明をしたとしても，それは基本的に重んじられない．もし，以前に十分な対応能力が備わっていた時があり，かつその時点で事前指示を残していた場合にはまずそれが優先的に参照されることになるが，事前指示がない場合には家族など本人に関わりのある他者による代理決定や代諾が求められることになる．その際，何を基準に判断や決定がなされるべきだろうか．

◆**最善の利益（best interests）**　代理決定者自身の価値観や都合で判断がなされたのでは，患者に不利益がもたらされる危険性がある．それを回避するために考えられたのが，最善の利益という基準である．家族や社会にとってではなく，患者にとっての最善の利益だという点に注意したい．患者当人にとって何が最善の利益かを見極めた上で選択決定することが代理決定者には求められる．医療者からみて代理決定者の判断が患者の最善の利益にかなっているのか疑わしく思われる場合には，医療ソーシャルワーカー，倫理委員会，顧問弁護士，家庭裁判所を活用することを考える必要がある．

◆**何が最善の利益であるのかを推定する際の基準**　そのような決定的な基準はなく，諸説があり，それぞれに問題のあることが指摘されている．

①**心理状態説**：当人の生理的な心理状態の安寧さを第一に考える立場．快をもたらすものが善であり利益であるという快楽主義（hedonism）もこの中に含まれる．これには，快を味わうことできればそれで幸せだ，とはいえないとの批判がある（ノージックは『アナーキー・国家・ユートピア』の中で「経験マシン」という思考実験を提示している．実験室の薬液漕の中で化学的に快い夢を見続けることができるとしても，人はたとえ辛くとも現実の人生を生きる方を選ぶだろう）．

②**選好充足説**：当人の欲求を叶え，選好（preference）を充足させることが，当人にとって最善の利益だと見なす立場．最善の利益を単なる生理的な快に還元させないという点で，この説は多面的多次元的である．また，客観的に価値があるとされるものではなく，当の本人自身の選好や欲求を重んじようとする点で，あくまで個々人の主観的な価値観に寄り添おうとしている．しかし，本人が望むもの

が当人にとって本当に善いことだと言い切れるのかという問題がある．
③**客観的リスト説**：幸福や最善の利益は，生理的な快や個人的な欲求とは別に，すべての人間に共通なものであって，客観的なかたちで示されうると考える立場．だまされない，才能を開花させる，交友関係を深める，人の役に立つなどは客観的にみて善いとされる．しかし，青空の下で仲間とサッカーをするのと，自室で倫理学の本を読むのとどちらが人間らしいのか，生命維持装置につながれて長く生きることが善いかどうか，客観的には判断できないという反論がある．

　自己決定を重んじる医療倫理の今日の流れに最もよく適合するのは，対応能力を欠く患者のその人となり，選好を知る手がかりがある限り，できるだけそれを尊重する立場だろう．ただし事前指示と同様，欲求や選好が時とともに変化しうるという点や，当人の選好に関する当人以外の者の語りが常にその通り，事実であるとは限らないという点には注意を要する．

◆**輸血を拒否する信仰者やその子の場合**　宗教上の理由から輸血を受け入れない人々がいる．自己決定を重んじる今日的な医療倫理では，対応能力のある成人の場合には，たとえ医学的に不利益が予想されたとしても，その意思を尊重し，免責証明書を書いてもらった上で他の手段を尽くすか，他の医療機関への転院を勧めるかのいずれかになる．対応能力が十分でない成人患者の場合や，子どもの場合にはどうすべきか．日本輸血・細胞治療学会をはじめ 5 つの学会と法律家等から成った「宗教的輸血拒否に関する合同委員会によるガイドライン」(2008) では，子が 15 歳未満か対応能力がない場合，および 15 歳以上で対応能力ある子が輸血拒否した場合でも，片方の親の同意があれば輸血を行う．両親がともに輸血を拒む場合，i) 15 歳以上で対応能力ある子が拒まないときには輸血を行う，ii) 子も拒むときには無輸血治療を最後まで進めるか，早めに転院を勧める．さらに治療行為が親権者によって阻害されるときには家庭裁判所に親権喪失の申し立てを行い，親権代行者の同意のもとで輸血を行う，としている．対応能力のない成人患者については無記だが，このガイドラインの基調は，長生きに価値をおく客観的リスト説の立場である．

◆**対応能力を欠く精神障害者の場合**　精神障害者がみな対応能力を欠くと考えるとしたら誤解である．対応能力がある精神障害者が病院精神科に入院するときは任意入院となる．この場合本人の申し出により退院が可能である．当人に対応能力がない場合には，家族等の同意による医療保護入院と，家族等の同意を必要としない措置入院，緊急措置入院とがある．自傷他害のおそれがあるという精神保健指定医の判断が措置入院の要件である．指定医は隔離や身体拘束等の行動制限の必要性についても判断する．治療方針などの決定に際しては，家族等や医療チームは精神障害者本人の最善の利益を考慮すべきだが，精神科においてはこれにくわえ社会防衛的な観点からも判断がなされる点が特徴的である．　　　［服部健司］

3. インフォームド・コンセントと情報開示

　インフォームド・コンセント（以下 IC）とは，字義的には，情報を与えられた上で（informed）の同意・承諾（consent）．人に対して何らかの行為を及ぼす場合には，その行為については当人に十分説明し同意を得ることが正しいというのがその基本的考えであり，そのプロセスや同意そのものを指す．例えば，医療行為は患者の身体に対する侵襲であるから，医師（看護師でなく）が患者に適切な説明をし，その許可（同意）を得ることが重要である．IC は，行為を受ける当人の人間性や自己決定を尊重し，「自律（自己決定）尊重の原則」に基礎を置くものだが，法律・倫理の双方の側面をもつ．

◆**歴史的背景と法理**　第二次大戦中ナチスドイツの医師によってなされた人体実験への反省から，1947 年の「ニュルンベルク綱領」で，人体実験対象者への説明と承認が理念とされた．1964 年の世界医師会による「ヘルシンキ宣言」では，治療目的でない医学研究では実験対象者に研究の目的・方法を説明する義務，説明した上で同意を取る際に強制がないこと，また書面で行うこと等が課された．一方で，治療目的の医学研究では IC を必ずしも必要としないとしたため非難された．もう 1 つ重要な背景として，臨床医療の分野での米国の幾つかの裁判事例があげられる．患者の自発的同意の重要性を指摘した 1914 年のシュレンドルフ判決，IC という言葉を初めて用いて治療に関する情報開示を義務とした 1957 年のサルゴ判決，医療行為に伴う危険性に関する説明を義務とした 1960 年のネイタンソン判決とミッチェル判決，こうした判決を通して，医療における IC の法理の基礎が確立したといわれる．これは医師主導から患者中心医療へ向かう流れであるが，それは，公民権運動・消費者運動などの歴史と軌を一にしている．IC は臨床医療と医学研究の両方で確立されたが，以下では議論を臨床に限定する．

◆**IC の 4 つの構成要素と問題**　構成要素としては，①同意を与える患者の判断能力，②医師から与えられる情報・説明，③患者による正確な理解，④患者の同意・承諾，以上の 4 つであるが，すべてにおいて問題を指摘することができる．

　①すべての患者が健全な判断能力をもつわけではない．意識障害や脳機能障害等で意思疎通できない者や，幼児や超高齢者や精神疾患患者のように能力が不十分な者もいる．予想もしなかった重病を告げられ苦しんでいる患者に健全な判断を期待できないことも多い．②情報の内容には，病名，選択可能な治療法，治療の目的・方法・費用・効果とリスク等が含まれる．その伝達は正確で十分になされなければならず，そのため適切な情報開示が強調される．しかし「十分な情報」とは何だろうか．治療法と副作用の長々しいリストを患者は理解できるだろうか．

十分であることは患者の正確な理解を保証するのだろうか．③患者と医師の間には，知識・経験・用いる言葉の上でも大きなギャップがある．医学的に素人である患者は，医学用語や「副作用は5％」という医師の表現をどこまで正確に理解できるのか．理解をあえて拒む患者はどうするのか．医師にも情報伝達時の努力が望まれる．④「同意」には，治療を拒否すること，いつでも撤回できること（同意撤回権）も含まれる．また同意は，自発的に，すなわちICを取る側からの強制や圧力のない状態でなされなければならないから，医師は患者への話の仕方等で十分な配慮をすべきだが，それでも時間の制限，患者側の心理状態や不十分な理解により，医師側の言うことに安易に同意してしまうことは容易に想像される．

◆**告知と情報開示**　かつて医師側のパターナリズムが許された医療現場では，患者の利益を考えた上で情報を開示しないことも選択肢の1つだった．しかし，患者の権利中心の医療が進み，患者の利益よりもその意思や自己決定を優先するようになった現在，自己決定のために必要な情報を得ることは，患者の権利の一部と見なされよう．ここから患者が自律的であるためには情報開示＝告知を受けるべきであるという見方が生じる．確かに，情報開示が患者の益になることはある．本人が望む限り告知を得るということが，ICの一部となった．

しかし，ただ情報開示すれば良いのではない．ある薬には深刻な副作用があるがその確率がきわめて低い時，告知すべきだろうか．それは患者から見れば重要な情報だろうが，無用な不安をあおるべきでないと考える医師もいるだろう．どのくらいの危険性で発生頻度が何％だったら告知すべきか，情報開示が原則だが，医師の裁量に任されるのが現状である．また，ICとは，医師-患者関係において患者を人間的に扱うことを目的とするから，医師は情報開示の際も患者の価値観や人生設計に配慮しなくてはならない．文化によっては，患者側の価値観が多様で「病気」の理解も異なるかもしれない．同意決定は本人でなく家族やコミュニティが行うという文化もある．さらに，ICの基礎となる自律尊重とは，価値観や尊厳を含む人間性を尊重するという思想であるから，本人が自発的に告知を望まないならば，告知をすべきではないだろう．実際，治療法のない病気については告知されない権利も確立されている．開示方法の基準については，合理的医師基準，合理的患者基準，そして当の患者の意向を重視する具体的患者基準等があり，自律尊重の原則に最も合致するのはこの具体的患者基準とする考えもある．

◆**私たちの課題**　ICの目標は，臨床において患者の価値観や尊厳を尊重する，患者中心の医療である．患者の治療という文脈で，医師と患者がお互い異なる知識や価値観を統合させるのを理想とする．その実現のため，医師の専門的作業を大きく妨げず，患者のさまざまな判断能力や価値観を踏まえながらその自律性を損なわない方法が，幾つか提案されている．ICは，医療にとって越えるべき巨大な壁であると同時に，患者中心医療の希望の扉なのである．　　　　［石田安実］

4. 代諾とその限界——患者の家族と患者の自己決定

　生命倫理の重要原則である「自律尊重の原則」は，患者が自分の治療について自律的に自己決定し，医療者側がそれをできるだけ尊重することを奨励する．しかし，患者が自律的に判断する能力(対応能力)を欠く場合は，代わりに第三者による代理決定（surrogate [substitute] decision-making）が必要とされる．特に，インフォームド・コンセント（以下 IC）に関する代理決定は，代諾または代理同意（proxy consent, surrogate consent）と呼ばれる．対応能力とは，何だろうか．
◆**対応能力**　患者の対応能力（competence）は，理解力・評価能力・決断能力・責任を引き受ける能力等を含み，治療への同意や拒否が成立するための大事な条件とされる．つまり，患者に対応能力があれば自己決定が尊重され，それを欠く場合はその権利が認められない．対応能力を欠くケース（「無能力（incompetence)」とよばれる）としては，一般には，意識障害や脳機能障害等で意思疎通もかなわない者，精神疾患患者，判断能力のない子ども，認知症に罹った超高齢者等があげられる．法的権利の喪失という意味での法的無能力は，臨床上の無能力と重ならないこともある．例えば，認知症の老人は，車を運転する法的権利をもっているかもしれないが，実際はもはや運転は無理かもしれない．
◆**代理決定と代諾**　患者が何らかの事情で医療上の対応能力がなく決定不可能と判断された場合，担当医が代わりにすることがある．その決定が議論の余地がないものであればそれも受け入れられるが，患者にとって重大な決定の場合，患者に代わる第三者が意思決定しなければならない．その決定プロセスを代理決定という．成人で対応能力に問題がない場合でも，進行がんといった重篤な病気の場合には本人に告知されないことがあり，その場合は家族等が代理決定を行うことがある．決断等の能力には問題がないものの，説明を理解する能力が十分ではないと判断されれば，可能な限りわかりやすい説明を行った上で代理決定者の参加を求めることになる．IC に関し患者が対応能力をもたない場合には，医療者側は IC 取得を免除されるが，代理決定者に説明し同意（代諾）を得ることになる．米国には，7〜14 歳の子どもには治療をわかりやすく説明した上で，本人から同意を得る賛意（assent）という考え方もある．その場合も親が同意を与える．
　代諾者が患者に代わって決定する仕方については，日本には明確な基準がないが，米国では患者の「自己決定」と「最善の利益」という 2 つの観点から考慮される．第一には，本人が自ら残す「事前指示（advance directive）」に従ってなされるべきであるとする．それには 2 種あり，リビング・ウィルのようにある状況で患者が望む治療もしくは望まない治療に関し書面で指示を与える内容的指示と，自

分に代わって医療上の決定を代行する者を法的にあらかじめ指名しておく代理人指示がある．代理人指示としては，米国の多くの州で実施されている「医療上の永続的委任状(DPAHC)」がある．代理人指示がない場合は，代諾者を選ぶ．

　代諾者に誰を選ぶかについては，対応能力があった時の患者の判断を知っている人，または患者が代諾者になることを望んだ人，患者の利益や価値観を代弁しその最善の利益になるように判断すると期待しうる人等を選ぶのが普通である．その意味で，代諾者には家族がなることが多く，未成年者の場合は親権者である親がなる．それは，家族が患者に対して重大な関心をもち，利害関係を共有していることを考えれば，自然であろう．医療者側から見ても家族が医療費の実質的な負担者であるという，実際的な理由もあるだろう．しかしこれは，法的な説明，つまりなぜ家族は患者の意思の代諾権を有するかについての根拠は与えない．例えば家族が法的相続人である場合は，患者の命に関して利益が相反することもあり，家族が必ずしも患者の利益の最善の代弁者とはいえなくなる場合もある．

　代諾の判断基準としては，「代行判断基準」と「最善の利益基準」がある．前者は，当該状況において患者がもし対応能力を備えていたらしたと思われる決定をすることを求める．この場合大事なのは，当該状況で代諾人が何を望むかを考えることではなく，その状況なら患者が患者自身のためにどんな決定をしただろうかと考えることである．患者の意向がわかる場合は，代諾者はその意向について知りうる限りのことを用いて決定をしなくてはならず，意向が確認できない場合でも，家族等の話から患者の意思が推定(「推定意思」と呼ぶ)できる場合は，それを尊重すべきである．代諾者が「最善の利益基準」を用いることもある．それは，患者の最善の利益になる判断を要求するものだが，ここで最善の利益とは，「当該状況において，分別ある者が公平な立場からするはずの選択」という意味である．

◆**家族と患者の利益が背反する場合**　代諾という制度は，患者の自己決定を（間接的な形でも）尊重するため設けられているが，代諾者と患者が別人格である以上，患者の望みについて代諾者である家族が判断を誤ることもあるであろうし，患者が望むことと自分のそれを知らずに混同していることもあろう．代諾に限界があることは自覚すべきである．患者の遺産が絡んだり，長期の延命治療ゆえに"厄介払い"を意図していたり，治療拒否を念頭に家族が意図的に患者の利益に反する決定を行う可能性さえもある．米国の有名なベビー・ドゥ事件では，ダウン症で気管と食道の合併症をもった新生児の手術を両親が拒否し，病院側が手術を主張して裁判になった．この場合，子どもの最善の利益は何かが問われることになる．もし子どもが十分生存可能であるにもかかわらず家族が治療を放棄するような場合は，なんらかの介入がなされよう．病院倫理委員会や倫理コンサルテーションによる説得，やむを得ない場合は家庭裁判所による親権停止もありうる．米国では，家族の代諾者を優先順位をつけて決めることもある．　　　［石田安実］

5. 倫理コンサルテーション

◆「倫理コンサルテーション」とは　広くは「医療現場で生じた倫理的問題の解決のために行われる助言や相談活動全般のこと」を指し，その問題領域は，いわゆる治験や臨床研究をはじめとする「研究倫理」の問題を包含することもあるが，日常診療の現場で生じる「臨床倫理」の問題に関わるケースを対象とする場合は，「臨床倫理コンサルテーション（clinical ethics consultation）」という意味において用いられることが多い．ASBH（American Society for Bioethics and Humanities）によって，1998年に公表された「医療倫理コンサルテーションにとっての核となる能力（Core Competencies for Health Care Ethics Consultation）」という報告書によると，「患者，家族，代理人，保健医療従事者，その他の関係者が，保健医療において生じた価値問題に関わる不安や対立を解消するのを支援する，個人やグループによるサービス」であると定義されている．その活動形式は，①「臨床倫理委員会（clinical ethics committee）」による「委員会コンサルテーション」，②「倫理コンサルタント（ethics consultant）」と呼ばれる専門家による「個人コンサルテーション」の2種類に大別されるが，1990年代終わり以降の北米圏では，③倫理委員会と個人コンサルテーションの中間にあたる少人数グループによる「チーム・コンサルテーション」の形態が最も一般的である．

◆制度の整備状況　米国では1970年代の早い段階から倫理コンサルテーションが行われていたという報告もあるが，国レベルでの検討と整備が本格化するのは1990年代に入ってからのことである．欧州においては，北米圏からやや遅れた1990年代終わり頃から，英国やフランス，オランダ，ドイツ，スイス，オーストリアなどで倫理コンサルテーション活動の取り組みが見られ始め，2000年以降，活発化している．先述のASBHによる報告書がまとめられた際，倫理コンサルテーションをめぐるさまざまな問題や今後の基本的な課題が整理されたものの，米国内においても倫理コンサルテーションに従事する職種を公的資格として整備するか否かについては賛否両論あり，現在も結論は出ていない．

◆問題点　臨床現場にとって倫理コンサルテーションが不可欠であるという見解自体には，概ね異論はない．しかしながら，①「個人コンサルテーション」は迅速対応が可能な反面，倫理コンサルタントの「個人的価値観」が前面に出てしまう危険性もあり，その専門的トレーニングや資格整備の問題など「社会的責任と責務」の範囲が曖昧なままであること，②「委員会コンサルテーション」は，多様な人材による多面的アプローチが可能な反面，招集には時間がかかり機動力に欠け，時として「お墨付き委員会」のような「権威主義」に陥りやすいというリスクがある．

◆「臨床倫理コンサルタント」とは　臨床倫理に関するトレーニングを受けた専門家のことを指し，患者の治療やケアにおいて倫理的ジレンマが生じた際に，その解決のための支援を行う人材のことを言う．米国ASBHにおいて臨床倫理コンサルタントに求められる「核となる能力 (Core Conpetencies)」としては，以下の3つがあげられている．①核となるスキル (Core Skills)：倫理問題を見極める技能 (Ethical Aassessment Skills)，問題対処能力 (Process Skills)，およびコミュニケーション・スキル，②核となる知識 (Core Knowledge)：道徳的推論および倫理理論，臨床現場への精通，保健医療制度，関連法規，専門職倫理綱領等に関する知識，③特質・態度 (Attributes, Attitudes)：寛容さ，忍耐，思いやり，正直さ，勇気，思慮深さ，謙虚さ．

◆今後の展望　日本国内において現時点(2016年2月現在)では，いわゆる「研究倫理」に関わる倫理委員会のあり方に関しては，厚生労働省・文部科学省合同による「人を対象とする医学系研究に関する倫理指針」において明確化されている一方で，「臨床倫理委員会 (Clinical Ethics Committee：CEC)」のあり方を規定している明確な法律・省令・省庁ガイドラインは存在していない．わずかながら，厚生労働省による「終末期医療の決定プロセスに関するガイドライン」(2007年5月)において，「2-(3)複数の専門家からなる委員会の設置」という項目の中で，以下のように記されているのみである．「治療方針の決定に際し，医療・ケアチームの中で病態等により医療内容の決定が困難な場合，患者と医療従事者との話し合いの中で，妥当で適切な医療内容についての合意が得られない場合，家族の中で意見がまとまらない場合や，医療従事者との話し合いの中で，妥当で適切な医療内容についての合意が得られない場合等については，複数の専門家からなる委員会を別途設置し，治療方針等についての検討及び助言を行うことが必要である」．このように「複数の専門家からなる委員会」と記されてはいるものの，それをもって「臨床倫理委員会 (CEC)」と明記するまでには至っていない．その一方で，公益財団法人日本医療機能評価機構による「病院機能評価」においては，2002年7月に運用が開始されたVer.4の頃から「研究倫理」ではなく，「臨床倫理」の問題を検討する「場」が設置されているか否かを問う評価項目が明記されるようになっていた．機能評価を受けるにあたっては膨大な評価項目があり，その準備のためには相当な労力が必要とされ，特に近年，この機能評価の中で「臨床倫理」というキーワードが頻出するようになり，現在の「機能種別評価項目 3rd Grade (従来の通し番号からすればVer.7に相当する)」においても重要な評価項目の1つとなっている．今後は臨床研究のみならず，日常の臨床現場にとっても「生命・医療倫理」に精通した高度専門職業人としてのトレーニングを受けた倫理コンサルテーションを担う人材育成が急務となるだろう．　　　　　　　　［板井孝壱郎］

6. ケアの倫理

◆**正義の倫理とケアの倫理** 1980年代にキャロル・ギリガンが提唱した「ケアの倫理」は，ローレンス・コールバーグの道徳的発達理論に代表される「正義の倫理」への対抗理論として生まれたものであった．普遍妥当的な道徳的原理を重視する男性的な傾向をもっていた「正義の倫理」に対し，ギリガンは女性独自の視点から，普遍性や公正さよりも具体的かつ個別的な文脈を重視し，個々の状況において相手の心情に寄り添いつつ応答する「ケアの倫理」を主張した．ギリガンの議論に依拠しつつケアの倫理をさらに展開したネル・ノディングスは，反普遍主義的な性格を強め，行為の善悪に関する判断は普遍的な規範からではなく，ケアする者とケアされる者との間にその都度成立する人間関係から導き出されねばならないと主張した．

医療，看護，介護の世界にもケアの倫理は強い反響を呼んだ．特に患者と直接関わり合うことで，「正義の倫理」に基づく伝統的な医の倫理に疑問を抱き始めた看護師にとって，ケアの倫理は新たな医の倫理として注目されている．正義の倫理が患者の権利や自律を重視し，過剰な介入を避ける理性的な態度を是とするのに対し，ケアの倫理は患者を傷つきやすく脆弱な存在と見なし，患者と医療者との人間的で親密な関わりを重視するという特徴を持つ．また，ケアの倫理は思いやりや共感などの感性的要素の役割を重視するが，これは単にケアする側が仮想的・抽象的に相手の立場に身を置くだけでなく，ケアされる側が実際に何を感じ，求めているかを具体的な状況に即して内面化するという意味をもっている．

◆**全人的ケア** 病気を抱えた患者は，痛みや四肢の不自由といった身体的な苦痛だけでなく，不安や孤独感などの心理的苦痛，家庭や職場への影響や人間関係の変化から生じる社会的苦痛，さらには死生観や人生の意味に関するスピリチュアルな苦痛をも含む「トータルペイン」とも向き合わねばならない．ところが従来の西洋医学では，患者の病気を単なる生物学的異常と見なし，身体的レベルでの疾病を取り除く作業が重視される一方で，患者が感じているさまざまな苦痛のすべてを受け止めるという姿勢が欠けていた．このような姿勢を改めるべく提唱されたのが，「全人的ケア」の概念である．全人的ケアとは文字通り，患者の身体的苦痛への対処だけでなく，彼らのトータルペインを丸ごと受け止め，ケアを行うものである．

全人的ケアは医師・看護師だけでなく，カウンセラーやソーシャルワーカーなどとの連携によって行われるため，医師主導のもとで行われる医療ではなく，多業種の専門家が水平的に協力し合うチーム医療の充実が必須の要件となる．また，

患者中心の医療という観点からは，診断や治療方針を選択するプロセスに患者自身の価値観や希望を反映することが望ましく，この意味でも医学的な「疾病(disease)」の治療だけではなく，患者の個人的な体験である「病(illness)」をも理解した上でケアを行う姿勢が求められる．例えば，がんの治療法として外科療法，放射線療法，化学療法のいずれを選択するかは，単に医学的診断だけでなく，仕事や家庭生活への影響や患者自身の優先順位など，個人的な事情をも考慮した上で医師と患者との双方が協力して意思決定を行うべきである．この点で注目すべきなのがケアにおける「物語」(narrative)の役割であり，「物語に基づいた医療(Narrative-Based Medicine：NBM)」の重要性である．

◆ Narrative と NBM　NBM は 1990 年代後半に提唱された医療実践のあり方である．患者を治療の対象と見なしていた従来の西洋医学の姿勢とは異なり，NBM は患者を「物語」を語る主体として尊重し，患者と医療者との対話によって新たな「物語」としての治療方針を作り上げるプロセスを特徴としている．NBM が重視する「物語」(narrative)という概念には，患者の病の「物語」はもちろん，患者の人生そのものを大きな「物語」と見なし，さらに医学的な診断や治療もまた医療者側の「物語」と見なす重層的な理解が含まれている．

　医療者はまず，「無知の姿勢(not-knowing)」で患者に接し，患者が語る病の「物語」に耳を傾けつつ，患者の疾病がその人生においてもつ意味や影響をも含めた「人生の物語という大きなコンテクストにおける病の物語」の全体像を理解しようと努めねばならない．さらに医療者は，患者の「物語」を踏まえて自らの診断や治療法の提案を 1 つの「物語」として提供し，患者側の「物語」と医療者側の「物語」をすり合わせるプロセスを経て新たな「物語」を紡ぎ出すことで，治療方針を選択・決定するのだが，この一連の作業は医療者のパターナリスティックな主導によってではなく，あくまでも患者を主体とし患者との協力に基づいて行われねばならない．

　NBM はしばしば，「証拠に基づいた医療(Evidence-Based Medicine：EBM)」と対立的に捉えられるが，それは誤解である．EBM が重視する「エビデンス」は主として疫学的統計によって得られた客観的なデータを意味するが，そもそも疫学的統計は集団的な傾向や確率を提示するのみであって，個々の患者にとって何が有効であり最適な治療であるかを具体的に指示しうるものではないため，実際の臨床場面においては，やはり患者自身の個別的な「物語」を無視して診断や治療を行うことは不可能である．患者の身体的苦痛だけを対象とするのではなく，患者の心身両面にわたる苦しみをトータルにケアする患者中心の医療を実現するためには，EBM と NBM とが相互補完的関係にあることを踏まえた広い視野のもとで，患者の QOL を考慮する姿勢が不可欠となる．このような姿勢こそ，21 世紀の医療に求められるケアの倫理に他ならない．　　　　　　　［森　禎徳］

> コラム

バイオバンクと包括同意

　みなさんが大学病院や大きな医療施設で治療を受けた後，次のように尋ねられることがこれから増えるに違いない．「あなたの血液（あるいは細胞，組織，摘出した臓器の一部など）を保存して今後の医療研究のために使わせていただけませんか．ご心配なく，これから新たに血液（等々）を採取しようというわけではありません．すでに治療に際して摘出したものを保存させていただきたいのです．個人情報に関しては充分な注意を払いますし，提供に同意していただいても，後々，お考えが変わった場合，病院のホームページ上でアクセスして提供の撤回も可能です．」

　これがいわゆる包括同意のお願い（英語では general consent / generic consent / broad consent などさまざまな呼び方がある）である．研究に関するインフォームド・コンセントが，一定の期間に実施される特定の研究に対する許可，同意を求めるのに対して，包括同意では，提供時点では確定していない，今後行われる不特定の研究への試料（血液，細胞，臓器の組織片など）の提供を求める点が異なっている．患者が同意した場合，試料はバイオバンク（貯蔵施設）に貯蔵され，必要な時点で取り出されて研究に使用されることになる．

　特定研究ではなく，さまざまな研究への試料の提供を求める包括同意へのお願いは今後増えていくことが予想される．大きな理由の1つが，遺伝子研究の進展にある．現在，遺伝子研究は特定の遺伝子の働きを研究することから，ある遺伝子と周辺遺伝子との関係の研究へと焦点が移っている．そのために，採取されたDNAをさまざまな研究に使用する必要が生じてくる．

　研究用に新たに試料を採取するわけではなく，被験者として人体への危険がないから，包括同意はまったく問題がないと考えられがちである．しかし，きわめて扱いの難しい情報を含んでいるため，実際には思わぬ問題を引き起こす．その一例が，2004年に起きたアリゾナ大学に対する訴訟事件である．

　米国，アリゾナ州にハヴァスパイと呼ばれる先住民族が住んでいる．ハヴァスパイの人々は，糖尿病の罹患率がきわめて高い．その原因を調査するためアリゾナ大学のDNA調査に同意した．彼らは小さな集落を形成し，他の社会から孤立した生活を送り，限られた集団内で婚姻関係を続けていたのが原因と予想されていたからである．しかし，DNA調査は思わぬことを明らかにした．先祖の出身がアジア起源でありアジアから渡ってきたことがわかったのである．ハヴァスパイの言い伝えによれば，グランド・キャニオンが先祖の故郷になっている．調べることを許していない民族の出生まで調査されたことに激怒して，彼らはアリゾナ大学に対して訴訟を起こし，提供したすべての試料の撤回をもとめた．2010年，アリゾナ大学は試料を返還し，莫大な賠償金を払い，和解に至った．

　遺伝子研究は，どのような情報を明らかにするか，わかっているわけではない．同意する時点でわからない研究をする点で，その使用に大きな注意が必要であることを示した訴訟事件であったと言えよう．　　　　　　　　　　［村松　聡］

第4章

患者の権利と生命倫理

　医療における患者の権利とはどういうものか．人権についての意識も十分に行き渡っているとは言い難いわが国において患者の権利を考えるとき，まず世界において，それがどのようなものとして受け止められ表明されてきているのかを知ることは必須であろう．まず世界的視野から，現代医療においてどのような権利が患者の権利として展望できるかを考えてみよう．次にそのような患者の権利を中心に置く医療が可能となるには，医療をどのように捉えることによってなのかを問うてみよう．そして最後に，患者の権利を擁護し実現するためには，患者-医療者間においてコミュニケーションがどのような意味で重要であるかについて考えてみよう．「おまかせ医療」ではもはや自分たちの生命を守ることはできない時代にあることを，医療の現実に一歩深く入り込むことによって知るべきである．医師の思い込みでどれだけ多くの女性が乳房を切り取られてきたことか．このことが明白になってきている現在，患者の権利の確立はわが国における喫緊の課題であることがもっと意識されてよいのではなかろうか．

[松島哲久]

1. リスボン宣言

　リスボン宣言の正式名称は「患者の権利に関する WMA リスボン宣言」(WMA Declaration of Lisbon on the Rights of the Patient)であり，1981 年にポルトガルのリスボンで開催された第 34 回 WMA 総会で採択された．その後，1995 年の第 47 回 WMA 総会（インドネシア・バリ島）での修正，2005 年第 171 回 WMA 理事会（チリ・サンティアゴ）での編集上の修正を経て，今日に至っている．

◆**リスボン宣言の概要**　リスボン宣言は，序文と 11 の原則から構成されている．まず序文では，この宣言が「医師が是認し推進する患者の主要な権利」を述べるものであるとし，医師・医療従事者・医療組織が，これらの権利を認識・擁護する「共同の責任を担」っているとしている．このことは，医師等が，患者の権利を侵害しかねない潜在的な加害者と想定しており，臨床において，これらの権利を尊重しつつ，医療行為を行うべきことを意味している．他方で，「法律，政府の措置，あるいは他のいかなる行政や慣例」が患者の権利を否定する場合には，医師等はこれらの権利を「保障ないし回復」させるとも述べており，医療に関する公的機関による権利侵害に対し，患者を防御すべき役割を期待している．

原則 1　良質の医療を受ける権利：患者は，差別なく(a)，外部干渉を受けることなしに自由に治療を受ける権利(b)を有している．その権利を担保するために，一般的に受け入れられた医学的原則に基づく治療(c)，医療の質の保証(d)，供給が限られた治療についての公平な選択(e)，継続的な医療(f)を行うことが，医師の責任である．

原則 2　選択の自由の権利：患者は，医師や医療機関を自由に選択・変更する権利(a)に加え，セカンドオピニオンを求める権利(b)を有する．

原則 3　自己決定の権利：患者は，自己決定権を有しており(a)，精神的に判断能力のある患者は，診断上の手続・治療について同意・拒絶する権利と，情報を得る権利があるとし(b)，インフォームド・コンセントの各要素を権利として認めている．

原則 4　意識のない患者：他方，意識不明か意思表示ができない場合には，法的に権限を有する代理人から可能な限りインフォームド・コンセントを得るべきこと(a)，代理人がいない場合の同意推定を規定している(b)．

原則 5　法的「無能力」の患者：また，未成年者や成年被後見人など，意思能力・行為能力が法的に制限されている場合には，代理人の同意を要するとともに，可能な限り本人の意思を尊重しなければならない(a)．他方，代理人が最善の利益となる医療に反対した場合，医師は，異議を申立てるべきとしている(c)．

原則 6　患者の意思に反する処置：患者の意思に反する診断上の処置や治療は，

法律上認められているか，医療倫理原則に合致することを条件として，例外的にのみ行うことができる．

原則7　情報に対する権利：患者は，医療上の記録を含む自己の情報を受ける権利を有し，健康状態について十分な説明を受ける権利を有し(a)，その情報は，患者が理解できる方法で与えなければならない(c)．他方で，患者は，明示的な要求により情報を知らされない権利も有する(d)．また，患者自身の生命・健康に著しい危険をもたらすおそれがある場合は，例外として，情報を患者に与えないでおくことができる(b)．

原則8　守秘義務：患者は，健康状態や症状，診断，予後，治療に関する個人情報について，秘密が守られなければならず(a)，その開示は，患者の同意または法律上の規定があることを条件としている．また，他の医療提供者に対して開示する際には，厳密に知る必要があることが条件となる(b)．あわせて，適切なデータの保護・管理を求めている(c)．

原則9　健康教育を受ける権利：すべての人は，健康と保健サービスの利用についての健康教育を受ける権利を有し，医師は，教育的努力に積極的に関わる義務を有する．

原則10　尊厳に対する権利：患者がその文化と価値観を尊重されるように，尊厳とプライバシーを守る権利(a)，苦痛の緩和(b)，終末期ケアを受ける権利および尊厳を保ち安楽に死を迎えるための助力を与えられる権利(c)を有する．

原則11　宗教的支援に対する権利：患者は，信仰する宗教の聖職者による支援を含む，慰問を受けるか否かを決定する権利を有する．

◆リスボン宣言の意義　本宣言の意義は，医師の心がけとしての規範から一歩を踏み出し，患者の権利として，一連の原則を構築した点にある．上記のような原則が，患者の権利として認められることにより，患者は医療における主体であり，より積極的に意思を表明し，自由な選択を行うことができ，医療側は，その要請や選択に，誠実に応じることが求められることとなる．

　もちろん，この宣言は，法的文書として策定されたものではないため，従わなかったからといって，即座に法的なサンクションを受けることにはならない．しかし，これらの原則を遵守することが，より一層患者の人間としての尊厳を尊重した医療の提供を可能にすることも確かである．実際に，この宣言に掲げた権利を，倫理綱領に組み込み，患者に提示する病院も多数に上っている．また，欧州においては，患者の権利を法的に保障する立法も増えており，日本でも，80年代以降，患者の権利の法制化を求める運動がある．将来，実際に法制化された場合も視野に置きつつ，実際の医療の現場で，この宣言に示される患者の権利をどのように尊重するか，また，患者の側は，これらの権利をどのように活用するか，模索することが重要であろう(巻末資料3参照)．　　　　　　　　　　[李　嘉永]

2. 患者の権利章典から「患者のケアにおけるパートナーシップ」へ

◆**患者の権利章典（1973年）の背景**　現在，「患者の権利章典」と呼ばれるものにはさまざまあるが，最初に「権利章典」（Bill of Rights）という言葉を用いて入院患者の権利について定めたのは米国病院協会（AHA）である．1960年代の米国は社会の至る所で権限の平準化が求められた時代であり，医師-患者関係もその例外ではなく，医療サービスの消費者として適切な治療と配慮とを受けることが患者の権利として要求されるようになった．また，医療裁判において，患者からインフォームド・コンセントを取得することが医師に義務づけられるようになった．AHA はこのような社会的背景のもとで1973年に患者の権利章典（A Patient's Bill of Rights）に関する声明を出し，その冒頭で患者の権利章典を定めるに至った理由として，患者の権利の尊重が患者に対する有効なケアに資すると期待されるとした上で，「適切な医療の提供には医師-患者間の人間的な関係が不可欠であると認識されている．また医療が病院という組織のなかで実施されるようになって医師-患者関係は新たな様相を帯びるようになった．さらに病院自体もまた患者に対して責任を負うことが判例によって確立された」ことをあげている．

◆**患者の権利章典（1973年）とその影響**　AHA は入院患者の権利として次のような12項目をあげている．(1)思いやりのある鄭重なケアを受ける権利，(2)診療に関する完全な現在の情報を得る権利，(3)インフォームド・コンセントに必要な情報を得る権利，(4)治療を拒否する権利，(5)プライバシーに対する権利，(6)診療情報を秘匿してもらう権利，(7)要求に対して適切に対応してもらう権利，(8)他の病院の情報を得る権利，(9)研究参加を拒否する権利，(10)継続的に医療を受ける権利，(11)医療費の請求について調査し説明を求める権利，(12)院内規則について知る権利．

　1970年代後半になると，米国の多くの州で患者の権利が立法化され，また日本を含めて世界の多くの国々で（特に医学・医療の専門領域で）同様の宣言等が出された．また1981年には世界医師会がリスボンで開催された総会において，患者の権利に関する宣言を採択した．

◆**患者の権利章典の改訂**　1973年からおよそ20年を経て，AHA は患者の権利章典の改訂版（1992年）を出した．細かなものも含めればさまざまな改訂が行われたが，主な改訂点をあげれば以下の通りである．(1)第2項の「病状等を患者に知らせることが医学的に望ましくない場合は，患者以外の適切な人に知らせるべきである」という箇所が削除された．(2)第4項にあった治療を拒否する権利は第3項に組み込まれ，代わりに，事前指示書を作成する権利が加えられた．(3)第6

項において，法による定めがある場合には診療情報が秘匿されないことが追加された．(4)もとの第12項にあった院内規則について知る権利が削除されて第7項以降が繰り下げられ，新たに第7項として診療記録を閲覧する権利が付け加えられた．(5) 要求に対して適切に対応してもらう権利について，「適切で医学的な適応がある」場合に限るという条件が付加された．(6)患者が意思決定能力を欠くなどの場合，患者の権利は代理決定者によって行使されることが注において明記された．

しかし，何よりも大きな変化は改訂版の冒頭に「有効な医療には，患者，医師および他の医療従事者の協同が必要である」と述べられて，患者と医療従事者との協同が強調されていることである．そのために，改訂版の患者の権利章典では患者の権利だけでなく，患者の責任についても定められている．患者の責任としてあげられているのは，病歴，入院歴，薬の服用歴，その他健康状態に関わる情報の提供や院内規則の遵守等である．

◆**患者のケアにおけるパートナーシップ**　1992年の改訂からおよそ10年後の2001年，AHAは患者の権利章典に代わるものとして「患者のケアにおけるパートナーシップ：期待，権利および責任」(The Patient Care Partnership: Understanding Expectations, Rights and Responsibilities.) を出した（巻末資料4参照）．これは，患者(および家族)中心の医療という観点から，患者の権利と責任を，良質のケア，清潔で安全な環境，ケアへの関与，プライバシーの保護，退院時の支援，支払時の支援に分けて，誰にでもわかる平易な言葉で書き改めたものである．米国で権利章典と言えば，憲法の人権保障規定を指し，患者の権利章典はそれに倣ったものであって，法律のような文体で書かれていたために，一読してすらすらと頭に入るようには書かれていなかった．患者の権利は患者に周知され理解されて初めて意味があるのだから，表現の平易化はまさに患者の権利に対する尊重のあらわれであるということができる（現在のAHAのウェブサイトには，「患者のケアにおけるパートナーシップ」のアラビア語，中国語，ロシア語，スペイン語，タガログ語，ベトナム語の翻訳も掲載されている）．なお，医療安全の確保が患者の権利に加えられたのは，1999年に全米科学アカデミーの医学研究所が『過つは人の常：安全な医療システムの構築』を公刊し，医療安全の確保が医療の重要な課題になったためである．　　　　　　　　　　　　　　　［樫　則章］

【参考文献】
[1] 加藤一郎・森島昭夫編『医療と人権——医師と患者のよりよい関係を求めて』有斐閣，1984.
[2] 資料集生命倫理と法編集委員会編『資料集　生命倫理と法』太陽出版，2003.
[3] 患者のケアにおけるパートナーシップ（AHA）
http://www.aha.org/advocacy-issues/communicatingpts/pt-care-partnership.shtml

3. WHO憲章

　WHO憲章（WHO Constitution）——正確には，世界保健機関憲章（Constitution of the World Health Organization）——は，国際連合の専門機関である世界保健機関（WHO）の設置目的，役割，組織および運営ならびに加盟国の責務等について定めた，前文と19章82項から構成される条約文書である．1946年7月19日から22日までニューヨークで開催された国際保健会議において採択され，同会議最終日の22日に61か国の代表によって署名され，1948年4月7日に憲章が定めた21か国の批准をもって発効し，数次の修正を経て現在に至っている．日本では，1951年6月26日に条約第1号として公布された．

◆**WHO憲章の前文**　前文の冒頭では「この憲章の当事国は，国際連合憲章に従い，次の諸原則がすべての人民の幸福と円満な関係と安全の基礎であることを宣言する」と述べられ，以下の9原則が掲げられている．

　　健康とは，完全な肉体的，精神的及び社会的福祉の状態であり，単に疾病又は病弱の存在しないことではない．

　　到達しうる最高基準の健康を享有することは，人種，宗教，政治的信念又は経済的若しくは社会的条件の差別なしに万人の有する基本的権利の一である．

　　すべての人民の健康は，平和と安全を達成する基礎であり，個人と国家の完全な協力に依存する．

　　ある国が健康の増進と保護を達成することは，すべての国に対して価値を有する．

　　健康の増進と疾病特に伝染病の抑制が諸国間において不均等に発達することは，共通の危険である．

　　児童の健全な発育は，基本的重要性を有し，変化する全般的環境の中で調和して生活する能力は，このような発育に欠くことができないものである．

　　医学的及び心理学的知識並びにこれに関係のある知識の恩恵をすべての人民に及ぼすことは，健康の完全な達成のために欠くことができないものである．

　　公衆が精通した意見を持ち且つ積極的に協力することは，人民の健康を向上する上に最も重要である．

　　各国政府は，自国民の健康に関して責任を有し，この責任は，充分な保健的及び社会的措置を執ることによってのみ果すことができる．

（前文の訳は外務省による．なお，「福祉（well-being）」「すべての人民（all peoples）」と訳されている箇所はそれぞれ「良好な状態」「すべての国・地域の人々」という意味である）

◆**WHO 憲章前文の意味と意義**　前文では原則の一番目に健康の定義が与えられている．この定義に対しては，①完全な福祉，すなわち完全に良好な状態は到達不可能である，②社会的に良好な状態までもが健康の構成要素であるなら，人々の社会生活全般の評価や改善が医療の専門家に委ねられることになる，といった批判がある．しかし，理想としての健康が掲げられ，健康概念が拡張されているのは，2 番目の原則で定められているように，健康が人権の 1 つとされているからである．前文における人権としての健康が意味するのは，各国政府は自国民の一人ひとりが可能な限り健康になりうるような条件を作りださなければならないということである．

このような人権としての健康権は，人権に関する多国間条約である経済的，社会的及び文化的権利に関する国際規約（通称，社会権規約ないしは A 規約）（1966 年）の第 12 条第 1 項に明記され，そうした権利が人権として女性および児童にも等しく適用されるべきことが，女子に対するあらゆる形態の差別の撤廃に関する条約（1979 年），児童の権利に関する条約（1989 年）において定められている．

◆**健康権の具体的な内容**　WHO 憲章では健康権の実現のための具体的な方法は述べられていない．しかし，社会権規約第 12 条第 2 項には，(a)死産率および幼児の死亡率を低下させるための並びに児童の健全な発育のための対策，(b)環境衛生および産業衛生のあらゆる状態の改善，(c)伝染病，風土病，職業病その他の疾病の予防，治療および抑圧，(d)病気の場合にすべての者に医療および看護を確保するような条件の創出（外務省訳）があげられている．

また社会権規約の履行を確保するために国連経済社会理事会の下に 1985 年に設置された委員会は，条項・権利の解釈に関する一般的意見（General Comment）として第 12 条第 1 項について「健康権は時宜に適った適切な医療を含むだけでなく，健康の基本的な決定要因，たとえば安全な飲料，十分な衛生，安全な食料，栄養，住居の十分な供給，健康な労働および環境条件，ならびに性および生殖を含む健康に関連した教育および情報をも含む」と述べている．

なお，WHO 憲章の健康の定義を見直す動きもあったが，改正には至っていない．　　　　　　　　　　　　　　　　　　　　　　　　　　　　　　「樫　則章」

【参考文献】
[1] 臼田寛ほか「WHO 憲章の健康定義が改正に至らなかった経緯」『日本公衆衛生雑誌』47(12)，2000，pp.1013-1017．
[2] 臼田寛ほか「WHO の健康定義制定過程と健康概念の変遷について」『日本公衆衛生雑誌』51(10)，2004，pp.884-889．

4. マドリード宣言

　マドリード宣言——正確には,「精神科医療の倫理規範に関するマドリード宣言」(Madrid Declaration on Ethical Standards for Psychiatric Practice)——は,1996年8月にスペインのマドリードにおける世界精神医学会(World Psychiatrics Association : WPA)総会で採択された精神科医の行動規範である.
　◆背景　WPAは1977年にホノルルで開催された総会において,序文と10項目からなるハワイ宣言を採択した.この宣言の第一の目的は,時代状況の変化に応じて,主として精神科医と患者との関係について,すなわち患者の福利の促進と患者の自律に対する尊重とのバランスについて学会としての見解を表明することであったが,宣言のきっかけとなったのは,1960年代半ばから旧ソビエト連邦,ルーマニア,南アフリカなどの国々で精神医学が政治的に悪用され,反体制活動家らを精神病患者として強制的に入院・隔離していることが1970年代前半に明らかになったことである.したがって,ハワイ宣言はその序文のなかで「人道に反する活動において精神科の概念,知識および技術が悪用される可能性」にふれた上で,「医療に従事する本学会の一員として,精神科医は,すべての医師に課せられる倫理的要求とあらゆる人に課せられる社会的義務だけでなく,精神科に固有の倫理的含意についても配慮しなければならない」と述べて,第1項において「精神科の目標は健康と個人の自律および成長の促進である.精神科医は能力の限り,一般に認められた科学原則および倫理原則に従って,患者の最善の利益のために奉仕するとともに,公共の利益と医療資源の正しい分配にも配慮しなければならない」と謳い,第7項で「科学原則または倫理原則に反する行動を……第三者から求められても,精神科医は協力することを拒否しなければならない」と定めている.
　その後,WPAは1983年にオーストリアのウィーンで開催された総会においてハワイ宣言の改訂版を採択し,1991年には精神科医をはじめとする関係者の努力の結果として,国連総会において「精神疾患を有する者の保護及びメンタルヘルスケアの改善のための諸原則」(Protection of Persons with Mental Illness and the Improvement of Mental Health Care)に関する決議が採択された.この決議は,精神疾患を有する人の人権と治療を受ける権利について述べた最初の国連文書であり,精神科医療における政策のための諸原則を定めたものであった.
　こうした国際的な流れを背景に,WPAは1993年,ハワイ宣言をさらに改訂し,安楽死や拷問,死刑といった特定の状況に対する指針を定めるための倫理委員会を設置して,1996年にマドリード宣言を採択した.

◆マドリード宣言の概要　マドリード宣言は序文，精神科医が遵守するべき倫理規範，特定の状況に対する指針からなる．倫理規範は7項目あり，1999年にハンブルクで開催された総会および2002年に横浜で開催された総会改正された．

　倫理規範の主な内容は次の通りである．①精神科医は一般に認められた科学的知識と倫理原則に従って最善の医療を提供することによって患者に奉仕する．②精神科医は精神科における科学的発展を常に把握し，最新の知見を他者に伝えなければならない．③精神科医と患者との関係は，患者が自由に，かつ情報を得た上で決定ができるように，相互の信頼と尊敬に基づいたものでなければならない．④治療しなければ患者および／または他者の生命が危険にさらされる場合を除いて，いかなる治療も患者の意志に反して実施されてはならない．治療は常に患者の最善の利益のためでなければならない．⑤精神鑑定をするよう求められた場合，鑑定の目的，鑑定結果の用途，鑑定がもたらしうる影響について最初に被鑑定者に伝えて助言を与えなければならない．⑥治療上得られた情報は患者の私事であり，秘匿されなければならない．守秘義務の破棄が認められるのは，（児童虐待の通報義務のように）法による定めがある場合，または守秘義務が守られれば患者もしくは第三者に重大な身体的もしくは精神的害がもたらされる場合だけである．⑦研究は科学の規範に従って実施され，適切に任命された倫理委員会の承認を受け，研究のための国内規則および国際的規則を遵守して実施されなければならない．精神科の患者は脆弱であり，研究において特別に保護されなければならない．

　特定の状況に対する指針は，当初，安楽死，拷問，死刑，性の選別，臓器移植の5項目であったが，1999年のハンブルクでの総会で，メディアへの対応，民族または文化に基づく差別，遺伝子研究と遺伝カウンセリングが，2002年の横浜での総会で，医学における心理療法の倫理，産業との関わりで生じる利益相反，株主や病院管理者との関わりで生じる利益相反，患者との性的関係が，2005年のカイロでの総会で，精神科医の権利保護，アルツハイマー病等の認知症に関する診断の開示，精神科医の二重の責任が，そして2011年のブエノスアイレスでの総会で，患者および患者を世話する人々と精神科医との協同がつけ加えられた．

　なお，死刑に関する指針で「いかなる状況下でも精神科医は法的に認められた死刑の執行に関与すべきではなく，また死刑囚の能力鑑定に関与するべきではない」とされているのは，死刑囚に対する死刑適応能力の鑑定は事実上死刑執行への最後の扉となり，それは「何よりもまず害をなすことなかれ」という古典的な医の倫理規範と整合的でありうるかという問題があるからである．日本精神神経学会は精神科医が死刑に関与することについて，2004年に最終的に反対の立場を表明している．　　　　　　　　　　　　　　　　　　　　　　　　［樫　則章］

5. オタワ憲章

　「ヘルスプロモーションのためのオタワ憲章」(The Ottawa Charter for Health Promotion)は，世界保健機関(WHO)によって1986年にカナダのオタワで開催されたヘルスプロモーション（健康増進，健康づくり）に関する第1回国際会議において採択された国際宣言である．「プライマリ・ヘルスケアに関するアルマ・アタ宣言」(1978年)の後継として，2000年までに，またそれ以降も「すべての人に健康を」(Health for All)という目標を達成するための基本的な考えと取り組みが定められている．

◆**オタワ憲章以前のヘルスプロモーション**　ヘルスプロモーションは，1946年の世界保健機関憲章が提唱した「完全な肉体的，精神的及び社会的福祉の状態であり，単に疾病又は病弱の存在しないことではない」（外務省訳）という健康の定義から出発している．当初は，感染症の予防における抵抗力の強化や，健康教育によって感染機会を避けることを意味していた．

　1970年代になると，医療の高度化と普及によって先進国は医療費の増大という問題に直面し，医療のあり方も問われることになった．そうした状況のなかでカナダの厚生省から1974年に「カナダ人の健康に関する新視点」と題する報告書が出された（この報告書は当時の厚生大臣の名前（マルク・ラロンド）にちなんで一般に「ラロンド報告」(Lalonde Report)と呼ばれる）．この報告書では，健康リスクの高い人々の健康リスクを下げることと，医療を満足に受けることができない人々に十分な医療を提供することが健康政策の目標として掲げられ，そのためにヘルスプロモーションをはじめとする5つの戦略が示された．そこでのヘルスプロモーションは，病気と対比された状態を健康として，それをさらに増強することを意味するものとして定義されたが，個人の健康に影響を与えるさまざまな社会的要因を看過して，健康に対する個人の責任を強調するものであるとして，同報告書には厳しい批判が向けられた．

◆**オタワ憲章におけるヘルスプロモーション**　オタワ憲章では，ヘルスプロモーションは「人々が自分の健康を管理し改善できるようにするためのプロセスである」と定義されているが，WHOの「ヘルスプロモーション用語集」では，それを敷衍して「ヘルスプロモーションは包括的な社会的，政治プロセスであり，個人のスキルと能力の強化を目指す活動だけでなく，社会的，環境的，経済的条件が公衆衛生と個人の健康に与える悪影響を緩和するためにそれらの条件の変革を目指す活動も含む．ヘルスプロモーションとは，人々が自ら健康の決定要因を管理し，それによって自らの健康を改善することができるようにするためのプロセスであ

る」とされ，個人の健康に影響を与えるさまざまな社会的要因が重視されている．

◆**オタワ憲章の概要** オタワ憲章は，ヘルスプロモーションをこのように定義して，平和，住居，教育，食料，収入，安定した生態系，持続可能な資源，社会正義と公平を健康の前提条件として示し，ヘルスプロモーションのための3つの戦略として「健康であるために不可欠な社会的，環境的，経済的条件を創出するための提言を行うこと」「すべての人々が可能な限り最大限の健康を享受できるようにすること」「健康の追求において社会におけるさまざまな利害を調停すること」を掲げている．

その上で，ヘルスプロモーションのための5つの活動領域として，1) 健康によい政策の策定，2) 健康を支援する環境の創出，3) 地域活動の強化，4) 個人のスキルの開発，5) 医療の方向転換をあげ，最後に参加各国に対して，社会のあらゆる部門において健康と公平に対して明確な政治的関与を示すこと，健康に悪影響を与えるものに抗するとともに，環境汚染などの公衆衛生の問題を注視すること，国の内外における健康格差に対応すること，人々こそ健康の主要資源であると認めること，医療と医療資源をヘルスプロモーションに向けて再構築すること，健康とその維持は社会の主要な投資でもあり課題でもあると認識して，人々の生活様式のエコロジカルな問題全般に取り組むことを求めている．

◆**オタワ宣言以降** WHOはその後もヘルスプロモーションに関する国際会議を開催し，以下の宣言等が採択された．

- 「保健政策に関するアデレード勧告」(1988年)：すべての政策に健康の視点を取り入れることが訴えられた．
- 「健康の支援環境に関するスンツバル声明」(1991年)：環境を社会的，政治的，経済的にとらえ，女性の活用が求められた．
- 「21世紀に向けたヘルスプロモーションのためのジャカルタ宣言」(1997年)：社会のあらゆる部門が対等の立場に立って，共同してヘルスプロモーションを進めていくことの必要性が訴えられた．
- 「ヘルスプロモーションのための閣僚によるメキシコ声明」(2000年)：公平と健康を追求するすべての国々において最も基本的な公共政策はヘルスプロモーションであることが確認され，そのための取り組みの必要性が訴えられた
- 「ヘルスプロモーションのためのバンコク憲章」(2005年)：グローバル化した世界における健康の決定要因をヘルスプロモーションによって取り組むための活動と責務が示された．

［樫　則章］

【参考文献】
［1］　健康日本21企画検討会・健康日本21計画策定検討会「21世紀における国民健康づくり運動（健康日本21）の推進について」（平成12年2月）．

6. 生命倫理と人権に関する世界宣言

「生命倫理と人権に関する世界宣言」(Universal Declaration on Bioethics and Human Rights) は，2005年に国連の専門機関であるユネスコ——国際連合教育科学文化機関 (United Nations Educational, Scientific and Cultural Organization)——の第33回総会において採択された国際宣言である．2001年から策定準備が進められ，国際生命倫理委員会 (IBC) および政府間生命倫理委員 (IGBC) を含むさまざまな会合における検討を経て策定された．各国政府に向けられた宣言であり，生命科学および医療関連技術全般の倫理問題に関する普遍的原則と，各国が進めるべき政策立案の枠組みが示されている．

◆原則の概要　宣言は前文と本文（全28条）からなり，本文は「一般規定」「原則」「原則の適用」「宣言の促進」「最終規定」に分けられている．「原則」としてあげられているのは次の通りである．

- 人間の尊厳および人権：人間の尊厳，人権および基本的自由が尊重され優先されなければならない．
- 利益および害悪：科学知識，医療行為および関連技術の適用・推進に当たっては，人にもたらされる利益が最大化され，害が最小化されなければならない．
- 自律および個人の責任：当人が責任を取り，他者の自律を尊重する限りにおいて自律は尊重され，自律能力のない人の権利と利益は特別に配慮されなければならない．
- 同意：医療および研究においては対象となる人から情報にもとづいた同意が必要である．
- 同意能力を持たない個人：同意能力を持たない個人には，国内法に従い，特別な保護が与えられなければならない．
- 人間の傷つきやすさ (vulnerability) および個人の統合態 (integrity) の尊重：科学的知識等の適用・推進に当たっては，人間の傷つきやすさが考慮され，特に脆弱な個人については保護され，その統合態が尊重されなければならない．
- プライバシーおよび秘密：個人のプライバシーおよび個人情報に関する秘密は尊重されなければならない．
- 平等，正義および公平：人間が公正かつ公平に扱われるために，人間の尊厳および権利における基本的な平等が尊重されなければならない．
- 差別の禁止および偏見の禁止：個人および集団は人間の尊厳，人権および基本的自由に反して差別され，偏見を持たれてはならない．
- 文化多様性および多元主義の尊重：人間の尊厳，人権および基本的自由等を侵

害するのでない限り，文化多様性および多元主義には十分な考慮が払われなければならない．
- 連帯及び協力：この目的に向けての人々の連帯および国際協力は奨励されなければならない．
- 社会的責任および健康：国民の健康および社会の発展の促進は政府の中心的目的である．差別なく，到達しうる最高の健康水準を享受することがすべての人間の基本的人権の一つであることから，科学技術の進歩は次のことを促進すべきである．(i) 質の高い医療及び必須医薬品を利用する機会の提供，(ii) 十分な栄養および水を利用する機会の提供，(iii) 生活条件および環境の改善，(iv) あらゆる理由に基づく人の軽視および排除の撤廃，(v) 貧困，非識字者の削減
- 利益の共有：科学的研究およびその適用によって得られる利益は，社会全体で共有され，国際社会においては特に発展途上国と共有されるべきである．利益のなかには次のことが含まれる．(i) 研究に参加した個人または集団に対する，特別かつ持続的な支援及び承認，(ii) 質の高い医療を利用する機会の提供，(iii) 研究から生み出される新しい診断法および治療法または製品の提供，(iv) 医療に対する支援，(v) 科学的又は技術的知見を利用する機会の提供，(vi) 研究を目的とした人材育成施設，(vii) この宣言に定める原則に適合するその他の形態の利益．利益は，研究に参加するための不適切な誘因となるべきではない．
- 未来世代の保護：遺伝学的な構造に及ぼす影響も含めて生命科学が未来世代に及ぼす影響に十分な考慮が払われるべきである．
- 環境，生物圏および生物多様性の保護：生命体の相互関係，生物および遺伝資源の重要性，伝統的知識の尊重，ならびに環境，生物圏および生物多様性の保護における人間の役割について十分な考慮が払われなければならない．

なお，「宣言の推進」には生命倫理教育の必要性が示され，2008 年には『生命倫理コアカリキュラム：第 1 部 シラバス』(*Bioethics Core Curriculum：Section 1 Syllabus*) が，2011 年には『生命倫理コアカリキュラム：第 2 部 学習教材』(*Bioethics Core Curriculum：Section 2 Study Materials*) と，『人間の尊厳と人権に関するケースブック』(*Casebook on Human Dignity and Human Rights*) および『利益と害に関するケースブック』(*Casebook on Benefit and Harm*) が出されている． ［樫 則章］

【参考文献】
[1] 浅井篤ほか訳『ユネスコ生命倫理学必修〈第 1 部〉授業の要目，倫理教育履修課程』医薬ビジランスセンター，2010．
[2] 日本医学教育学会 倫理・プロフェッショナリズム委員会「ユネスコ生命倫理ケースブック」翻訳版（http://jsme.umin.ac.jp/ba/eas/report_unesco/report_unesco.html）

II 1. 医療の目的と医療システム

　医療の目的とは何かということを問う場合，その答えは医療をどのように「定義」し，医療にどのような役割を「期待」するかによって異なる．そしてこの医療の役割は，時代と社会とにおいて規定されていて，あらかじめ自明のものとして人々に共有されている場合が多い．そのようなものとして医療を受け止めて，いわゆる「医療機関」に関わることになる．その関わりの決定要因が「病気」であり，病気状態にある「病む人」として自らを意識することである．医療機関において医療者から病気であると診断されて，その診断を受け入れるとき，人は自らを「患者（patient）」と規定することになる．その診断は社会的規定力としてその社会に属する人たちに作用して，意識的であれ，無意識的であれ，その受け入れを強要する．そのような社会システムとしての医療との関わりにおいて，医療の目的とは何かということが問われる．

◆**医療の目的**　私たちが医療と関わるのは，まず自らを「病む状態」と意識するときである．したがって，すでに先行的に病む状態への一定の理解がなされ，その先行理解は何らかの医療機関との関わりと結びついている．その病の理解と医療概念は時代と社会において異なる．病む意識が先行して医療と関わるとすれば，医療に対して人々が期待するのは，その状態からの何らかの脱却あるいは解放である．「治療を受ける」とは，その願いを医療者に託す行為である．したがって，治療において病む人は何らかの受動性のもとにある．自らが医療施術者であっても，病む自己の側から見れば，自己の施す治療行為に対して受動的に関わることに変わりはない．言い換えれば，この受動性を通して病む状態からの解放を目指すのが，病む人にとっての医療の目的となる．ではその「病む」とはどういうことなのであろうか．

◆**病むこと**　病むことは人間の四苦である生老病死のひとつであり，人間の根源的苦しみのひとつである．したがって，この苦しみからの脱却には，宗教的ないし実存的努力が要求されるものとして理解される．病の苦しみは老いの苦しみとともに，人間にとって避けることのできない根源的苦しみである．この苦しみの底に究極としての死の苦しみがある．老いと病とは，死へと連なる苦しみにおいてその根源性を顕示していると言うことができる．医療は死と根底において関わる行為である．そこから医療を，「clinical」という「臨床」の語源的意味から，「死の床に臨む」行為として捉える「臨床医学」の概念が出てくる．医療は人間のこの根源的苦しみへと対応することを，常にすでにその始めから要求されているのである．したがって医療とは，そのような病むことの苦しみ（suffering）を根源的

苦しみと捉えて、そこからの脱却行為として理解することができる。それは病む人から見れば、苦しみから癒されることを意味するであろう。そこから医療行為を、苦しみからの癒し（healing）の行為として定義することができる。

◆**健康の医療**　しかし、この医療の目的を病む状態以前の状態への復帰、「病からの回復」としての原状復帰と考えて、健康の回復を医療の目的とするならば、そこには病から健康への視点の根本的転換がある。現代医療はこの健康への根本的視点の転換から成立している。すなわち、健康の医学、生命の医学、そして物質の医学である。病気を近代科学のパラダイムである因果論的に物質の科学として捉えて克服しようとするのが近代科学的医学であり、ここに現代医学に支配的な健康の哲学が見出される。それは病の現実から死を遠ざけ、隠すことによって、健康の視点から医療を捉えようとするものである。そのような現代医学の治療体系は、先端生命科学と技術の医学への応用として構築されてきている。しかしそれでは人間の死を医療は引き受けることができないのではなかろうか。現代医療を本来の医療の目的性へと方向づけ、医療の名に値するものとするには、現代医療を構成しているまさに医療システム全体を再構築する必要がある。

◆**医療システム**　医療の本来の目的を実現する医療システムの転換として、「医師中心のシステム（Doctor-Oriented-System：DOS）」から「患者中心のシステム（Patient-Oriented-System：POS）」への転換が考えられている。前者は医療システムを構成するピラミッドの頂点に医師を置き、その下に階層序列的に「薬剤師－看護師－その他のパラメディカル」の医療スタッフがいて、その最底辺に患者・家族を位置づけるという社会から閉じた構造となっている。このような医療システムを支える医療倫理が、患者にとっての最善と考えられる治療を医師が決定する「パターナリズム（paternalism）」の倫理である。現代では医療の高度化・専門化によって、科学的・客観的に何が最適の治療法かを決定するのは医師のみではなく、他の多くの医療専門職が関わるようになってきている。いずれにしても、パターナリズムの倫理が可能なのは、科学的視点から患者にとっての善を医療者が規定することによってである。それは病の除去・健康の回復の視点であって、死に至る病については無力である。その病む人としての患者自身の視点から医療の目的を問い直すのが、患者中心の医療システムである。その医療目的は患者のQOL（Quality of Life、生の質）の改善である。その採りうる選択肢が多様化し、ときにその有効性が不確実化してきていることから、何が最善の選択肢かという決定が患者自身の価値観・人生観と分かちがたく結びついている。その死の選択も含めた選択に最終的に責任を負いうる者は、決断の主体者である患者自身以外にはない。このような患者の自己決定権を中心とした患者中心の医療システムの構築のなかで、病む苦しみからの癒しとしての医療本来の目的を実現することが現代の医療において問われているのである。　　　　　　　　　　　［松島哲久］

2. 疾病（disease）と病（illness）

◆**疾病と病**　医療は科学（science）としての側面をもつ．人間の病気（sickness）を，そのような生物医科学的観点から見た場合に「疾病」として定義し，患者の主観的観点から捉えた「病」と区別される．その意味で，人間の病気は，その客観的契機と主観的契機を統合して理解されなければならない．疾病として病気は医学の対象となり，その科学的方法論に従って解明され治療（cure）される．その方法論は数量化と還元的分析の方法である．しかし，医療をどこまでも科学的に捉えようとしても，そこには限界がある．それは医療が「人間の」病気を対象とするところからくる．人間をその外側から外的現象として見る観点と，内側から自己了解する立場とがあるのと同じく，病気もそのような両面性を持つ「人間の」病気として受け止められなければならない．患者の内面において体験され生きられた病気の意味が，病として語り出されることを通してなされるケア（care）としての医療の観点が必要とされるのである．医療がその全体性を獲得するのは，この人間の内面性に根差したケアの医療が，科学的なキュアとしての医療と相互補完的に統合されることによってである．そのような医療の理解の中で，疾病と病は病気としてひとつに統合され，その十全な意味が解明されるのである．

◆**科学的医療と疾病**　近代医学が科学的であるのは，医学をひとつの科学的認識対象とし，その認識の理論体系において医学の客観性を確保する自然科学的方法論に則っているからである．近代医学は心身分離を理論化し，人間身体を対象化し物質に還元したデカルトに始まる．そしてベルナール等による実験医学の確立により現代医学の基礎が据えられる．この科学的医療の特徴を列挙すれば，(1)還元主義的機械論，(2)因果論的病因論，(3)解剖学と病態生理学中心主義の3点である．さらに因果論を超えて，臨床試験とりわけ無作為対照試験（RCT）による統計学的確率論的証拠に基づいた医療としてのEBM（Evidence-Based-Medicine：証拠に基づいた医療）が，科学的医療として患者中心の医療の展開の一環として提唱されてきている．ではこのような臨床的科学的医療において，疾病はどのように定義され理解されているのであろうか．疾病は，それを疾病として診断する医師の主観にとっても，それを病む患者の主観にとっても，「同じ」疾病として対象化されて与えられる．このような誰にとっても共通の主観としての普遍的な大文字の主観に基づいて，医学の科学的客観性は保証されている．そのような医学において，疾病とはどのような状態として理解されているのであろうか．

　疾病は生きた人間身体の多様な生命の現れのひとつであるが，その生命現象が

ある統計学的偏りをもっている場合に，それを異常として直ちに疾病と定義することはできない．ある身体状態を疾病に分類するためには，統計学的基準とともに，その症状が生体の何らかの機能不全をもたらしていることが必要である．しかし，機能不全という概念は，正常な機能とは何かということと相関的にしか理解されない．疾病論としての立場からは，この観点を生物学的に補強して，種に典型的な機能あるいは形態・構造を正常とし，それからの逸脱としてさまざまな疾病を定義し，疾病論として体系化することになる．

◆病の解釈学　病気にはその客観的・科学的側面だけでなく，同時に主観的側面と社会的・文化的側面があり，これを無視しては医療における病気の意味を十分に理解することはできない．病の概念が前提としているのは，病を病む患者の個々の主観性であって，病を病む患者の内面性こそが問われるのである．解明の中心となるのは，その病の体験の意味が患者の主体によってどのように担われ，了解されうるのかということである．しかし患者にとっての病の意味は，直接に患者自身によって了解され受けとめられうるような透明性のもとにあるのではない．心の病や心身の病を想定してみればそのことはすぐに了解されるであろう．病の意味はさしあたって患者自身にも隠されているのである．そこに「物語」に基づいた医療（NBM：Narrative-Based-Medicine）の重要な役割がある．病は患者の主観性を通して語り出されることによって筋書きをもったひとつの「物語」となるが，この患者によって語り出された「物語」は，解読されるべきひとつのまとまったテクストとして，ケアする者とケアされる者とに対して同時に差し出されているのである．医療においてその解釈の方法が問われ，それをフロイトのように心理分析的に無意識の欲動として解釈することも可能であるし，ヴァイツゼッカーのように人間学的・実存論的に解釈することも可能である．いずれにしても，病気の十全な意味は病の解釈学によって初めて了解可能となるのであって，そこから病気の内面性の次元を回復して治療に当たる可能性の地平が開かれることになる．

◆苦しみ（suffering）の意味と医療　医療の中心に病に苦しむ患者を置く立場から医療を考える全人医療においては，その病の苦しみが患者の生において何を物語っているかが問われなければならない．反復される病とその苦しみは，心理分析ないし解釈学からは，患者の人生において何か重要な乗り越えられるべきあるひとつの出来事を指し示している．この観点から医療の本来の目標とされるのは，無意識へと隠された出来事を患者の意識へともたらし，病の苦しみが自覚化されることによって癒すこと（healing）である．苦しみには同時に積極的な意味が含まれていて，過去において挫折した体験の意味の回復が志向されてもいるのである．ケアは患者の病をそのライフ・ヒストリーのなかで意味づけることによってなされる．ケアする者の倫理は患者の苦しみを共に受けとめて，その本来目指されている生きられた意味を再び発見するように，患者と共に努める共苦・共感の倫理としてのケアの倫理となろう．　　　　　　　　　　　　　　　［松島哲久］

3. チーム医療とその倫理

　現代において医療が高度化し専門化した結果，医療はさまざまな医療専門職がチームを構成して取り組まれるべきものとなってきている．すなわちチーム医療である．その医療チームが患者中心の医療へと方向づけられて構成されることが現代医療において強く要請されている．

◆**開いたシステムとしてのチーム医療**　患者中心の医療の実現のためには，患者は医療システムの中においても，市民としての権利と資格を有する者としてあり続けるのでなければならない．医師中心のパターナリズムにおいては，医師－薬剤師－看護師－その他のパラメディカル医療スタッフ－患者という階層秩序によって医療システムは構成されていた．病気となり，患者として医療システムの中に入った途端に，市民として有していた権利と資格が極端に制限されてしまう．このような医療システムの中では，医師も患者もその外の市民社会から閉じてしまっていて，平等な市民として関係しあうことはない．現代の医療は，このような外に閉じたシステムを打破して，医師も患者も市民としてのあり方へと開いたシステムでなければならない．このように外の市民社会へと開いた医療システムをチーム医療として構築することが，現代の医療に求められている．このような医療チームにおいては，患者自らが自己の病にチーム医療の一員として関わることも可能で，その治療において何が患者自身にとって最善であるかという医療倫理の善行（beneficence）の原則に関わる情報が医療者-患者間で共有され，患者の自己決定権との間でバランスを取ることが容易になるのである．

◆**チーム医療の種類**　医療チームは，それをどのレベルで，どのような目的で組織化するかによってさまざまに構成される．一般的には，さまざまな医療専門職（医師・薬剤師・看護師・臨床検査技師・放射線技師・栄養士・理学療法士・作業療法士・臨床工学士・臨床心理士），場合によっては医療倫理コンサルタント，宗教専門職も加えてチームを構成して，構成員全体で患者・家族の治療・ケアに総合的にあたるのが医療チームと考えられている．この医療モデルシステムをさらに一歩進めて，患者・家族もチーム医療の構成員として参与して，治療方針等の決定・選択を医療専門職と共に行うものがある．またチーム医療の範囲も一医療機関内のひとつの部署，例えば腫瘍科とか，あるいは専門病院等において医療チームを組織するものから，総合病院全体でひとつの医療チームを構成するもの，さらには広くひとつの地域コミュニティ全体で構成するものまでが考えられる．この最後にあげられた例では，さまざまな医療機関，拠点薬局，介護・福祉施設等，機関組織が構成単位となって医療システムが構成される．生活習慣病・介護

などの地域的取り組みが課題となっている今日，地域の拠点薬局は，そのような地域医療をひとつにまとめ上げる重要な役割を担っている．

◆**チーム医療の意義と課題**　医療をチーム構成して行うという考え方は，一人の医師が医療の中心にあって診断・治療・ケアを行うことの限界と問題点が意識されるようになってきて生まれたものである．医療者が患者に対して医療行為を行うことができるには，患者自身が自己決定を行うことができるように医療行為の内容に関して十分な情報を患者に与え，患者が医療者の医療行為に対して同意を与えるインフォームド・コンセントが必要である．この必要十分な情報を医師一人が与えることはもはや不可能な時代になってきている．それに対応する医療システムがチーム医療である．そのような課題に応えるために以下のことが医療チームにおいて必要とされる．

(1)チーム全体を統括する代表者が必要であり，そのもとでチームの統一した意思決定を行うためのプロセスが規則化されていなければならない．(2)医療をひとつのチームとして協力して行うためには，それぞれの職種を通して得られる患者・家族の情報を集約し，チーム構成員全体に情報の共有化がなされ，チームとしての治療方針等についての共通の認識をもって対応する必要がある．(3)情報の共有化により，守秘義務もチームとして遵守されなければならない．患者・家族にはチームとして医療にあたっていることを説明し了解を得ておかなければならない．(4)定期的にカンファランス(診断・治療方針の検討会)を行い，医療者間で絶えず情報交換を行って情報を新たにするとともに，異業種間の認識のずれを調整し，その都度新たにまとめられた最新の医療方針のもとに医療が行われる必要がある．(5)チームとしての連帯感を維持し一貫した対応ができるためには，共通の目標とその実現のためのプロセスを絶えず確認しておく必要がある．(6)患者・家族情報の共有化および医療方針の共通認識のためには，電子カルテやクリニカルパス(治療やケアについての医療スタッフ共通のスケジュールをチャート様式にまとめたもの)などを活用することも必要である．これらはチーム構成員の医療に対する参加意識と責任の共有化に役立ち，医療の標準化を促すとともに，医療の効率性と安全性を高めることを可能にする．(7)患者・家族をチームの一員とする積極的な医療を展開するためには，医療者と患者・家族間，医療者間，患者と家族間の対等の双方向的コミュニケーションが必要であり，それに基づく信頼関係の確立が最も重要な課題である．

◆**チーム医療の倫理**　チームとして医療にあたることから，絶えず自己自身の専門職としての役割と他の専門職との関係性を意識しながらチームを構成する相互主観的な倫理が求められる．自己の決定について責任をもつと同時に，他の専門職に対する理解を深めて，コミュニケーションを通して相互に協調しながら，患者中心の医療をチームとして実現しようと努めなければならない．　　［松島哲久］

III 1. 医療面接とコミュニケーション

◆**「医療面接」とは**　医師が診察をするためには，患者から正確な情報を得る必要がある．しかし，その際の典型的な医師のコミュニケーションのあり方は，「医師主導」による情報収集であった．これが，いわゆる「問診」である．問診スタイルのコミュニケーションでは，患者との信頼関係を構築することができないとの反省から，「問診」ではなく，「医療面接（medical interview）」というスキルを向上させる必要性が強調されるようになった．文部科学省高等教育局医学教育課が策定した「医学教育モデル・コア・カリキュラム（平成22年度改訂版）」〔以下，医学教育コアカリ〕においても，「医師として求められる基本的な資質」としてあげられている8つの項目の3番目に「コミュニケーション能力」があげられており，「医療内容を分かりやすく説明する等，患者やその家族との対話を通じて，良好な人間関係を築くためのコミュニケーション能力を有する」ことが求められている．

◆**患者-医師関係の理解**　前掲の「医学教育コアカリ」「A. 基本事項」「3. コミュニケーションとチーム医療」において，「(2)患者と医師の関係」では，「一般目標」として「患者と医師の良好な関係を築くために，患者の個別的背景を理解し，問題点を把握する能力を身につける」ことがあげられている．患者と医師の良好な関係を構築するためには，まず両者の関係性に関する基本的な理解が必要である．この関係を類型化するにあたってはさまざまなモデルがあるが，代表的なものとしてはシャシュ，ホランダー（Szasz & Hollender）による3類型がある．

1. 能動-受動モデル passivity model	医師が主導権を握り，患者は言われるがまま医師の指示に従うのみ．【強いパターナリズム strong paternalism】
2. 指導-協力モデル guidance-cooperation model	医師が主導権を握ってはいるが，患者にも説明し理解と同意を求める．【弱いパターナリズム weak paternalism】
3. 共同参加モデル mutual participation model	医師と患者は対等の立場を基本とし，医師は専門知識を提供し，決定は患者が行う．【患者中心 patient centered】

上記3類型のうち，どれが最も良いというのではなく，状況に応じて適切に使い分けることが大切である．確かに「共同参加モデル」は患者中心の理想モデルではあるが，一方的に難しい専門用語だらけの「情報」を与えてしまっては，患者は戸惑うばかりでとても決めることはできない．また，救急外来で意識レベルが低下している重症患者の場合には，「能動-受動モデル」で対応せざるを得ないし，判断能力があっても整形外科でリハビリテーション中の不安感が強い患者なら，その不安を受け止めつつ医療者側が「水先案内」をするかのようにややリードする

「指導-協力モデル」が必要になってくる．また，いくら"言葉の上（言語的レベル）"では，「患者さんに決めて頂いていいのですよ」と言っていても，「どうせ決められないでしょうけど」といった"雰囲気（非言語的レベル）"が出てしまっていては意味がない．

◆「言語的コミュニケーション」と「非言語的コミュニケーション」 特に「言語的と非言語的」の違いを理解することはきわめて重要である．対人コミュニケーションの場面においては，「話の内容（文字にできる部分）＝言語情報」が影響を及ぼすのは全体の7％に過ぎず，その一方で「声の大きさ・強さ・速さ・抑揚・リズムなど＝聴覚情報」が38％，「顔の表情・視線・身振り・姿勢など＝視覚情報」が55％を占めるとされる．この実験結果は，コミュニケーションにおいて感情や態度について矛盾したメッセージが送られた場合（例えば，言葉の上では「大嫌い」と言いながら，身振りや視線では「好き」という"雰囲気"を出す等），それを受け手がどのように感じ取るかについて，1971年に米国の心理学者A.メラビアンが行ったことから「メラビアンの法則」と呼ばれる．また，「言語情報＝Verbal（7％）」「聴覚情報＝Vocal（38％）」「視覚情報＝Visual（55％）」を踏まえて，「3Vの法則」や「7-38-55の法則」と称される場合もある．言語情報を中心とするものを「言語的（verbal）コミュニケーション」に，聴覚情報と視覚情報を中心とするものを「非言語的（nonverbal）コミュニケーション」に大別することが多いが，聴覚情報である「声の大きさ・抑揚・リズム」は，言語的発話に随伴して起こる現象であることから，「準言語的（paralinguistic）コミュニケーション」に分類されることもある．なお，言語的コミュニケーションが7％にすぎず，93％は非言語的コミュニケーションの影響力を大きいからといって，決して言語情報が軽視されてよいわけではない．偽りのない可能な限り正確で事実に即した（≒科学的証拠に基づいた）言語情報が伝えられなくてはならない．その上で初めて，非言語的コミュニケーションによって，相手の感情面や情動反応を踏まえた効果的な相互理解が深まることを理解しておく必要がある．

◆「非言語的コミュニケーション」の分類 「メラビアンの法則」では，直接相手の身体に触れる「身体接触」や相手との距離や間合いなどの「空間的位置」などについては考察の対象とはなっていない．それらを合わせて，「非言語的コミュニケーション」を分類すると，以下のようになる．

非言語的	準　言　語	声の大きさ・強さ・速さ・抑揚・リズム等	聴覚情報
	身 体 動 作	顔の表情・視線・身振り・姿勢等	視覚情報
	身 体 接 触	タッチング（手を握る，背中をさする，マッサージ等）	触覚情報
	空間的位置	適度な距離感（間合い），対等な目線（見下ろさない）着座位置（対座せず90度角で着座）等	空間知覚情報

［板井孝壱郎］

III 2. 医療面接技法としての「質問法」

◆**医療面接技法としての「質問法」** 医師が患者とのコミュニケーションを図る上で，どのような「尋ね方」をするかによって，獲得できる情報のあり方のみならず，患者との信頼関係の構築がうまくいくかどうかを大きく左右することになる．

◆**「開放型質問法」とは** 「自由質問法」と訳される場合もある．この尋ね方は，医師のコントロール度が低く，患者が感じていること，考えていること等を自由に答えられる．例えば，「今日はどんなことでおいでになられましたか？」「どんな風に痛みますか？」「ご自分なりに感じていることをお話ください」等のように問いかけるため，患者自身も「自分の思いを聴いてもらえた」といった精神的な満足度が高まることも多い．しかし，患者自身がうまく言葉で表現できなかったり，何を話して良いか整理できていない場合などは，この質問法は患者に対する負荷が高く，答えにくくなってしまうという欠点もある．また，患者自身の話が止まらなくなった際に，時間に制約がある場合には，途中で医師が話題のレールを元に戻す（例：なるほど……それはお辛かったでしょう……．ところで，先ほどお尋ねした痛みの方は，いかがですか？）等の対応が必要である．

開放型質問法 open-ended question	（焦点を絞らない）自由質問法
	重点的質問法 focused question
閉鎖型質問法 closed question	直接的質問法
	誘導的質問法 leading question
	多項目質問法 multiple choice question
中立的質問法 neutral question	

◆**「重点的質問法」とは** 「焦点を絞った質問法」と訳される場合もある．また，この質問法は「開放型質問法」のバリエーションであるため，「焦点を絞った開放型質問法」と表記されることもある．この尋ね方は，医療面接の開始後，例えば患者が「……それでですね，昨日の夜中，急に腰の奥の方が痛みだしたんです」と語った際に，「そうでしたか．では，その痛みというのは，どんな感じの痛みでしたか？」と"痛み"というキーワードに焦点を当てて尋ねることにより，さらに患者の話に膨らみをもたせつつ，医師が緩やかに話の流れをコントロールしながらも，患者自身があくまでも語るように促す手法である．この質問法を適宜うまく導入できるかどうかが，医療面接の成否を大きく左右する．

◆**「閉鎖型質問法」とは** 「直接的質問法」と訳される場合もある．この尋ね方は，医師のコントロール度が高く，例えば「痛みはありますか？」「昨日は眠れましたか？」等のように問いかけるため，患者は基本的に「はい」か「いいえ」でしか答えられない．医療面接の最初からこの質問法ばかりを多用すると，患者はまるで「尋

問」を受けているような感覚にさえ陥ることがあり，信頼関係（ラポール）の形成が得られにくいとされ，医療面接の後半に使用することが推奨される．身体所見に関する基本的な情報を聴きだす際には有効な方法であり，また，問いかけられる患者側も，話すことをまとめる必要がないため負荷が低く，その点では「開放型質問法」より答えやすい面もある．しかし，この方法だけで医療面接を終了すると，医師側が意識していた着眼点のみに関連した情報しか得られず，重要な情報を見落とす危険性が高い．

◆「誘導的質問法」とは　この尋ね方は，医師が患者に対しある特定の回答を言わせようという意図をもって行う（医師が「無意識」に行っている場合もある）手法である．例えば「昨日，薬を飲み忘れてはいませんよね？」といったような問いかけ方である．こう尋ねられた患者は，言葉の背後に「飲み忘れるなんて，ありえないことだ」という否定的な圧力を感じてしまい，結果として「飲み忘れた」とは回答しにくくなってしまう．本当に「飲み忘れた」場合，「薬を服用していない」という情報を得ること自体が大切であるのに，医師側がその情報獲得を阻害したことで，適切な医療的対応ができないことになってしまう．そのため，この質問法は医療面接では最も望ましくない閉鎖型質問法であるとされる．

◆「多項目質問法」とは　文字通りいくつかの選択肢を提示する尋ね方である．口数の少ない患者や，うまく言葉で表現できない患者には，「その痛みは，ズキズキした感じですか？それとも，シクシクした痛みですか？」というように問いかけることで回答を引き出す際に有効な手法である．単項目よりも多項目であることで，できるだけ患者自身の思いや考えに近い情報にたどりつけるとはいえ，やはり医師側のコントロール度は高い．また，アンケートのように十分な時間をかけて準備した選択肢ではないため，面接の会話中にとっさに適切な項目を複数提示できる能力を高めておく必要がある．しかし，どれほどその能力を高めても，選択肢の内容を医師が限定してしまうことで，患者が最も伝えたかったことから外れてしまう危険性があることには留意しなくてはならない．

◆「中立的質問法」とは　「中立型質問法」と訳される場合もある．この尋ね方は，医師の見解や価値観などを入れ込まずに，患者の話を促すようにアプローチする手法である．例えば，「……とおっしゃいますと，それはどういう意味でしょうか？」「なるほど，それで……？」「……ということは？おまとめになると，どういう点がポイントになりますでしょうか？」などのように，患者の話の流れを促す尋ね方である．「重点的質問法」と併せて使用することで有効性が高まるとされる．

[板井孝壱郎]

【参考文献】

[1] Simpson M, Buckman R, Stewart M, et al, Doctor-patient communication: the Toronto consensus statement, *British Medical Journal* 303: 1385-1387, 1991.

3. 医療面接技法としての「態度」

◆**医療面接技法としての「態度」**　医療面接においては患者に対する「態度（attitude）」も，良好なコミュニケーションを構築する上で大きな影響を与える．医療面接技法としての「態度」とは，「ふんぞり返らない」といったような姿勢を指すのではなく，「応答・返答(response)」という意味での「応え方のスキル」である．

① 評価的態度	evaluative attitude	「善・悪」「適・不適」等の価値的評価を下す．
② 解釈的態度	interpretative attitude	医師の(やや一方的な)「診立て」を伝える．
③ 調査的態度	probing attitude	医師が欲しい情報だけを「尋問」する傾向になる．
④ 支持的態度	supportive attitude	患者の「解釈モデル」を否定せず受け入れる．
⑤ 共感的態度	empathic attitude	患者の「感情のテーマ」を捉えようと努力する．

◆**「評価的態度」とは**　患者の考え方や感じ方に対して，医師が自分の価値基準に照らして「善・悪」や「適・不適」などの判断，評価を下すような応え方を指す．「そんな考え方をしてはダメです」「そうしてはいけません」「こうすべきです」と医療面接の冒頭から「評価的態度」で接すると，患者は「この医師は自分のことを理解しようとしてくれない」と直観的に感じてしまい，医師に対し不信感を抱く危険性もある．「評価」された瞬間，患者側としては会話を続けにくくなり（特に不安や心配などの感情表出ができない），その結果，重要な情報を聴きだすことができなくなることもある（その裏には，患者の心情と向き合うことから逃れようとする医師側の心理が隠されている場合もある）．その一方で，はっきりと「こうしなさい」と方向性を提示する必要のある場面で医師が躊躇してしまっては，「頼りなさ」を感じさせてしまうこともある．患者の基本性格（自分では決められない等）を踏まえ，感情表出を受けとめながら，医療面接の後半で用いると有効な場合もある．

◆**「解釈的態度」とは**　患者の考え方や感じ方に対して，医師が「解釈」を加え，それを患者に説明しようとする(≒やや「押しつけよう」とする)態度である．一見すると「評価的態度」と似ているように見えるが，「良い悪い」といった「価値判断」を下すのではなく，あくまでも「医学的事実」だけを説明しようとする点が異なる．例えば，「朝からずっとお腹が痛くて気分が悪いんです……胃がんじゃないかと思うんですが……」と患者が言ったことに対し，「何をバカなこと言ってるんですか．そんなことあるわけないでしょ」というのが「評価的態度」であるとするならば，「検査もせずに，腹痛や気分がすぐれないってだけで胃がんと診断することは医学的にはありえませんよ．単なる過食，いわゆる食べ過ぎでもなりますから

ね」と，医師側の「診立て」をやや一方的に伝えるのが「解釈的態度」である．もちろん，医科学的なエビデンスに基づき正確な「解釈」を伝えることは必要なことである．しかし，「朝からずっとお腹が痛いと辛いですよね．気分もすぐれないままだと，ひょっとして胃がんじゃないかと思ってしまいますよね」と，まずは患者の考え方，感じ方を否定せずに受け入れた上で「解釈的態度」をとることが重要である．

◆「調査的態度」とは　医師が患者からより詳細な情報を得るために質問を投げかける際に，最もとりがちな態度である．診断上必要な臨床所見などの情報収集等には必要不可欠ではあるが，十分な信頼関係(ラポール)が形成される前にあまりこの態度で接しすぎると，患者側は「尋問」されているような感覚に陥ってしまう．いわゆる「閉鎖型質問法(closed question)」を用いている場合に起こりやすい．

◆「支持的態度」とは　患者の考え方や感じ方を「否定」せず，当然のこととして受け入れ「肯定」する態度のことをいう．先述した例では，患者が「胃がんじゃないかと思うのですが……」と言ったことに対し，「胃がんじゃないかと思ってしまうのは，無理もないことです」と，患者が思ったこと，考えたこと(＝患者自身の「解釈モデル」)を，まずはそのまま支持するような「応え方」となる．

◆「共感的態度」とは　患者の考え方や感じ方に対し否定的に関わらないだけでなく，そのときの患者自身が抱いているであろう「感情のテーマ(喜怒哀楽)」を捉え，患者の心情を理解しようとする態度を指す．例えば上述のケースでは，「胃がんじゃないかと思ってしまうのですね」とだけ応える場合が「支持的態度」であるとするならば，「胃がんじゃないかと思うと，不安になりますよね」と"不安感"を汲み取ろうとする姿勢が「共感的態度」となる．「相手の立場に寄り添う」ことは，患者との良好な関係構築において最も重要ではある．しかし，「相手の立場になることはできない」という自覚を失った場合，それは「思いやり」ではなく，単なる「思い込み(≒独善)」になってしまう．先述の例でも，「胃がんじゃないかと思うと不安ですよね」と医師が「思いやり」から共感したつもりになって伝えたとしても，患者からは「……いえ，不安じゃなくて，恐ろしいんです……」と返ってくることもある．他人の「感情のテーマ」を捉える，というのは容易なことではない．「私はこの人の気持ちがわかる！」と「思い込む」のではなく，「私はこの人自身にはなれない．しかし，この患者さんの思いに少しでも近づこう……．そのためには，まず私なりに想像力を働かせて，いまこの患者さんが抱いているであろう"感情のテーマ"に焦点をあてて，それを言葉にして伝えてみよう！」と試みることが大切である．「不安ではなく，恐ろしいのです」と患者が応えてくれたなら，「そうでしたか……，不安ではなく，恐ろしかったのですね」と，患者の感情表出をそのままそれとして受けとめ，自分の捉え方が誤っていたことを認める姿勢も大切である．

[板井孝壱郎]

4. 患者の心理状態への配慮と対応
―――リスニングスキルとアサーション

◆**リスニングスキル** 自分の話を聴いてくれる人には，我々は通常，自分の考えや感情などを理解してもらおうと思って，言葉を費やして語る．聴いてくれるから話し，話すことで自分の気持ちに素直に向き合うことができるようになる．しかも，自分の話を熱心に聴いて理解してくれた人に，我々は信頼感を抱く．

したがって，医療者が患者の心理状態を理解し，患者との間に信頼関係を築こうと思えば，患者の話を聴くことが何よりも重要である．ところが，世間話などとは違って，不安や悩みなどを抱えた患者の話を聴くことは容易なことではない．医療者は話の内容だけでなく，患者が抱く感情も共感をもって理解しなければならないからである．聴くことは1つの技能（スキル）である．うなずきやあいづち，適度に視線を合わせること，姿勢などのような日常の振る舞いも，話を適切に聴くためには意識的に身につけなければならない技能である．

リスニングスキルとして，C. R. ロジャーズが説いた「積極的傾聴」がよく知られている．ロジャーズは聴き手に求められる条件として，自己一致，無条件の積極的関心（肯定的配慮），共感的理解の3つをあげている．まず，自己一致とは，聴き手がありのままの自己でいることである．聴き手である医療者が本当に感じていることを口に出さず，儀礼的あるいは専門家的な見せかけの態度でもって患者と接している限り，患者も自らの胸中を打ち明けることに慎重になるだろう．自己一致とは，聴き手の体験と意識が合致していることを指す．次に，無条件の積極的関心とは，患者を一人の人間として尊重し，患者の言動や感情を何の留保条件もつけずに受容することである．つまり，患者がどんな言動をとろうとも積極的な関心をもって関わり，患者の肯定的な感情表現だけでなく否定的な感情表現もそのまま受容することである．最後に，共感的理解とは，患者の世界をあたかも自分自身の世界であるかのように，想像力を働かせて患者の内側から理解することである．もっとも，医療者は一方で自らの世界をもっているがゆえに，患者を援助できる．「自分自身の世界であるかのように」といっても，患者と同じ世界を医療者自身ももつことではない．共感的理解とは「あたかも……のように」という性質を失うことなく，患者の世界に入り込むことである．

積極的傾聴を心がけたところで，患者の真意を適切に理解できたかどうかはわからない．そこで医療者は，理解した内容を自分の言葉に置き換えて患者に伝え，患者の反応から自分の理解を確認し，必要に応じて修正していかなければならない．その際，患者の語った言葉を単にオウム返しに繰り返すのでなく，自分が受けとめた内容を共感的に伝え返していくことが肝要である．

患者の心理状態を理解する際に障壁となるのは，医療者が自分自身の観点から患者を評価することである．患者を評価している限り，患者の心理状態を外側から論じることはできても，共感的な態度で理解することはできない．共感的理解とは患者について理解することではなく，患者とともに理解することである．とはいうものの，評価せずにはいられないため，積極的傾聴は容易ではない．

◆**アサーション** 共感をもって患者を理解するといっても，医療者も人間である．患者の理不尽な要求や傲慢な振る舞いなどに従順であることは不可能であろう．また，医療者という立場から受け入れがたい場合もあろう．しかし，患者の意向に添えず，患者と対立した意見を表明する場合であっても，医療者は患者との人間関係を損なうことがあってはならない．それゆえ，医療者は聴くための技能とともに，自己表現するための技能も身につける必要がある．ここで取り上げるアサーション（assertion）は相手と対立した状況にあるとき，自分も相手も大切にする自己表現の仕方のことをいう．アサーションは「自己主張」を意味する語であるが，「自己主張」と訳すと「相手も大切にする」という意味合いが抜け落ちるため，日本語に訳さずにカタカナのままで用いられることが多い．

自己表現の仕方は非主張的，攻撃的，アサーティブの3つに分類される．自分の意見を言わない非主張的自己表現は，相手を優先して自分を後回しにしている．自分の意見を押しつける攻撃的自己表現は，自分のことだけを考えて相手を犠牲にしている．いずれの場合も，対等な人間関係を構築し維持することは困難である．一方，アサーティブな自己表現，すなわち，アサーションはお互いに意見を述べ合い，双方にとって納得のいく結論を導き出すことを目指す．そのためには自らの主張を冷静に繰り返すとともに，相手の主張にも耳を傾け，自らに向けられた批判に誠実に応えていかなければならない．アサーションにおいては，私を主語にして語る「私メッセージ」が推奨されている．「あなたは……」ではなく「私は……」と語ることによって，自分の意見や感情の責任は自分にあることを明確にし，相手に責任を押しつけたり相手を批判したりしないようにするのである．

どんな人間関係にあっても，対立は避けられない．アサーションは相手を傷つけずに，対立した状況の解消を目指す自己表現の仕方である．アサーションは，誰もが自分の意見を述べる権利をもつという権利意識に基づいて行われる．したがって，アサーションを行うにあたっては，相手も同等の権利を有することを認めることが大切である．アサーションが目指しているのは，自他を尊重した人間関係を構築し維持していくためのコミュニケーションである． ［池辺　寧］

【参考文献】
[1] C.R. ロジャーズ『ロジャーズが語る自己実現の道』諸富祥彦ほか訳，岩崎学術出版社，2005．
[2] 平木典子『改訂版 アサーション・トレーニング——さわやかな〈自己表現〉のために』日本・精神技術研究所，2009．

5. 病気と患者の心理・家族の心理

◆**病気行動** 痛みや不快感，機能異常などの徴候が心身に現れたとき，それに対して人がとる行動を病気行動という．ウーによると，病気行動は行動を起こす，何も行動しない，行動したり行動しなかったりする，対抗行動をとる，以上の4つに分類される[1]．ここでは最初の2つの病気行動の概略を述べることにする．

心身に異常を感じたため，医療機関を受診するという行動を起こすことは，健康状態の確認，適切な治療の開始などの点で一般には理にかなった行動である．だが，訪れた医療機関での診断や治療に納得できず，医療機関を渡り歩く人もいる．ドクター・ショッピングとよばれる，このような行動の一因として，高度化・細分化されて患者を一人の人として診ることが困難になっている現代医療の現状を指摘することができる．なお，医療機関を受診せずに市販の薬や民間療法などで対処する場合も，行動を起こすという病気行動に含まれる．

心身に何らかの異常を感じても，何も行動しない人も少なくない．すぐに医療機関を受診しない理由としては，「大したことはない」「もう少し様子を見よう」と判断して受診を先延ばしにする，受診する時間的余裕がない，重篤な病気が発見されることへの恐怖，羞恥心，世間体などがあげられる．その他にも理由はあげられるだろうが，最終的に受診行動をとった人は程度の差こそあれ，「受診を決断する」という段階を経ている．受診を容易に決断できなかった人ほど医療に寄せる期待は大きい．それだけに期待に反した結果しか得られなかったとき，医療に対する不満や不信感を抱きやすい．

◆**患者の心理** 病気を自覚し治療の必要性を認めたところで，患者が自らの病気をどのように受け止めるかは，患者の性格や生活史，病気の特徴などによってさまざまである．だが，入院という特定の状況に置かれた者にはいくつかの共通した心理的反応がみられる．入院患者の心理の特徴として，ここでは2つあげる．

まず，孤独感・疎外感である．一日中ベッドで過ごし，ベッドから人々を見上げなければならないという経験によって，患者は健康な者とは異なる世界にいることを思い知らされる．家族や見舞い客，あるいは医療者がいくら患者に関心を寄せ，患者の世界を理解しようとしたところで，この思いは解消されない．日常生活から切り離され，制限された世界での生活を強いられる患者は，孤独感や疎外感からどうしても逃れることができない．

次に，自己中心性である．患者は痛みや不快感，あるいは予後に対する不安，今後の生活への不安，死への恐怖などから，自己自身にもっぱら関心を向けるようになる．外界への関心は著しく低下し，患者にとっての一番の関心事は自分の病気のこととなる．それゆえ自己中心性という心理的反応は，病気中心性と言い

換えることもできる．患者は忍耐力を失い，病気のことに関しては些細なことでも気になり，周囲の者にさまざまな要求や不満，怒りを発するようになる．

　患者の心理についてはこのほかに，キューブラー・ロスの研究がよく知られている．彼女の研究は死の受容に至る心理的過程を分析したものであるが，それによると，死に直面した人間は否認と孤立の段階に始まり，怒り，取り引き，抑うつを経て，受容に至る[2]．むろん誰もがこのような段階をたどるわけではないが，この過程は死にゆく者の心理状態を推し測る手がかりとなる．さらに，病気になった者の心理を理解する上でも参考になる．否認や怒りは自我を守るために働く防衛機制である．病気や死という衝撃的な出来事に直面した者は，まずは「そんなことがあるはずがない」と否認し，否認できない事実と悟ると，今度は「どうして私がこんな目に遭わなくてはならないのか」と周囲の者に怒りを向ける．やがて受容に至るわけだが，キューブラー・ロスによると，患者はどの段階においても，奇跡が起こって助かるかもしれないといった希望をもち続けているという．どんな内容であれ何らかの希望をもつことは，患者にとっては生きる支えとなるものである．

◆**家族の心理**　多くの人にとって，家族は生活の基盤となる集団である．家族のうちの誰がどのような病気にかかるかによって異なってくるが，家族の誰かが病気，特に生命を脅かすような病気にかかると，家族の日常は一変する．家族は経済的な心配，役割分担の変化，将来への不安，その他，身体的・精神的・社会的にさまざまな問題を抱えた生活を送ることになる．患者を中心にして生活が営まれ，その結果，家族間の結束が強まることもあれば，逆に家族間に伏在していた問題が露呈し，最悪の場合には家族の崩壊に至ることもある．

　家族が患者に抱く感情に，自責の念や罪悪感がある．家族は患者の病気に早く気づくことができなかったことに自責の念にかられたり，これまでの自分の身勝手な振る舞いが患者の病気の原因ではないかと罪悪感を抱いたりする．しかも，これらの感情が患者への献身的な看病や世話の動機づけになっていることもある．また，療養生活における患者の不注意や不摂生，わがままな言動に不満を抱き，家族が患者を非難することもある．家族間に生じた不幸の原因として，患者の病気が非難されるのである．非難はときには，病気とは無関係の事柄にまで及ぶ．これは，患者に対する日頃の不平不満があらわになった結果であろう．いずれにせよ，病気は患者本人だけでなく，家族全体にさまざまな影響を及ぼす．患者が危機的な状況にあれば，家族もまた危機的な状況にある．家族は，ケアや援助を必要とする「第二の患者」である．医療者は患者とその家族を一単位として捉え，治療やケアに取り組んでいく必要がある．　　　　　　　　　　　　　［池辺　寧］

【参考文献】
[1]　R. ウー『病気と患者の行動』岡堂哲雄監訳，医歯薬出版，1975.
[2]　E. キューブラー・ロス『死ぬ瞬間――死とその過程について』鈴木晶訳，中公文庫，2001.

> コラム

医療と解釈学

　20世紀後半のフランス哲学の重要な一角を担ったポール・リクールの哲学は，実存現象学から解釈学へと展開することによって，病を解釈学的に理解する道を切り開く役割を果たすものであった．意識の哲学である現象学の限界が，ラカンをはじめとする構造主義的心理分析派によって示されたことに応えて，リクールは，フロイト心理分析を解釈学のひとつとして認めつつも，それを還元主義的解釈学として限界づけ，それに対して自己の哲学を，新たな意味回復の解釈学として提示した．その根底になっているのが，意志の現象学において明らかにされた「人間の傷つきやすさ」である．この挫折の可能性を内に秘めた人間存在の意味の解明は，現象学を超えて，まさに挫折の体験を通してその意味の回復を目指す解釈学によってこそ達成されうるものと考えられた．いずれにしても，解釈学は意識を超えて無意識の意味を明るみに出さなければならない．フロイトが明らかにしたことは，患者の無意識が「物語」(narrative)を通して医療者に差し出されているということ，その「物語」としての言葉の解釈が無意識を解明するということ，しかもそれは構造化されたものとして解釈されることなどである．しかし，リクールはそこからフロイトやその構造主義的後継者であるラカンと違って，人間の自由の意味を回復する方向で解釈学を展開することになる．人間は生の欲動に縛られるだけのものではないこと，また無意識の言語構造によって一方的に支配される存在でもないことが，「物語」の解釈を通して明らかにしようとしたのである．

　挫折した体験の意味は，まずその意味をフロイト的還元的解釈を通して，自己から距離を取るものとして脱所有化されなければならない．しかし，それを再び自分のものとする意味回復的試みがなされる必要性を，リクールの解釈学は強調するのである．それは患者自身が語り出し構成する「物語」をテキストとして解釈することを通して，再び自己にとっての意味を自分のものにすることによって可能となる．直接の対話を短い間主観性とし，長い間主観性がテキスト解釈においては働いていることをリクールは指摘する．このリクールの解釈学を，医療において病の解釈学として適用することが可能である．患者が自己の病を医療者に対して語り出すことを通して，「物語」を語り出す患者自身にその言葉を返すことによって，患者自身が自己の無意識を解釈することを可能にする．他方で，病を語るひとつの「物語」として，その「物語」の意味を，患者と医療者の双方に明らかにすることが可能となる．そこから，人間の挫折の体験を超えて，ひとつの希望へと導かれる信の可能性が開かれてくるというのが，リクールの解釈学である．　　　　　　　　　　　　　　　　　　　［松島哲久］

第5章

臨床研究の倫理

　「臨床研究」という言葉は，人間を被験者とする医学研究を意味している．しかしそれは同時に，「人体実験」というおぞましい言葉を隠蔽する言葉でもある．「医学研究」という美名のもとに，人間が対象化され犠牲とされることがあってはならない．19世紀末から急速に確立され展開された実験医学の歴史において，人体実験は不可欠の要素となった．それがおぞましい内実を有するものでありうることを如実に物語ったものこそ，ナチス政権下でドイツ医師団によって実施された，ユダヤ人や精神病者を対象とする反人道的な人体実験である．それが狂気に走ったナチス・ドイツ医師団の特殊性に還元されないところにこの問題の深刻さがある．臨床医学に内在する人体実験の必然性をどのように受けとめるべきなのかが，世界のすべての医師たちに問われた事件であった．その反省のもとに，「ニュルンベルク綱領」において「被験者の自発的同意は絶対に不可欠である」ことが宣言された．ここに示されているのは，被験者を自律的主体者と見なすことによって，人体実験において人間が対象化され手段化されることを断固として許さないという強い決意である．しかし，死と病の不確実性のもとにある臨床医学は，臨床試験において被験者に何らかの犠牲を強いるという側面を脱却することはできない．そこに，絶えず厳しい倫理が臨床研究に要求される所以がある．　　　　　　　　　[松島哲久]

1. ニュルンベルク綱領

◆**ニュルンベルク医師裁判**　第二次世界大戦終結後，ナチスを連合国が裁いたニュルンベルク国際軍事裁判で，米・英・仏・ソ連4国による主裁判の後，米国は単独で12の戦犯裁判を行った．1946年12月に開廷されたその第1法廷第1事件は，23人の被告のうち20人が医師だったため「医師裁判」と呼ばれ，障害者や強制収容所のユダヤ人・ポーランド人・ロシア人・ロマ(ジプシー)の人々などを犠牲にした医学実験や抹殺政策が告発された．例えば，

- 飛行士がどこまで高空の低い気圧に耐えられるか調べるため，被験者を気密室に入れ高度2万mに匹敵する低気圧にさらし，約70～80人を死亡させた．
- 厳寒の海に着水した飛行士を低体温から蘇生させる方法を調べるため，被験者を氷水に浸けたり冬の戸外に裸でさらしたりし，約80～90人を死亡させた．
- 海難した兵士が海水で生き延びる方法を探るため，被験者を①まったく水分を与えない，②通常の海水を飲ませる，③塩味を隠しだけの海水を飲ませる，④塩分を除去した海水を飲ませる，という4つの群に分けて比較実験した．
- ワクチンや治療薬開発のために被験者を発疹チフスや肝炎に感染させた．
- 被験者の足を切開してガス壊疽の病原体を単独または木くずやガラス片と共に擦り込んだ後にスルフォンアミドで治療し効果を確かめた．
- 毒ガスの治療法開発のため被験者の肌に毒ガスを塗り，火傷，高熱，壊疽，敗血症などを引き起こした．

1947年8月20日に下された判決は，7人の被告(うち医師が4人)に絞首刑，5人に終身刑，4人に禁固10年から20年，をそれぞれ言い渡し，7人の被告を無罪とした(絞首刑は執行されたが，東西冷戦が緊迫すると終身刑と禁固刑は減刑)．だが，この判決を下すために法廷は，告発された医学実験がなぜ反人道的といえるのか，その理由と基準を明示する必要があった．そこで判決文の中に医学実験の遵守条件を10項目にわたって書き込み，その部分が後に「ニュルンベルク綱領」と呼ばれるようになる(巻末資料5参照)．

◆**国際社会への影響**　19世紀から世界の医学をリードしていたドイツで，ナチスの支配下，大規模な医学犯罪が行われたことは，国際社会に大きな衝撃を与えた．患者の病を癒し苦痛を和らげることを本務とする医師たちが多数の致死的実験を行っていたことは，医師や医学への信頼を揺るがす大スキャンダルであり，医学界は国を超えた専門職としての対応を迫られた．その成果の1つが世界医師会の「ヘルシンキ宣言」である(第5章2参照)．

◆**米国におけるニュルンベルク綱領の地位**　今日，日本をはじめとする世界各国

の医学研究政策は，インフォームド・コンセントと，委員会による研究審査という，米国発の体制を柱としている．しかし，そうした米国の医学研究政策は，ニュルンベルク綱領に直接導かれて形成されたわけではない．

米国はナチスの医学犯罪を裁く一方，731部隊等で国ぐるみの致死的人体実験を行った日本に対しては，生物兵器の研究データと引き換えに医学者たちを免責し医学犯罪を隠蔽した．また，米国内でも第二次世界大戦中には，赤痢，インフルエンザ，マラリア，戦傷，淋病，不眠症，極寒における体温低下などに関し，説明や同意なしの研究が多数行われていた．ニュルンベルク医師裁判ではドイツの弁護団が，米国の刑務所でも人体実験が行われていることを指摘したが，米国の検事団は，米国では被験者本人から同意を得ることになっていると言い抜けた．

東西冷戦が進行した1950年代には，核兵器や化学兵器や生物兵器を開発するための人体実験もいっそう必要になり，国防省や軍，原子力委員会など，安全保障に関わる政府機関ではニュルンベルク綱領は重視された．例えば米国防省長官は1953年2月，ニュルンベルク綱領を丸ごと取り入れた覚書を陸・海・空軍の各長官宛に出す．しかしこの覚書は，生物兵器や化学兵器の開発を隠すため，1975年まで最高機密にされていた．

こうして米国の医学界の大勢は，ニュルンベルク綱領は「野蛮なナチス」に向けられたもので「良識ある米国」の医学界にはあてはまらないと思い込む．また，ナチスは主に強制収容所の被収容者を被験者にしたので，患者を被験者とする医学研究にニュルンベルク綱領はそぐわないと見なされた．

そもそもニュルンベルク綱領は，10の条件を実際に遵守させる手続きについては何も述べていない．委員会による研究審査などの具体的方策は，1960年代から70年代に，米国内での数々の人体実験スキャンダルへの対応として定められた．米国の裁判所は1973年になって初めて，少数意見ではあるがニュルンベルク綱領を引き合いに出す．1980年にはニュージャージー州最高裁が，1987年には連邦最高裁が，やはり少数意見の中でニュルンベルク綱領を引用した．このように，ニュルンベルク綱領の妥当性は，医学研究政策が整えられてから，改めて広く認知されるようになった．　　　　　　　　　　　　　　　　　　　［土屋貴志］

【参考文献】
[1] A. ミッチャーリッヒ，F. ミールケ『人間性なき医学――ナチスと人体実験』金森誠也・安藤勉訳，ビイング・ネット・プレス，2001．
[2] D. ロスマン『医療倫理の夜明け――臓器移植・延命治療・死ぬ権利をめぐって』酒井忠昭監訳，晶文社，2000．
[3] G. J. Annas & M. A. Grodin (eds.), *The Nazi Doctors and the Nuremberg Code: Human Rights in Human Experimentation*. Oxford University Press, 1992.
[4] Advisory Committee on Human Radiation Experiments, *Final Report*, U.S. Government Printing Office, October 1995.

2. ヘルシンキ宣言

「ヘルシンキ宣言」は，各国を代表する医師会の連合体である世界医師会が，1964年ヘルシンキで開催された総会で最初に採択した文書である．その後改訂が重ねられ，2015年現在用いられているのはブラジル・フォルタレザでの2013年総会で採択された第8版である（巻末資料6参照）．法や行政指針とは異なり，医師自ら「人を対象とする医学研究の倫理的原理」を宣言するという医療専門職の自律的綱領であり，各国の法や行政指針も参照する権威を保っている．

◆**世界医師会の設立** 世界医師会は国際連合などと同じく第二次世界大戦における連合国側の人々によって設立された（ドイツ連邦共和国と日本の加入は1951年）．その前身は1926年に設立された「国際医師協会」で，欧州の23か国が加盟していたが，大戦下で活動を休止していた．1945年7月，英国医師会会館に集まった数か国の医師たちは，国際医師協会を引き継ぐ組織を作ることを提案する．1947年9月18日に開かれた第1回総会では，27か国が設立メンバーとなった．

◆**ジュネーブ宣言と国際医療倫理綱領** 設立総会が開かれたのはニュルンベルク医師裁判の判決から約1か月後であり，医師の社会的信用がナチスの医学犯罪により大きく揺らいでいる最中だった．そこで世界医師会は当初から，医学犯罪の残響への対応を迫られる．設立総会で英国・デンマーク・オランダが戦争犯罪に関する発議を行い，1948年ジュネーブでの総会で採択されたのが，「ヒポクラテスの誓いの現代版」ともいわれる「ジュネーブ宣言」である．1949年の総会では，その内容をより具体的に医師の「義務」として示した「国際医療倫理綱領」が採択された．

◆**1954年の決議** 1952年には理事会の下に，常設委員会として医療倫理委員会が設けられ，ナチスのような犯罪的実験ばかりではなく，通常の医学研究にも適用される基準を求めて検討を始める．しかしながら，議論の際に常に参照されたのは，やはりニュルンベルク綱領であった．そして1954年の総会で，5項目からなる「人体実験に関する決議：研究と実験の関係者のための諸原理」が採択された．

◆**1961年草案とヘルシンキ宣言初版** その後も医療倫理委員会は医学研究基準の検討を続け，1961年の総会に草案を提出する．これは，一般的原理と定義，患者の利益を図る実験，知識獲得のためだけに行われる実験，の3部構成をとり，子ども・戦争捕虜・囚人・精神病院入院患者・知的障害者などを，知識獲得のための（本人の利益にはならない）実験の被験者にすることを禁じていた．しかし，ワクチンの臨床試験を子どもに，医薬品の治験を囚人に，それぞれ広く行ってい

た米国は，子どもと囚人を用いた実験の禁止に反対する．財政を米国に依存していた世界医師会は妥協を余儀なくされた．1964年の「ヘルシンキ宣言」初版は構成こそ，序論，Ⅰ．基本原理，Ⅱ．専門的ケアと結びついた臨床研究，Ⅲ．非治療的臨床研究，と1961年草案を引き継いだが，同意能力を欠く被験者に対する実験は法的後見人の同意によって認めた．患者のインフォームド・コンセント取得も「患者の心理に応じて可能な」場合だけでよいとされた．

◆ 1975年と2000年の改訂　1975年の東京総会で採択された版では，「特別に任命された独立の委員会」による事前の研究計画審査や，ヘルシンキ宣言に従わない研究成果を医学雑誌が掲載しないよう求めること等，大幅な改訂が行われたが，書面によるインフォームド・コンセントを必須にはしていない．その後3回の小さな改訂を経て，1999年には米国のR. ルヴァインを座長とする作業班が宣言の見直しに着手し，それまでの版に対する厳しい批判に基づいて，抜本的改訂を提案する．しかし，作業班の報告をめぐって医療倫理委員会が紛糾し，3人の女性理事からなる新作業班に改訂案の作成が委ねられた．2000年のエディンバラ総会で採択された改訂版の構成は，A. 序論，B. すべての医学研究の基本原理，C. 医療ケアと結びついた医学研究のための追加原理，となり，治療的研究と非治療的研究という二分法は撤廃された．書面によらないインフォームド・コンセントは，立会人の下で文書化することが求められた．しかし，対照群にプラセボ（偽薬）を投与することや，研究終了後に被験者へ医療を提供することをめぐる論争は続き，2002年総会と2004年総会で，該当する条項に「明確化のための注釈」が加えられる．2008年総会での改訂でこれらの注釈の内容は本文に繰り入れられた．

◆ 2013年改訂　現行の2013年版では3度目の全面改訂が行われている．序文と一般的原理の後は，内容ごとに見出しをつけ該当する条文を集めて整理した．研究による損害の補償と治療を保証すること，社会的弱者を保護すること，研究終了後の医療提供について事前に条項を定めること，全臨床研究をデータベースに事前登録すること，などが明記され，プラセボ対照試験に関する規定も明確化された．　　　　　　　　　　　　　　　　　　　　　　　　　　　　［土屋貴志］

【参考文献】
[1]　Schmidt, U. and Frewer. A. (eds.), *History and Theory of Human Experimentation. The Declaration of Helsinki and Modern Medical Ethics*, Stuttgart: Franz Steiner, 2007.
[2]　Wiesing, U., Parsa-Parsi, R. W., and Kloiber, O. (eds.), *The World Medical Association Declaration of Helsinki: 1964-2014: 50 years of evolution of medical research ethics*, Köln: Deutsche Ärzte-Verlag, 2014.
[3]　栗原千絵子「ヘルシンキ宣言2013年改訂——来る半世紀への挑戦」『臨床薬理』45(2): 41-51, 2014.

3. 新薬開発と遵守すべき基準

◆**新薬開発** 一般に，新薬の開発は探索段階・開発段階・市販後調査の3つのプロセスに分けられる．探索段階では，基礎調査(研究開発テーマの設定)や新規物質創製，作用機序の検討，候補物質の選択などが行われる(2～3年)．開発段階では非臨床試験(3～5年)と臨床試験(3～7年)によって薬の安全性や有効性が検討され，審査(1～2年)を経て承認されると，販売許可が与えられる．ここまで時間にして9～17年，開発費500億円を要すると言われる．審査にあたっては，医学・薬学・獣医学・統計学の専門家からなる薬事・食品衛生審議会が審議を行い，厚生労働大臣が承認の可否を決定することになっている．

こうして薬が市販されるようになると，さまざまな人が長期に渡って使用するようになり，試験ではわからなかった副作用が生じる可能性が出てくる．そのため，市販された薬についても，安全性の向上のために，市販後調査と呼ばれる多様な調査・試験が実施され，再審査・再評価が行われる．

◆**遵守すべき基準** 新薬開発のあらゆる段階において，薬の品質・安全性・有効性を保証するために，以下のようなさまざまな基準が設けられている．

● GLP (Good Laboratory Practice)：非臨床試験では，開発中の薬の初回投与量，安全な投与期間，生理学的作用および毒性作用を調べるために，理化学試験と動物を用いた毒性試験が行われる．これを規制するのがGLP (「医薬品の安全性に関する非臨床試験の実施基準」)であり，組織・設備・試験実施報告・運営管理などについて遵守すべき基準を定めている．

GLPは，製薬業界でデータ改竄・誤認事件が相次いだ米国で1979年に初めて実施され，1981年に経済協力開発機構（OECD）がGLP基準を策定して以降，各国で採用されるようになった．日本では，薬害（サリドマイド，キノホルム，ソリブジン事件）を教訓に1997年に医薬品GLPが厚生省令として公示された．現在GLPの内容はICH（日米EU医薬品規制調和国際会議）加盟国

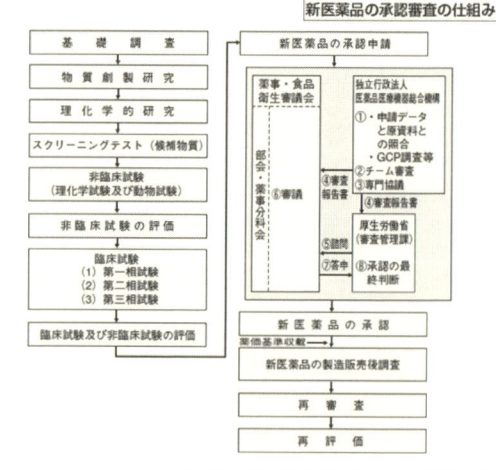

新医薬品の承認審査の仕組み

出典：「厚生白書」(2014年版)より

の間で共通化されている．
● GCP（Good Clinical Practice）：非臨床試験が終わると，臨床試験の段階に入る（人を対象とする試験は一般に「臨床試験」というが，薬・医療器具の承認を目的とする臨床試験は特に行政用語で「治験」とも呼ばれる）．臨床試験は3つの相（フェーズ）からなり，第一相では少数の健康な成人を対象として，安全投与量の推定と体内の薬物動態（吸収，代謝，排泄など）の測定が行われる．ただし，抗がん剤の試験では薬の副作用が強いので，はじめから患者が対象となる．第二相では少数の患者を対象として，薬の有効性と安全性，最適投与方法が検討される．第三相に入ると，多数の患者を対象として試験が行われ，既存薬と比べて効果があるかどうかが検証される．なお，臨床試験後，薬が承認され，市販された後も市販後調査・臨床試験によって安全性・効果の確認が行われるため，この段階を第四相と呼ぶこともある．

　臨床試験（第四相を含む）は人体実験であり，ヘルシンキ宣言に準拠した被験者保護や科学性とデータの信頼性が求められる．そのガイドラインがGCP（「医薬品の臨床試験の実施の規準」）であり，ICH加盟国はICH-GCPに準拠することになっている．日本では1997年にGCP省令が出され，治験審査委員会による被験者保護，インフォームド・コンセントの徹底，安全情報報告によるリスク管理，健康被害の保証，監査による適正調査などが遵守事項として規定されている．
● その他の基準：医薬品の製造や流通過程にも安全性の指針があり，医薬品の供給体制・品質管理についてはGMP（「医薬品の製造管理および品質管理規則」），市販後の安全管理についてはGVP（「医薬品等の製造販売後安全管理の基準」），市販後の情報収集や試験に関してはGPSP（「製造販売後の調査および試験の実施の基準」）などの基準が定められている．

◆**再生医療と薬事法改正**　近年，iPS細胞など，人の細胞を利用して病気やけがを回復させる再生医療研究が注目されているが，日本では「医薬品，医療機器等の品質，有効性及び安全性の確保等に関する法律」（旧薬事法）が2014年に施行され，再生医療品の臨床試験の期間が大幅に短縮された．試験から承認まで，これまで7年程度かかっていたが，今後は，最速2～3年で市販できるようになる．実用化までの期間は他国と比べても短くなるため，再生医療技術を用いた新薬開発を日本で行おうとする海外企業も現れている．新薬の安全性を保証するための「再生医療等安全性確保法」も同時に施行されたが，新しい技術の実用化にはさまざまな危険が伴うので，その運用については今後注視していく必要があるだろう．

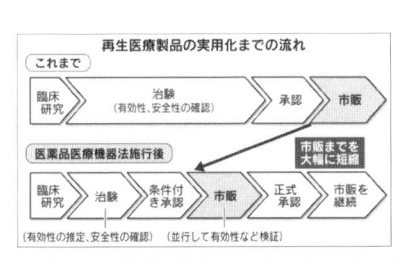

[遠藤寿一]

出典：日本経済新聞（2015年1月30日）より

4. 利益相反

◆**利益相反（COI：Conflict of Interest）**　利益相反とは一般に「ある者が，自分以外の者の権利を擁護すべき立場にあるにもかかわらず，その責務と対立ないし抵触しうるような利害関係を有する状況にある」ことをいう[1]．この問題はこれまでさまざまな領域で指摘・分析されてきたが，近年は医学の分野で注目されるようになってきた．医学における利益相反とは，例えば，臨床試験を実施する研究者や組織が試験と関わりのある製薬企業やバイオ技術企業から多額の経済的支援を受けていて，そのために企業に有利に働くように試験を操作し，データを改竄するのではないかという疑いが生じうる状況を指す．利益相反は医学研究の「科学的客観性」と「患者の利益」を損なう可能性をもち，事実，利益相反事例から社会的に大きな影響を与える事件も発生しているため，この問題に対する人々の関心はきわめて高くなっている．

◆**バイ・ドール法とゲルシンガー事件**　科学研究の成果をビジネスに利用する活動を促進するため，米国では1980年にバイ・ドール法が成立し，国の資金援助を受けた研究でも知的財産権（特許権など）を大学や研究者に帰属させることが可能になった．大学・公的研究機関と民間企業の産学官連携が盛んになるとCOI状況が発生する可能性が高まるため，連邦機関がルール作りを始め，米国国立衛生研究所（NIH）も資金援助規制の提案を行ったが，限定的なものにとどまった．

こうした情況下の1999年，18歳のゲルシンガー（J. Gelsinger）青年がペンシルベニア大学で行われていた遺伝子治療の臨床試験中に死亡する事件が起きた．遺伝物質注入のために用いられたウイルスが多臓器不全を引き起こしたのである．米国食品医薬品局（FDA）の調査と遺族の訴えによると，ゲルシンガーは医学的な被験者選択基準を満たしておらず，また過去に起こった副作用事例はFDAにも被験者にも報告されていなかった．さらに，治療では研究主導医師が特許申請していたウイルスが使用されたのだが，この医師は同時に研究を後援した民間企業の設立者・株主であり，大学も研究費負担の見返りとして企業の株式を受け取っていた．しかし，こうしたCOIの事実は被験者には知らされていなかった．

◆**ゲルシンガー事件の余波**　事件は当事者間の和解で決着したが，事件後，世界医師会（WMA）はヘルシンキ宣言（2000年改訂版）で，研究計画書，被験者説明，刊行物におけるCOI情報の記載を義務づけるようになった．米国内でもCOI対策が本格的に検討されるようになり，全米医科大学協会（AAMC）がCOIガイドラインを公表し，NIHもCOIルールを策定した．2009年にはWMAが「医師と企業の関係に関するWMA声明」を出し，これに応じて主要国では製薬企業から

医師や医療機関への経済的支援に関する情報公開のルール作りが始められた．米国では医療保険改革法に伴い2010年に法的強制力をもつ「サンシャイン条項」が制定され，COI開示の義務付けと罰則（罰金最大100万ドル）が課せられるようになった．欧州製薬団体連合会（EFPIA）も2013年に医師・医療関係者への支払いを開示する罰則付きの行動指針を採択し，2016年から実施することになった．

◆**日本における利益相反**　日本では1999年に「産業活力再生特別措置法」（日本版バイ・ドール法）が施行され，産学官連携の動きが加速したが，COIをコントロールするガイドラインは不在だった．その後，大阪大学で臨床試験担当医のベンチャー企業からの未公開株取得（2004），また肺がん治療薬イレッサ使用ガイドライン作成委員に対する製薬企業からの金銭授受（2005）が発覚，さらにタミフル副作用調査研究班班長へ輸入販売企業から多額の寄付があったことが判明する（2007）など，COI事例が次々に発生した．このため，COIに関する独自のルール策定を行う大学が増加し，2006年に文部科学省が「臨床研究の利益相反ポリシー策定に関するガイドライン」，2008年に厚生労働省が「厚生労働科学研究における利益相反の管理に関する指針」を公にした．厚労省指針ではCOI委員会を設置しない機関には，厚労省科学研究補助金を交付しないことも明記された．この他，民間レベルでは，2011年に日本製薬工業協会が「企業活動と医療機関等の関係の透明性ガイドライン」を公表したが，これは加盟会社の自主的ガイドラインであり法的強制力を持たないものだった．

◆**ディオバン事件**　こうした施策にもかかわらず，ノバルティスファーマ（本社スイス）が販売する高血圧治療薬ディオバン（国内売上1,000億円超）の（市販後）臨床試験をめぐって重大なCOI事件が起こった．京都府立医科大・東京慈恵会医科大・滋賀医科大・千葉大・名古屋大の5大学が関わったこの研究には，いずれも一人のノバルティスの社員が統計解析者として関与していたが，どの大学もCOI情報を公開していなかった．しかし2007年頃から学会等で試験データの信頼性に疑義が出され，漸次COI状況の解明が進み，この社員がデータに不正な操作を加えていた事実が明らかになった．その過程で，2014年までに一連の論文が撤回され，同年厚労省はノバルティスファーマを薬事法違反で東京地検に告発した．

◆**被験者保護**　厚労省は2015年施行の「人を対象とする医学系研究に関する倫理指針」（旧「疫学研究に関する倫理指針」「臨床研究に関する倫理指針」）に「利益相反の管理」を組み込んだが，罰則規定などは設けていない．このように日本でもCOIを監視する体制は強化されつつあるが，被験者保護を第一に考えればまだ十分ではない．COI情報を可視化する，強制力を伴った法的システムの構築と研究倫理教育のさらなる充実が今後の課題といえよう．　　　　　　［遠藤寿一］

【参考文献】
[1]　三瀬朋子『医学と利益相反——アメリカから学ぶ』弘文堂，2007．

5. 動物実験の倫理

　2013年，化粧品メーカー大手の資生堂は皮膚刺激試験や眼刺激試験などの「化粧品・医薬部外品における動物実験」廃止の発表を行った．今後は，有効な代替法の開発を継続し，開発された代替法が海外の法制度において正式な実験方法として認可されるよう各国の行政機関に働きかけていくという．資生堂がこうした方針を取った最大の要因は，2013年以降，動物実験によって開発された化粧品の販売がEU（欧州連合）圏内で禁止されたことにある．EUにおける動物実験反対の波に日本の企業が対応を迫られたのである．このように，欧米では動物愛護に対する関心がきわめて高い．化粧品とは異なり，欧米でも医薬品の開発には動物実験が実施されているのだが，そこには厳しい規制がかけられている．

◆**動物実験と毒性試験**　動物実験には研究・試験・教育用があるが，その中心をなすのは医薬品研究開発のための非臨床試験における実験である．この種の実験は，開発中の薬を人に投与する前に毒性情報を得る必要から行われ，マウス，ラット，ウサギ，イヌ，サルなどを用いて，さまざまな毒性試験――一般毒性試験（多量の薬物の単回投与や反復投与），特殊毒性試験（生殖機能，DNAへの影響，発がん性，異常免疫反応，皮膚・粘膜への影響の検討），トキシコキネティクス試験（毒性と薬物動態の関係についての調査）――が実施されている．こうした実験の科学性の保証と動物愛護の観点からの規制は別個の制度が担っており，前者はGLP基準，後者は動物福祉に関する各種ガイドラインや法律によって担保されている．

◆**ガイドラインと法規制**　医学研究のなかに動物実験が組み込まれるようになったのは，クロード・ベルナールの『実験医学序説』(1865)が世に出た19世紀からである．ベルナールは動物実験を無条件に肯定したが，20世紀に入ると，動物愛護団体による動物実験反対運動の影響もあり，欧米では動物虐待に否定的な社会的合意が形成され，研究者側もさまざまな自主規制を試みるようになった．特に有名なのはウィリアム・ラッセルとレックス・バーチが提唱した「動物実験の3R」――使用動物数の削減(Reduction)，動物実験に代わる方法の開発(Replacement)，苦痛を軽減させる手法の洗練(Refinement)――である（『人道的な実験技術の原理』1959）．これに続いてその後，動物実験に関する国際的ガイドラインが多数公表され，世界医師会も2000年版のヘルシンキ宣言以降，動物実験の適切性や実験動物の福祉への配慮を求めるようになった．

　法規制も広く行われているが，規制のタイプには直接的規制と間接的規制の2種類がある．前者のタイプの英国（「動物（科学的処置）法」1986)やドイツ（「動物

福祉法」1998)では罰則規定を含む法律を制定し,国や州が実験者の資格認定,実験計画,実験施設の許認可を行っている.後者のタイプの米国にも罰則規定を含む「動物福祉法」(1966, 1985)があるが,各施設の自主規制を間接的に監視する(研究施設内委員会設置の義務づけなど)形をとっている.日本は後者のタイプに近く,「動物の愛護及び管理に関する法律」(1999, 2006改正で3R原則明記),また同年に出された文部科学・厚生労働・農林水産各省の指針および日本学術会議による「動物実験の適正な実施に向けたガイドライン」などによって,各機関が作成する規則に規制をかけている.しかし,動物愛護法や各種ガイドラインは抽象的で,動物実験に関する明確な罰則規定もない.このため,各機関の自主規制の客観性と透明性を保証する仕組み作りが課題となっている.

◆**動物福祉派と動物実験全廃派** 動物愛護は重要だが,動物実験は科学の発展のためにやむを得ないと考える動物福祉派に対し,動物実験そのものの意義を否定する立場もある.

快苦を感じる存在すべてを道徳的配慮の対象と見なす功利主義者ピーター・シンガーは,『動物の解放』(1975)において,動物を過酷な状況に置く畜産や動物実験は人間中心主義に他ならず,動物を人種差別ならぬ「種差別」(心理学者のリチャード・ライダーに由来する概念)するものだと主張した.そして当時の毒性試験の現実(投与した動物の半数が死亡する用量の測定や,化粧品などの化学物質をウサギに点眼するドレーズ法など)を人々に伝え,動物実験全廃論を唱えた.義務論の立場に立つトム・レーガンは『動物の権利擁護論(The Case for Animal Rights)』(1983)において,ある種の心理的諸能力をもつ「生の主体」はそれ自体として固有の価値をもつゆえに権利をもつという根拠から,動物も生の主体であって権利を有し,動物実験は動物の権利を侵害するものであると主張した.

動物福祉派と全廃派の論争は,「種差があるため動物実験は無益で,逆に人間を害する誤った結論を導き出す」という生物学的議論の是非から,選好充足説,機能充足説,本性説などの高度な倫理的論点まで多岐にわたり,決着はついていない.しかし社会的な動向としては,動物の解放・動物の権利擁護の流れの中で,欧米では1970年代以降,「動物の倫理的扱いを支持する人々」(PETA)をはじめ,動物の権利運動団体が各国に作られるようになり,中には過激な抗議活動を行うグループも現れるようになった.学術の領域でも,欧米において動物倫理は哲学や応用倫理学の定番のテーマとなり,法学分野でも動物の権利が真剣に論じられている.

日本には人と動物の関係について欧米とは異なる伝統があるが,それを省みつつ,動物実験の倫理を真摯に考えることが今私たちに求められている.[遠藤寿一]

【参考文献】
[1] P.シンガー『動物の解放 改訂版』人文書院,2011.
[2] C.R.サンスティン,M.C.ヌスバウム編『動物の権利』山本龍彦・大林啓吾監訳,尚学社,2013.
[3] 伊勢田哲治『動物からの倫理学入門』名古屋大学出版会,2008.

コラム

731部隊と薬害エイズ

『薬害エイズの真相』[1]で，次のことが指摘されている．「日本ブラッド・バンクの設立発起人や，のちの役員になった人間には，多くの731部隊関係者が含まれていた……血液関係に限らず，ワクチンや細菌研究の日本の指導者的な学者たちは，ほとんど全員といっていいほど，戦争中は軍部に協力する形で研究を続けており，その中枢が731部隊と陸軍軍医医学校防疫研究室だったのである」．「731関係者の大きな力で誕生した血液産業は，日本ブラッド・バンク，日本製薬，そしてワクチン産業で名のあがった熊本化血研などである．後に日本製薬以外の各社は，エイズ薬害裁判で被告として名を連ねることになる」．「医薬品を検定する機関である国立予防衛生研究所も，731部隊の関係者によって汚染されていた．初代から7代所長までの6人が，関係者だったのである」．

さらに厚生省（当時）と企業の癒着も明らかにされる．ナチス政権下のドイツ医師団の反人道的な人体実験の犯罪は，「ニュルンベルク国際軍事裁判」に引き続いて行われた「アメリカ軍事裁判」で裁かれたのに対して，中国人を対象とした731部隊の人体実験は裁かれることがなかった．その人たちは自らの犯罪行為を心より悔い，戦後の血液・ワクチン研究に携わっていったのであろうか．医師たる倫理観に裏付けられている人たちは，おそらく法的手続きとは別に，自己自身で自らを裁いたであろう．しかし，薬害エイズ裁判を通して，そのような崇高な医師の姿が映し出されることはついになかった．過失の証明以前に，自らが製造・販売した，あるいは認可した血液製剤で多くの人たちにエイズを発症させたその責任が問われなければならなかったはずである．そのような贖罪行為がなされないままに，また社会もそれを許して裁判が争われたという事実は，法はあっても，本当には倫理はないことを証示してはいないか．

もし以上のことが本当であるとすれば，第二次世界大戦後の日本の医療の世界は，731部隊の犯罪を黙認してきたということによって，したがって，ニュルンベルク綱領をそうした反人道的人体実験の根本的反省として意識することがなかったという点で，倫理的責任を取らない体制に支配されてきたのではないか．731部隊に属した医師・研究者たちが与えてきた大学・研究所・製薬企業・学会への影響を考えれば，臨床試験の責任担当医師がそのような医師たちの影響のもとに教育されてきてはいないと言い切ることができるであろうか．薬害が反復されてきた歴史をそのような視点からもう一度厳しく洗いなおす必要があるのではないか．私の率直な疑問である． ［松島哲久］

【参考文献】

[1] 広河隆一『薬害エイズの真相』徳間文庫，1996．

第6章

薬害と医療事故

　おそらく，薬害についての根本的反省の上に立ってでなければ，およそ日本の医療を語ることはできないであろう．現在も薬害の被害のために苦しんでいる人たちがいる．そのなかで医療者の倫理を語るとは，そのような被害者の人たちに面前して，その人たちに真正面から語りかけることでなければならない．そればかりではない．薬害の被害に遭ってすでに亡くなられている人たちに向かっても語りかけ，なぜ薬害が引き起こされたのかを問い直すことでなければならない．薬害は今も繰り返し発生し続けている．この薬害反復の構造をどのように打破するかが根本から問われているのである．
　薬害の実際を直視し，薬害を引き起こす医療の実態を知るならば，そこにおよそ医療事故・過誤を引き起こすことになる体制と同じものがあることを痛感させられるであろう．しかし薬害の反復構造は，産官学医の癒着のみではなく，この社会を生きている私たちすべてを巻き込んで絶えず構造化されているのである．それだからこそ，かつて薬害を引き起こしたことへの痛切な反省のもとになされた「薬害根絶の誓い」を私たち一人ひとりが絶えず想起して，医療の現実に真摯に立ち向かうことが要求されているのではないか．薬害は，私たちをいつでも被害者としてと同時に，加害者としても構造的に反復されうるのであるから．　　　　　［松島哲久］

1. 薬害の定義と歴史

◆**薬害とは何か**　薬害とは，一般的には薬の副作用による健康被害を指す．ただし，薬害の本質は，薬の有害性に関する情報が軽視・無視された上で使われた結果，社会的に引き起こされる健康被害という点にある．したがって，薬害は本来避け得る被害，人災と定義される[1]．言い換えると薬害とは，医薬品の使用による有害事象のうち，因果関係が否定できない医薬品の副作用として認定されるもので，社会問題になるまで被害が拡大したもの，特に不適切な行政の関与が疑われるものを指す．

◆**日本における薬害の特徴**　日本において薬害は，第二次世界大戦後繰り返し起こっている．1950年頃からのペニシリンショックを皮切りに次々と薬害は起こり，裁判に訴えるなど社会問題化した．最初はサリドマイドとか風邪薬のように，主に薬局で購入した大衆薬からも起こったが，他はほとんどが医師の処方した医療用薬によって起きている．医療用薬のことを英語で Ethical Drug と言い，倫理的に扱わないと人を殺しかねない医薬品のことを意味している．そういう医療用薬によって薬害が起こるという事実がある．1980年代以降従来の医療用薬に加え，診断用の医薬品，医薬品の添加剤，特殊な医薬品と分類されるもの（血液製剤），医薬品の相互作用（ソリブジン），医療用具（ヤコブ）などによる薬害も顕在化した．現在，薬害は非常に多様化し，深刻化している．

◆**薬害の歴史**　片平洌彦が1956年から2000年の薬害年表を作成したところ，事件数は76を数えた．そのうち被害者数が1,000人以上報告されている大型薬害は，ペニシリン，ストマイ，種痘・三種混合その他の予防接種，キノホルム，コラルジル，クロロキン，筋短縮症，薬害エイズの8つとなった．これらに薬害C型肝炎を加えると9にのぼる[1]．

◆**サリドマイド事件**　サリドマイドは旧西ドイツの製薬会社グリュネンタール社が副作用の少ない鎮静・睡眠薬として開発したもので，1957年に「コンテルガン」の名で市販された．米国ではFDAのケルシー女史（医師）が，末梢神経炎の副作用の可能性があるとして新薬申請を却下した．日本では1958年に大日本製薬が「イソミン」の名で販売を開始した．サリドマイドは妊娠初期の妊婦が服用した場合に催奇性があり，四肢奇形児（アザラシ肢症）が多数生まれることになった．1961年11月18日にハンブルク大学のW.レンツはサリドマイド剤がその原因であると発表して，回収するように警告した．このレンツ警告を受けて直ちに西ドイツでは，サリドマイド剤が販売停止・回収となった．これに対して日本で同剤の回収がなされたのは，1962年9月13日になってからである．被害児数は

薬害年表(1,000人以上被害者を出したもののみ)

事件名または薬品名	社会問題化した時期,内容と被害者の対応	事件後の対策
ペニシリンショック	1956年5月,ペニシリン投与による尾高朝雄氏のショック死.1953〜57年に1,276人がショック症状を呈し,124人がショック死.	ショックテストの実施と合成ペニシリンの開発がなされる.
ストマイ	1967年,被害者が函館で提訴.抗結核薬ストレプトマイシンにより聴力などに障害多発(被害者数3万人と推定).	
種痘禍	1970年4月,被害児の親が提訴.武田製ワクチンを中心に被害多発.1975年までに1,576人認定.被害者は札幌地裁に提訴.	接種条件の設定,接種株の変更,救済措置が取られる.
キノホルム中毒(スモンSMON)	1970年9月,キノホルムが原因と判明し販売中止.1955〜70年に多発.1万人を超すスモン患者発生.提訴.和解した患者は1996年までに6,490人.被害者は会結成.1971年より全国32地裁に提訴.1977年に可部和解.1978〜79年に原告勝訴.1979年9月,確認書和解と薬事2法成立.厚生大臣(当時)による謝罪と「薬害根絶」の誓い.裁判は1996年で終結.	原因と治療法の研究がなされる.
コラルジル中毒	1970年11月,冠血管拡張剤として使用されたが,肝障害のため販売中止.1963〜70年に燐脂質脂肝1,000人以上(推定)発生.被害者は会結成.1971年11月より新潟,東京地裁に提訴.1980年より和解進行.	
クロロキン中毒	1971年10月,被害者が厚生大臣に直訴.全国に100から1,000人(科学技術庁),最低でも1,000人以上(被害者推定)の視聴覚障害者発生.1967年,日本薬局方から削除.被害者は会結成.1973年より横浜,東京地裁などに提訴.1988年製薬会社と和解.国の責任は1995年最高裁が否定.刑事訴訟は1982年に不起訴となる.	
筋短縮症	1973年10月,山梨で多発.全国の被害者数は厚生省調査で約3,000人,自主検診調査で7,300人以上.被害者は1973年以降,福島,山梨,愛知等で提訴.1974年に全国組織を結成.一連の裁判は1996年までにすべて和解.	日本医師会の通達,厚生省調査班結成,学会としての取り組みがなされる.
薬害エイズ	1983年7月,血友病患者が似通った症状で死亡と新聞報道.1996年11月までに血友病患者1,872人が米国から輸入した非加熱製剤によってHIVに感染,うち641人が発症,456人が死亡.1989年,被害者らは国・企業を提訴.1996年3月和解成立.その後,帝京大学・厚生省・ミドリ十字ルートの責任者の刑事裁判.	加熱製剤が米国より2年遅れて1985年に認可されたが,非加熱製剤の回収が不十分で被害が拡大した.
薬害C型肝炎	2002年10月,感染者16人が旧厚生省による薬行政のミスとして国と製薬会社を相手取り集団訴訟.濃縮血液製剤が出産時や手術,歯の治療時などに広く使われた.旧ミドリ十字の推計では1980年から2001年末までにフィブリノゲン投与者は28万3,000人,血液製剤によるC型肝炎感染者は1万人以上にのぼる.4つの地方裁判所で国と製薬会社の賠償責任が認められた.2007年11月に大阪高等裁判所で和解勧告.	2008年1月に「薬害肝炎被害者救済特別措置法」が成立する.
クロロキン網膜症	1959年から1975年にかけて発生.もとはマラリアの薬としてドイツで合成された.日本では1955年に販売を開始.その後,慢性腎炎,慢性関節リウマチ,全身性エリテマトーデス,癲癇などの効能が承認されていった.1959年,海外でクロロキン製剤の副作用により眼底黄斑が障害され,網膜血管の狭細化,視野欠損を主症状とするクロロキン網膜症の報告がなされた.1962年以降,症例数は次第に増加.	薬害が広がった理由として,旧厚生省が情報公開しなかったこと,製造中止措置はとったが回収しなかったことがあげられる.

西ドイツで3,049人,日本で309人と認定されていて,世界の被害児数は5,800人と推定されている.日本では1963年以降サリドマイド裁判が行われ,1974年10月に国と製薬会社が責任を認め和解が成立した.この事件は,厚生省(当時)の対応の遅れが製薬企業の利益を考慮した産官学の癒着の構造にあることが明白になった典型的な薬害の事例である. 　　　　　　　　　　[小松楠緒子・松島哲久]

【参考文献】
[1] 片平洌彦「薬害・副作用の経済と医療倫理」西三郎監修『MR継続教育用テキスト(2)倫理』エルゼビア,2003.

2. 薬害エイズ

　エイズ（後天性免疫不全症候群；Acquired Immunodeficiency Syndrome：AIDS）とは，HIV（ヒト免疫不全ウイルス；Human Immunodeficiency Virus）への感染により身体の免疫機能が損なわれ，通常は身体に害を及ぼさないウイルスや細菌，真菌などに感染することにより身体機能が低下し，死に至る疾病である．主な感染経路は性的接触であるが，HIV感染者の出産時，母乳を介しての感染や注射針を経由した感染もある．今日では薬物療法が進歩し，患者の生存期間は著しく延びている．

◆**薬害エイズ**　薬害としてのエイズの特徴は，薬の副作用によるそれまでの薬害事件とは異なり，主に血友病患者の治療薬として利用されていた非加熱血液製剤（米国から輸入）にエイズ・ウイルスが混入し，これを使用した血友病患者5,000人のうち4割近くがエイズに感染したことである．製薬会社，医師，厚生省（当時）の対応が遅く，医薬品の安全確保の観点からその責任がきわめて重大といえる事件である．

◆**薬害エイズの問題点**　血友病治療薬として使用される非加熱血液製剤の危険性は，それが数千人から数万人の血漿を1つのタンクにまとめて製造する高濃縮血液凝固因子製剤であることから，その中の一人の血漿でもウイルスに感染していれば，その血液製剤全体が汚染されてしまうことにある．1982～83年にかけて米国食品医薬品局（FDA）は，非加熱製剤がHIVに汚染されている危険性を指摘しクリオ製剤への切り替えを勧告し，1983年3月には加熱製剤の製造販売を認可した．しかし加熱製剤が日本で認可されたのは，2年数か月後の1985年7月になってからである．その間米国からの血漿の輸入禁止やクリオ製剤への切り替えなどの危険回避措置も一切取られなかった．1989年から「薬害エイズ訴訟」が開始され，予見可能性と結果回避可能性が争われた．1996年から始まる刑事裁判で産官学の関係責任者の業務上過失致死が問われ，2008年の最高裁で有罪が確定した．危険を予見し回避することが可能であったにもかかわらず，ミドリ十字・旧厚生省・帝京大学の関係責任者が意識的に非加熱製剤の製造禁止・回収を怠ったことが，この裁判の過程で明白となった．薬害が反復される原因であるこの産官学の癒着構造をいかに打破するかが根本的に問われた事件である．

◆**薬害エイズを防止できなかった要因**　薬害エイズ問題は，薬害がどのように引き起こされるのかを典型的に示したものであり，薬害防止にひとつの方向性を示している．薬害が防止できなかった原因を薬害エイズ事件に則して，片平洌彦は以下の4点をあげている[1]．

①医学・薬学分野における科学性確立の立ち遅れ：薬害エイズにおいては，濃縮製剤の安全性確保が遅れ，初のエイズの疑い例もシロと判定された．
②医療従事者，とりわけ医師の薬害問題への取り組みの立遅れ：血液製剤という特殊な医薬品でもウイルス汚染という薬害が起きるという認識に欠けていた．
③国民への保健教育の立ち遅れ：血友病患者に対し，中立的・科学的な情報提供を実施するシステムが欠落していた．
④国民の保健衛生・人権意識の全体としての立ち遅れ：血友病患者の危険な状況を国民が自分の問題として考えなかったことなどである．

　薬害防止のためには，安全性軽視の資本の論理を抑え，安全性重視の保健医療の論理をいかに強化していくかが課題となる．

◆**大阪HIV薬害訴訟原告代表・花井十伍さん（薬害被害当事者）の話**　基本的に薬品,薬害というのはいくつかの段階が存在する．つまり医薬品を製造する段階，その後，承認の段階がある．それから市場に出て，処方箋を書いて患者さんへ，市販薬であれば薬局が購入して患者に渡る．さらに承認した以降には,安全監視，ビジランスが必要である．これが全部うまく働くと，どこかでリスクの高い薬害を起こすような医薬品は止められ,患者の手には届かないので薬害は起こらない．しかし，うまく機能していないと思う．(中略)エイズ事件の場合，血液製剤は大きなプールで，大量に60万とか20万とかいう人数の血液を集めて加工する．これには何かの安全対策が必要と1970年代から言われていた．しかし，大量生産とか濃縮することによる有効性だけが前面に出て認可され市場に出た．その後の安全対策もきちんとしていなかった．(中略)エイズの例だと，血友病の専門医達は血液性製剤についてある程度の知識はあった．しかし，HIVに関連した感染上の知識やウイルス感染症の知識は必ずしももっていなかった．それから，血友病以外の肝臓病の患者さんにも血液製剤が使われたが，産婦人科の医師は血液のもつ潜在的リスクというものをほとんど知らなかったと思われる．(中略)血液の専門家であれば，ワンドナー・ワンレシピエント，つまり400 mlの献血と200 mlの献血があれば，200が余って400が使われる．これは常識である．なぜかというと，2人のドナーから血液をもらうのと，1人のドナーから血液をもらうケースでは，後者のリスクは前者の半分だからである．もし20万人を混ぜるとすると，それは正気の沙汰ではない設計理念である．しかし多くの場合，そういった知識もないかたちで使われていった．薬剤使用の段階をなんとかよくしようと私たちは活動している[2]．　　　　　　　　　　　　　　［小松楠緒子・松島哲久］

【参考文献】
[1]　片平洌彦『構造薬害』農山漁村文化協会，1994，p.124-126．
[2]　全国薬害被害者連絡協議会内第4回薬害根絶フォーラム第2部「知ってほしい薬害発生のメカニズム」(http://homepage1.nifty.com/hkr/yakugai/forum/forum02-11(2).htm)．

3. 薬害を防止するために

◆**薬害はなぜ繰り返されるのか**　わが国および世界において薬害が繰り返し引き起こされて，多くの被害者が出ている．その都度の薬害への「真摯な」反省からさまざまな対策が取られ，多くの良心的な医療者の努力にもかかわらず，現在も薬害は根絶されることなく，その被害に苦しんでいる人たちがいる．医療者たるものの倫理は，そのような被害に苦しむ人たちを直視しながら，その人たちに心の底から語りかけるところから始まるのでなければならない．医療者自らが専門職であることの崇高な倫理的自覚をもって薬害の過去と現在，そしてその将来を見据える必要がある．薬害が繰り返し発生し続けていることへの痛切な反省のもとに，自らが加害者となってはいないかと自問しながら，薬害根絶に徹底して取り組む責務が医療者には課せられている．では，薬害はなぜ根絶されないのか．薬害が繰り返され続けるのは，薬害構造を絶えず構造化し続ける社会システムが維持され続けていると同時に，そのような薬害構造を脱構造化する倫理的主体形成が十分になされていないことによるのである．

◆**薬害の反復的構造**　薬害防止の根幹となるのは，薬害を繰り返し引き起こし続けるその反復的構造を解明することができるかということにある．その解明すべき構造こそ，産官学医すなわち製薬企業・行政・医学界・医師の癒着の構造である．産官学医のそれぞれの権力が互いに凭れあって複合的権力構造を構成し，薬害を引き起こす方向へと暴走を始める．薬害多発を推進・助長した構造的要因として以下の4点があげられる[1]．①製薬企業の安全性を軽視した利潤追求，大量生産・大量消費方針，②国の企業追随，安全性軽視の医療・薬事行政，③医師の薬物治療への安易な姿勢，④医学界・薬学界の製薬企業追随傾向である．薬害は「安全性軽視の資本の論理」が「安全性重視の保健医療の論理」を凌駕することによって引き起こされているのであって，この構造を根底から変えることなしには薬害を根絶することはできない．

◆**「薬害根絶の誓い」にもかかわらず**　1960年代に多発した薬害スモンは，1970年にその医学的原因がキノホルムの有害作用であることが判明して販売中止となり，1979年に国と製薬企業がその責任を正式に認め，スモン被害者との和解が成立したが，その被害患者は1万人を超える大規模な薬害事件であった．このような薬害事件を二度と起こさないという「薬害根絶」の誓いが当時の厚生大臣によってなされ，同時に薬事法の改正と医薬品副作用被害救済基金法が成立した．しかしそれ以後も，薬害エイズをはじめとして，ソリブジン事件，薬害ヤコブ病，薬害C型肝炎，薬害イレッサなどまったく薬害に対して歯止めがかかっていない．

薬害根絶を誓ったまさにその当事者たちによって薬害が繰り返されているのである．誓いの言葉はその場しのぎの嘘だったのであろうか．製薬企業は患者を犠牲にしてでもその経済的利益を優先させるほど倫理的に退廃しているのであろうか．国も医療者もいつまで薬害を必然的に生み出す企業との癒着の構造を維持することを許し続けるのであろうか．しかし他方で，私たち自身が現に今なお薬害を生み出し続けている医療システムのなかに日常的に組み込まれてしまっていることにも注意したい．薬害を生み出す構造の再構造化への共犯関係の一端を担わされてしまっているのである．このような加害者的自己を対象化して根底から組み替え直すことは非常に困難である．しかし，だからこそ薬害防止の誓いは，私たち自身の問題として絶えず提起され続けなければならないのである．

◆**薬害防止のために**　薬害が繰り返される現実と真正面から対峙して薬害を防止するためには，これまで以上のある種の法的強制力の強化が必要であろう．「薬害防止法」を目指して次の4点が提起されている（齋尾武郎・栗原千絵子「薬害防止の提案」『臨床評価』36巻1号所収，2008）．①薬害監視・調査機構の確立，②患者・被害者の権利を保護する法律の制定，③薬害資料館の設置，④副作用の学としての薬害疫学の復興・推進である．そして薬害を未然に防止する端的な方法は，薬害を引き起こす医薬品の承認を阻止する態勢を実効力ある形で具体的に構築することである．薬害オンブズパーソン会議が2009年2月25日付けで当時の厚生労働大臣に提出した意見書において，薬害の再発防止に向けて臨床研究の適正化を図るための制度整備として次のことが提言されている．すなわち，臨床研究の法的管理強化，被験者保護法の制定，臨床研究総合管理制度の実現，臨床研究の事前登録と結果公表の義務化，研究者の権利保護，臨床研究のための公的基金創設である．その他，予防原則に徹した危険性評価，不確定な危険性情報を公表する制度の導入などが提唱されている．これに加えて現在では，臨床研究に関して製薬企業からの行政や医療・研究機関への利益相反に関する情報の開示が求められている．しかし薬害根絶のためには，このような法的・制度的側面での対応だけでは十分ではない．そこに薬害根絶の倫理が必要とされるであろう．

◆**薬害根絶の倫理**　薬害をその反復的構造において捉えるとすれば，薬害根絶の倫理は，そのような薬害構造を構造化する権力構造から自己を引き離して，薬害を根絶するという断固とした決意に基づいた倫理的主体の形成が必要である．とりわけ製薬企業の研究者および治験の医師・薬剤師において，医療者としての良心に根差した倫理の確立が強く求められる．　　　　　　　　　　［松島哲久］

【参考文献】
[1]　片平洌彦『構造薬害』農山漁村文化協会，1994．
[2]　浜六郎『薬害はなぜなくならないか——薬の安全のために』日本評論社，1996．
[3]　高野哲男『だれのための薬か——社会学序説』海鳴社，1985．

4. 医療事故と医療過誤

◆**医療事故と医療過誤** 医療事故は「誤った医療又は管理を行ったことが明らかであり，その行った医療又は管理に起因して，患者が死亡し，若しくは患者に心身の障害が残った事例又は予期しなかった，若しくは予期していたものを上回る処置その他の治療を要した事案」および「誤った医療又は管理を行ったことは明らかでないが，行った医療又は管理に起因して，患者が死亡し，若しくは患者に心身の障害が残った事例又は予期しなかった，若しくは予期していたものを上回る処置その他の治療を要した事案」と規定される．そのうち「事故発生の原因に医療側に過失がある場合」を医療過誤という．

医療事故にも「事故発生の可能性があるなら事故は起こる」というマーフィー法則，および「1件の重大災害の裏に，29件の軽災害があり，300件のヒヤリ体験がある」というハインリッヒ法則があてはまる．事故対策から導かれた改善策も固有の問題を内包するので，いかなる改善策を講じようとも事故は必発する．「医療事故は発生する」前提で対策が必要となる．

◆**医療事故の現状** 医療事故情報収集等事業によると，2012年に収集された事故例は2,535件で，ヒヤリ・ハット発生は690,109件だった．事例は「療養上の世話」が最も多く，次いで事故では「治療・処置」，ヒヤリ・ハットでは「ドレーン・チューブ」関連と続く．事故の程度は「死亡」180例（7.1％），「障害残存の可能性高い」298例（11.8％），「障害残存の可能性低い」696例（27.5％），「障害残存の可能性なし」687例（27.1％），「障害なし」582例（23％）だった．ヒヤリ・ハット例は，かりに行われたとしても転帰は「軽微」がほとんどである．診療科は実数で整形外科が多く，産科は少ない．発生要因は，観察や確認の怠り等の「当事者の行動に関わる要因」が46.2％で，知識不足等の「ヒューマンファクター」と「環境・設備機器」が続く．ヒヤリ・ハット例も同様である．

それら数値は総病床数の8％からなので，全国の医療事故は約32,000件，医療事故死は約2,250人と推定できる．米国の医療事故死が7,391人（Lancet 1998;351:643）なので，この事業による把握は実数に近いと考えられる．

◆**医療過誤の現状** 過誤とは「予防できたのに，その予防策を講じていなかったために発生した過失による事故」をいう．「部位取違え」や「異物の体内残存」等は比較的過誤と判定しやすい．しかし，患者に傷害を伴わない医療は存在しないので，「どこまでが予防したら防止できた傷害」なのか判定は困難なことが多い．

警察庁によると，患者側・医療側双方から警察への届出が2000年頃から増加し，多い年で250件ほどあった．立件数は実数・率ともに年々増えて，2013年は届

出114件のうち検察に送致されたのは71％であった．
　新規民事提訴数は1990年頃まで年間約300件だったが，増え続け2003年に1,000件を越えた．しかし，その後は漸減し2013年は809件だった．医療側に有責とされた第一審訴訟の割合は2003年の44.3％が最高で，以後，漸減し2013年は24.7％である．

◆**医療事故への対応**　大切なことは患者・家族への配慮であり，今は「あやまる」ことが推奨される．英国は，国立患者安全機構を設置した2003年から「まずあやまる」を実践している．米国の「まずあやまろう」実践は，その実践以前に比して医療訴訟に要した補償金と人的資源いずれも激減させた．
　欧米でも2000年頃まで「あやまること」は「罪を認めること」と同一視された．しかし，本人に責任ないにもかかわらず，「残念だ」を表す"あやまり"は一般社会ではよくある．その医療版であり，責任を認めることと別次元にある．したがって，「あやまろう」には「不注意に責めを負わされるな」も付随しており，他方で有責ならそれを認めたほうがよいとも指摘される．

◆**民事・刑事訴訟関連**　英国厚生省の調査で患者側が訴える理由は，「謝罪と説明」「原因究明」「患者と家族の支援」「金銭的補償」の順に多かった．また，医療の成果への不満より，貶められた等の対医師関係や医師のコミュニケーション技能が訴訟に至る因子として重要である．
　他方，刑事に関しては，現代世界は「善意の行為は罰しない」という文明によって成り立つので，医療に警察が介入して医師や看護師を過失致死傷罪に問う国は日本以外にほとんどない．なぜなら，医療は始めから傷害行為であり，まったく同じ傷害行為でありながら結果をみてから過失致死傷罪に問うことに合理性がないからである．歴史的には，医療過誤への厳罰があったメソポタミアとゲルマン社会では医師という職種が消滅した．
　なお，裁判外の紛争解決制度としては，患者の訴えから事実を調査し，問題解決のために提言を行うオンブズマン制度がある．また，医療裁判外紛争解決制度（ADR）は，患者・家族側から申立てを受けて両当事者の対話と相互理解を促進し，両者の同意のトに具体的な解決に向けた合意形成の調整を行うものである．
　異状死に関しては，異状死か自然死かを判定できるのは担当医のみである．しかし，1999年の都立広尾病院事件以降，医師側が過剰に反応して，「病死」を「異状死」として警察に届けるため混乱を生じている．医師法21条について厚生労働省と警察庁は「犯罪捜査に協力するために届出を義務付けた」ので「病理学的ではなく法医学的な異状を指す」を公的見解としている．福島県立大野病院事件地裁判決は，「診療中の患者が診療を受けている当該疾病によって死亡したような場合は異状死届出の要件を欠く」と明快に示した．なお，日本法医学会「異状死」ガイドラインは臓器移植用であり，一般臨床には適応できない．　　　［谷田憲俊］

5. 医療安全

◆**患者の安全** 国際的に「患者の安全」が用いられるが，東洋では医療側に対する打ち壊しや傷害致死傷事件が起こるので「医療安全」という．

国は2005年に「今後の医療安全対策について」をまとめて，「医療の質と安全性の向上」「医療事故等事例の原因究明・分析に基づく再発防止対策の徹底」「患者・国民との情報共有と患者・国民の主体的参加の促進」の3本柱と教育等の追加的措置を掲げた．安全管理体制整備義務は全医療機関と薬局に適用される．

個々の対策には「医療の安全を確保するための措置」「院内感染防止対策」「医薬品の安全管理体制」「医療機器の保守点検・安全使用に関する体制」があげられる．日本医師会は「医療従事者のための医療安全対策マニュアル」や「医療事故削減戦略システム ～事例から学ぶ医療安全～」を発行し，医の倫理の遵守，研修，インシデント・アクシデント報告，ガイドラインの作成と普及，医療事故防止対策の体制作り用に雛形を示し具体的対応を促している．

◆**医療安全対策の概略** 基本的視点に「個々の質を高めつつ，システム全体を安全性の高いものにすること」「個人の責任追及より，原因を究明し，防止対策を立てることが重要」「患者の安全を最優先に考え，その実現を目指す安全文化を醸成し現場に定着させること」がある．信頼の確保には，患者の視点に立った医療の実現や患者との情報共有，患者が医療に参加できる環境醸成をあげている．

「医療の質と安全性の向上」では，医療の質と安全に関する管理体制の充実，医薬品と医療機器の安全確保，ITの活用，医療従事者の資質向上，行政処分を受けた医療者の再教育があげられる．「医療事故等事例の原因究明・分析に基づく再発防止対策の徹底」では，医療事故の分析に基づく再発防止策の徹底，医療関連死の届出制度・中立的専門機関における医療関連死の原因究明制度，医療裁判外紛争解決制度があげられる．「患者，国民との情報共有と患者，国民の主体的参加の促進」では情報共有と患者，国民の主体的参加の促進，医療安全支援センターの充実があり，「医療安全に関する国と地方の役割と支援」では関係する機関と職種の役割等の明確化を図ること等を求めた．加えて，専門医育成に当たり，医療安全について医学部教育と卒後臨床研修でも重視するよう求めている．

◆**医療事故調査と診療関連死の扱い** 医療事故やヒヤリ・ハット例への対応は個々の事例の解決のみならず，収集と分析により原因を究明し事故の予防や再発防止に役立てられる．その施策は航空機事故に準じて事故分析も航空事故原因分析法を参考に，マトリックス表を用いて原因毎の対策案を網羅的に整理できる4M-4E方式，あるいは中心に人を置いて周囲に関連する要因を配置しそれぞれ

の関連問題を分析し対策を講じるSHELモデルが用いられる．

なお，「医療事故を詳しく検討し，反省点を明らかにすると過失の自白になる」「詳しく検討するほど過失も増える」という意見があるが，それは誤解で実際には複数の要因が明らかになる事態が生じる．過失の成立要件を鑑みれば，複数の要因があり複数の関係者がいる場合は個人に過失致死傷罪を適応できない．医療事故を詳しく検討して関わる複数の要因を明確にすれば，責任を負わす対象を特定できず刑事責任を問えないことになる．

しかし，従来の医療機関による事故調査は，生け贄を差し出すために行われてきた実態がある．加えて，律令以来の医療過誤には刑事罰とする日本独特の法曹風土も問題である．日本社会に根強い「医療事故は警察へ届出」と「刑事罰を科す」は，「患者の安全を図る医療文化を形成しよう」とする国際常識に反する．英国の国立患者安全機構の指針にも刑事に付すという項目はない．刑事に付される懸念のない米国では，民事においてさえ「自発的に届け出た事例は医療裁判の証拠として用いられない」という連邦法を2005年に成立させた．世界は，医療ミスを申告しても罰せられない患者の安全文化を作ろうと努力している．医療従事者を罰する考え方は，患者の利益を損ない，患者の安全を図る思想と矛盾する．

2014年の医療法改正で，医療事故調査制度が盛り込まれた．それよると，医療事故が発生したら，その医療機関における院内調査報告を民間の第三者機関（医療事故調査・支援センター）が収集して分析することで再発防止につなげるという．「医療事故」に該当するかどうかの判断と最初の報告は該当医療機関の管理者が行うと定められた．脱稿時点で議論中だが，従来の医療機関の事故調査は稚拙であり，根本的に改める必要がある．

◆**欧米の患者の安全対策**　英国国立患者安全機構の施策では，「医療過誤の際にはオープンに」「患者・家族にあやまる」「問題を説明する」「再発しないよう対策を講じる」ことを直ちに行う．そして，患者の安全に向けた7ステップとして，「安全文化を構築する」「職員を指導し支援する」「あなたの危機管理活動を総動員せよ」「報告を促進せよ」「患者と一般人を参画させ，対話・相談せよ」「安全に関する経験から学び共有せよ」「害を予防するため解決策を遂行せよ」を推進している．

米国では医学研究所が「質の狭間を超えて：21世紀の新しい医療システム」で，医療関連死の多発を受けて患者の安全の行動計画を提言した．提示されたのは，「安全性」「有効性」「患者中心志向」「適時性」「効率性」「公平性」の6項目で，「改善策も固有の問題を内包するので，事故が必発する」と注意している．

医療従事者のストレスは高く，他職種に比して抑鬱や自殺の頻度が高いことが知られている．医療事故数は職員の数と反比例すること，職員の交替時期に事故が多いことも判明している．職員の身体的・精神的健康を守ることは患者の安全に直結する大切な施策であり，その実践は管理者の責務である．　　［谷田憲俊］

コラム

企業も国も知っていた
—— サリドマイド被害者母親のスピーチ

　鵜飼と申します．サリドマイド被害者の母親でございます．被害者本人ではないですが，私が妊娠中にあの薬を飲み，子どもに大きい障害を負わせてしまったという引け目や責任を感じながら，この40年を過ごして参りました．サリドマイドの奇形は大変珍しい，特別なものです．息子の耳の奇形も小耳症とよばれるものなのですが，レンツの診断書には『この奇形はサリドマイドの典型的なもので，サリドマイド出現以前の文献には全く記載されていない』というような言葉が添えられております．つまり人類始まって以来初めて出現した奇形ということで，どこの医療機関に行っても珍しがられ，治療の方針も立ちません．腕の奇形の人たちも同じで，親たちはまずそのことで苦しみました．遺伝だとかなんとかという世間の人の言葉にも傷つき苦しみ，これらの怨念も裁判訴訟へとつながるものだったと思います．結果として時効ぎりぎりになって，少数の家族が集まって東京地裁へ提訴した，そういうことです．

　私はこのあいだに73歳の誕生日を迎えました．振り返ってみると，いい人生やったなあ．特別なことをして，特別な勉強もさせていただいて，たくさんお知りあいも出来て，いい方とめぐり合えてよかったと，今感謝の中で暮らしています．でも，子どもは死ぬまで障害をもっていかなければなりません．子どもは小耳症といって，耳がありません．両方耳がなく，高度難聴・言語障害，顔にも奇形がございます．それで就職，結婚が大変でした．就職して13年，リストラに遭いました．まず一番に飛ばされ，結婚も失恋ばかりで可哀想．主人が早く亡くなり，2人で住んでいたので，親子心中しようかと思ったほどです．幸い7年ほど前にかわいらしい嫁さんが来てくれ，2人で重度障害脳性まひの方の介護職員として，社会の隅でほそぼそと働かせていただいています．

　サリドマイドがある種のがんなどに効くと言って最近復活してきました．これは大変恐ろしいことで，このあいだ密造している会社があげられていました．早く厚生労働省が手を打って，正規のルートでちゃんとした医療現場で使うというようにしていただかないと，また大変なことになると思います．みなさんそのあたりのところをよくお考えの上，あの薬の行方を見定めていただきたいと思います[1]．

　　　　　　　　　　　　　　　　　　　　　　　　　［小松楠緒子・松島哲久］

【参考文献】

[1]　全国薬害被害者連絡協議会内第4回薬害根絶フォーラム第1部「知ってほしい薬害発生のメカニズム」(http://homepage1.nifty.com/hkr/yakugai/forum/forum02-11(1).htm)．

第7章

生殖医療と生命倫理

　生命倫理の問題とは何か．こう聞くと，日本では安楽死，あるいは脳死といった答えがたいてい返ってくる．欧米で生命倫理のテーマと言えば，まず人工妊娠中絶問題があがる．米国では，妊娠中絶問題は大統領の施政方針に関わる重要な論点の1つと捉えられている．大統領選を前に，メディアは大統領候補に次のような質問をする．「あなたはプロ・ライフですか，それともプロ・チョイスですか」．プロ・ライフ（pro life）とは，（胎児の）生命に賛成，妊娠中絶反対を指す．プロ・チョイス（pro choice）は，選択に賛成つまり当事者である女性の選択権を守らねばならないと考える．
　こうした事象に表れているように，生命倫理の原点は妊娠中絶問題と言っても言い過ぎではない．むろん現代の生殖医療の発展は，妊娠中絶問題にとどまらないさまざまな倫理的な問題を示している．体外受精で借り腹（ホストマザー）は認められるべきか．卵子，精子などの提供やそれに伴う金銭授受はよいのか．妊娠中絶問題から発した生殖医療の問題は，現在さらに複雑で厄介な問題に直面している．

[村松　聡]

1. 人工妊娠中絶と母体保護法

　人工妊娠中絶の是非は，人々の見解が鋭く対立する問題の1つである．中絶する女性やカップルの選択が正当化できると考えうる状況はあるか．あるとすればそれはどのような状況か．また医療者は中絶の実施にたずさわるべきか．国や組織は，どのようなルールを設けるべきか．こうした問題は，個人道徳や職業倫理，また政策に関わる重要な課題として議論され続けている．

◆**リプロダクティブ・ライツと家族計画**　中絶を比較的広い範囲の状況で許容するべきだという見方が支持される主な理由は，女性やカップルが自由に自分の家族を計画したり形成したりできることの望ましさにあるといってよいだろう．

　例えば1994年の国連・国際人口開発会議（エジプト，カイロ市）は「リプロダクティブ・ヘルス／ライツ（性と生殖に関する健康と権利）」の概念を提唱し，参加179か国の合意のもと採択された「行動計画」は，各国にその実現のための政策上の取り組みを要請している．また「行動計画」はすべてのカップルと個人に「子の数，間隔，時期を自由にかつ責任をもって決め，またそのための情報と手段を得る基本的権利」があるとしている（同8章7.3）．

　子の数や間隔や時期を個人が自由に決められるようにするためには，避妊具や生殖補助医療に加えて，人工妊娠中絶も利用できる状況にあることが場合によって必要である．ただし，自由な家族計画にどれほど大きい価値があるとしても，それが中絶という手段を正当化するほど大きいとまでいえるかどうかに関しては，議論の余地がある．

　「行動計画」が準備される段階では，特に中絶を推奨することに一部のカトリック諸国が強く反対した．最終的な「行動計画」は中絶に関して，家族計画の手段として推奨はされないこと，是非はそれぞれの国と地域の法制に委ねられること，違法とされない地域では安全になされるべきことなどが述べられるにとどまっている（8.25）．

◆**国内の政策：刑法と母体保護法**　日本の法律は人工妊娠中絶を原則として禁止している．刑法の第29章は「堕胎の罪」を定めており，薬物を用いるなどして堕胎した女性を1年以下の懲役に処するとしている．加えて，堕胎させた医療者（具体的には医師，助産師，薬剤師および医薬品販売業者）も，懲役刑の対象となりうる（212, 214条）．

　しかし以上の規定には例外がある．例外は，「母体保護法」（1996年に以前よりあった「優生保護法」を改題）が刑法と独立に定めており，次の2つである．第一は，妊娠・出産が「身体的又は経済的理由により母体の健康を著しく害するおそれ」の

ある場合である(第十四条の一)．第二は，妊娠の原因がレイプにある場合である(同二)．どちらの場合も，妊娠している女性の同意がなければならない（同二の2）．

加えて，中絶の許される期間に関する定めがある．現在では，保育器や新生児集中治療室等の技術の向上により，ある程度発達した胎児であれば，人工的に母体外へ取り出しても生かすことができる．「母体保護法」に定められた以上2つの例外は，胎児がこのように「母体外で生命を保続」できるほどにはまだ発達していない期間でのみ適用する(同第二条の2)．平成2年の厚生省通知はこの期間を妊娠22週未満としている．

原因がレイプにある妊娠を継続することにも多大の精神的苦痛が伴いうるとすれば，「母体保護法」の規定は，妊娠の継続と出産が女性に特別大きな負担を強いる場合にかぎってのみ中絶を許容するものと見なしうる．少なくとも，純粋に子の数や，間隔，時期に関するカップルの家族計画と一致しないという理由で実施される中絶を容認するものではない．その意味で，日本の政策が設けているルールは比較的厳しいということができる．

なお，上に述べた通り，「母体保護法」は，中絶が容認できる期間を胎児の母体外生存可能性のあるなしで区切っているが，この規定は，発達の段階が進むにつれて胎児を破壊することにより大きな道徳的問題が伴うようになるという見方を前提している．ここにはパーソン論との関連が指摘できる(第2章6参照)．

◆**国内の実態：件数と理由**　平成24年度の政府統計(「衛生行政報告例,母体保護,第4表」)によれば，国内で年間20万件近い人工妊娠中絶が行われている．日本の政策は中絶を原則禁止しているにもかかわらず，実施されている中絶件数は決して少なくないのが現状である．

同じ政府統計によると，人工妊娠中絶の99.9％以上は法に抵触しない「母体の健康への害」を理由に届け出がなされている．しかし現実には，家族計画を理由とするケースなど，母体への害とは関わりのないさまざまな事例がここに含まれているものと予想される．

例えば日本家族計画協会が2012年に実施した「第6回男女の生活意識に関する調査」では，質問紙の回収された1306の調査対象者のうち159人が中絶を経験していた．そのうち30.2％は，最初に中絶したときの理由として「相手と結婚していない」ことをあげている．その他，「仕事・学業を中断したくない」が6.9％，「これ以上，子どもは欲しくない」が6.3％だった．こうした数字は，比較的厳しい例外規定しかもたない日本の法律が空文化していることを示している．

　　　　　　　　　　　　　　　　　　　　　　　　　　　　　　［有馬　斉］

2. 出生前診断

　今日では，妊娠中の胎児について，発達の程度や男女の別だけでなく，遺伝子や染色体に関する情報まで，生まれるまえからかなり詳しく知ることができる．さまざまな技術を利用して実施されるこのための検査を総じて出生前診断と呼ぶ．

　出生前診断は，選択的中絶を念頭においておいて実施されることが多い．選択的中絶とは，望ましくないとされる性質の胎児が生まれてくることを防ぐためになされる人工妊娠中絶のことである．具体的には，一部の筋ジストロフィーのような遺伝子疾患や，ダウン症などの染色体異数の有る可能性に注目して，出生前診断が実施され，可能性が高いとわかれば中絶の実施されることも少なくない．

◆**検査技術の種類と特徴**　出生前診断は，胎児に関して得られる情報の種類により，大きく3つに区別できる．①形態・画像検査，②遺伝子・染色体診断，③間接推定診断の3つである．国内の産科でも日常的に使われている超音波（エコー）検査は，①の代表例である．妊婦の腹にあてた超音波の反響を利用する方法だが，基本的には，性別や一部の機能障害など，画像として確認される胎児の形態から判別できることがらはかぎられている．

　②には羊水検査や絨毛検査がある．妊婦の体内から胎児の細胞が含まれる羊水や絨毛を注射器で採取する．胎児の染色体やDNAを直接に調べるため，染色体異数や疾患原因遺伝子の有無に関する判定の精度は98～99％と高い．しかし，妊婦の腹部への穿刺によって胎児が傷ついたり感染したりする危険がある．検査で流産の引き起こされる可能性は約0.5％とされる（各技術の内容は文末の参考文献[1]に所収の諸論文に詳しい）．

　診断の精度と，実施に伴うリスクは，検査技術を特徴づける重要な違いである．①や②に関していえば，一般的傾向として，精度の高さとリスクの大きさはおおよそ比例関係にある．胎児の性質について得られる情報が詳しく正確であれば，それだけ実施の手順が妊婦や胎児に大きな負担をかけがちである．ただし，技術革新に伴って，近年この傾向は変化しつつある．

　重要な技術革新の1つは，1990年代に登場した母体血清マーカー検査（上記③の間接推定診断）である．妊婦の血液中には，胎児のからだで作られる各種の物質が浮遊しているが，胎児にダウン症などの染色体異数がある場合，そのうち特定のたんぱく質やホルモンの量に特徴的な変化がみられる．妊婦の血中の物質量を変化させる要因は他にもあるため判定はあくまで確率でしかないものの，流産のリスクを伴わない採血という手順だけで染色体異数に関する情報が得られる．

◆**最近の検査技術の進展**　低いリスクでかつ精度の比較的高い診断技術が他にも次々と報告されるようになったのは，ごく最近のことである．まず，超音波検査の精度の飛躍的な向上がある．染色体異数のある胎児には，首の後ろのむくみ（NT）や心臓部位の欠損など，いくつか頻繁に表れる形態上の特徴がある．画像が以前より鮮明になり，胎児の細かな形態までとらえることのできる最近の超音波検査を用いれば，これらの特徴が確認できる．今日ではこのことも胎児の染色体異数の可能性を知る手がかりとなっている．

　2011年には，非侵襲的出生前遺伝学的検査（Non-invasive prenatal genetic test：NIPT）が米国で実用化された．妊婦の血液中には胎児のDNAが断片のかたちで浮遊している．これを材料に胎児の染色体の状態を推測するのがNIPTである．やはり手続としては妊婦から採血するだけだが，高い精度で染色体異数を発見できるとされている．日本では2013年に全国37の施設で試験的に導入され，最初の1年間に7,740人が受けた．NIPTで陽性だった妊婦は，より確実な判定のために羊水検査を合わせて受けるよう推奨されたが，実際にそうした妊婦のうち86％は羊水検査でも結果が陽性だった[2]．

◆**国内での技術利用の現状と政策**　国内における羊水検査や母体血清マーカー検査の利用は比較的少ない．1999年，厚生科学審議会の出生前診断に関する専門委員会は「母体血清マーカー検査に関する見解」の中で，胎児の疾患を発見する目的で検査が広く使用されることを問題視した．検査について医師は，妊婦へ「情報を積極的に知らせる必要はなく，本検査を勧めるべきでもない」としている．その結果，国内で羊水・絨毛検査や母体血清マーカー検査を受けているのは妊婦全体の数％に留まっている．

　他方，出生前診断にもとづく選択的中絶の件数は，国内で増加傾向にあるとする報告もある．全国の分娩施設を対象に行われた調査（横浜市立大学国際先天異常モニタリングセンター調べ）の結果によれば，1990～99年と2000～09年の各10年間を比べた場合，選択的中絶が実施された数は2倍以上に増えていた．背景には，超音波検査技術の向上があるという．

　なお法律は，妊娠・出産が「母体の健康を著しく害するおそれ」のある場合などを除き，人工妊娠中絶を禁止している．現実に行われている選択的中絶のほとんどはこの法規に反しているものと推定される（第7章 I-1）．　　　　〔有馬　斉〕

【参考文献】
[1]　『産婦人科の実際――特集 新たな出生前診断・着床前診断の幕開け』金原出版，63-9，2014年9月．
[2]　H. Sago, et al., "Nationwide demonstration project of next-generation sequencing of cell-free DNA in maternal plasma in Japan," *Prenat Diagn*, 2015; 35.

3. 不妊治療——人工授精と体外受精

◆**不妊症と不妊治療**　不妊にはさまざまな原因がある．例えば先天的に，または後天的に疾病等で妊孕力を失っているケースもあれば，加齢に伴って妊娠しにくくなったり，不妊の原因が明らかでない場合もある．このような不妊の人たちが妊娠を希望する場合に，初めて不妊症と認定され，医療の介入の対象となる．不妊症の定義は，「生殖可能な年齢にあるカップルが子どもを望み，正常な性生活を営んでいるにもかかわらず，一定期間以上妊娠できない状態」とされ，妊娠できない期間のめやすを１年と定めている．しかし不妊症の原因が明らかな場合や，不妊症のカップルの特に女性の年齢が高い場合には，時間を置かずにすぐに不妊治療に入るのが一般的である．

　不妊治療とは，不妊症の人の妊娠・出産の可能性を高めるために医学的手段で生殖を補助する技術を指す．具体的には排卵誘発剤などを使用するホルモン治療，人工授精，体外受精・胚移植，顕微授精等の生殖補助技術がある．

　排卵誘発剤は女性の排卵を促すための薬剤であり，経口薬や点鼻薬，注射で投与する．通常人工授精や体外受精，顕微授精を行う際にも排卵誘発剤は使われる．人工授精は体外に取り出した男性の精液を，女性の性管内（子宮頸管，子宮腔）に注入する手技をいう．乏精子症や精子の運動率が低い場合，抗精子抗体など男性不妊の場合や，精子の頸管通過が妨げられている場合に使われることが多い．女性の性器異常による性交障害などの場合に用いられることもある．

　体外受精・胚移植は，人工授精でも妊娠に至らない場合や，卵管障害，免疫性不妊，子宮内膜症，原因不明の機能性不妊などの場合に実施される．体外に取り出した卵子と精子で受精卵（胚）をつくり，それをしばらく体外で培養したあと子宮に移植し，妊娠を試みる．顕微授精は，体外受精技術をさらに高度化した技術で，卵子と精子を体外に取り出し，質のよい精子を選んで，それを直接ガラス管で卵子内に注入し，受精させた卵子を子宮に移植する方法である．精子の数が極端に少なかったり，奇形が多かったり，運動率が悪かったり，先体反応の異常等で卵子を取り巻く透明帯を通過できない等の重度の男性不妊の場合に実施される．

◆**不妊治療の倫理的な問題**　女性は通常１回に１個しか排卵しないが，排卵誘発剤は一度に複数の排卵を起こすため，女性の身体への負担も大きい．卵巣過剰刺激症候群（OHSS）を招くリスクもあり，その影響で女性に障害が残ったり，死に至った事例もある．また排卵誘発剤の影響で多胎妊娠になるリスクも高くなる．人工授精は身体的リスクの高い技術ではないが，精子の凍結保存が可能であるため，それに伴う倫理的問題が生じている．例えば，精子の持ち主である男性の死

後，凍結しておいた精子で妊娠する例(死後生殖)，男性が不妊のため，夫婦が第三者の精子を利用して妊娠，出産する例(非配偶者間人工授精－AID)もみられ，出生児の提供者情報を知る権利などが問題となっている．

　体外受精や顕微授精では，妊娠率を上げるために，一度に子宮に移植する受精卵の数を増やすことで多胎妊娠が増加し，その対策として母体の中で胎児のいくつかを始末する減数手術が倫理的にも問題となっている．近年では減数手術の問題にも配慮して，受精卵の移植数を制限し，単胚移植（一回あたり受精卵1個しか移植しない）を推進し，多胎妊娠の防止に取り組む国が増えている．日本産科婦人科学会でも，35歳以上の女性，または2回以上続けて妊娠不成立であった場合を除き，基本的には単胚移植を奨励している．

　また現在は，受精卵や卵子の凍結も可能になったため，使用しなかった受精卵(余剰胚)を凍結し，それを他のカップルに提供する女性や，卵子の老化を懸念し，将来に備えて卵子凍結する未婚女性も登場してきている．この技術はもともとは，がん治療などによって生殖能力を失う可能性がある場合に備えて実施されていたが，日本生殖医学会は2013年11月に，晩婚化などを理由にあげて，健康な女性が卵子凍結することを容認する指針を採用した．そのほか，出産また不妊治療に使用されなかった凍結余剰胚を，研究利用のために提供する例もある．凍結余剰胚の研究利用においては，命の萌芽ともいわれる胚を利用することへの倫理的問題がある．また他者への凍結余剰胚の提供については「出生前養子」という言い方もあり，子を望むカップルに血縁のない子どもが生まれることや，子にとっては100％生物学的なつながりのある兄弟姉妹が他の家庭に生まれているという複雑さから，生まれた子の心理面に関わる問題があげられる．

　不妊治療の進歩から代理出産も登場し，世界各国でその是非が議論されている．代理母には2種類あり，依頼カップルの男性の精子を使って人工授精で女性の代わりに妊娠する女性をサロゲートマザーといい，体外受精の手技を用い，通常依頼カップルの精子と卵子(提供精子や卵子を使う場合もある)で作成した受精卵で妊娠・出産する女性をホストマザーという．サロゲートマザーと子どもは生物学的な親子であり，依頼カップルに子を引き渡す際の代理母の心理的負担を懸念する声も大きく，これが有償で行われる場合には子の売買に当たるといった見方もある．ホストマザーの場合には，カップル以外の卵子や精子を使って受精卵を作成し，それをホストマザーの子宮に移植する場合もあり，出生児にとっては生物学的な親，産みの親，社会的な親とさまざまな親ができる．親子にも提供者にも法的・心理的にも不安定さを残すと問題視されている．いずれにしても，代理母には妊娠・出産に伴うリスクがあり，代理出産の是非が問われている．日本ではまだ稀であるが，諸外国ではこうした技術を独身者や同性カップルが利用して子をもつ例もみられ，それに伴う問題も生じている．　　　　　　［仙波由加里］

4. 精子・卵子・胚の提供

　男性の不妊因子は①男性因子(造精機能障害，精路通過障害，射精障害等)，②免疫因子等があげられ，女性の不妊因子は①内分泌・排卵因子，②卵管因子，③子宮因子等があげられる．このような不妊原因により，またカップルの配偶子で体外受精などを続けても妊娠・出産が難しい場合に，第三者から配偶子（精子・卵子）や胚の提供を受けて人工授精や体外受精が行われることがある．

　配偶子・胚提供を伴う生殖医療には各国で法規制が行われている．日本では国による規制はなく，関連学会のガイドライン等が運用されている．現在(2015年11月)日本産科婦人科学会が認めているのは提供精子による人工授精であり，日本生殖医学会は提供精子・卵子を用いた体外受精を認めている．

◆精子提供　提供精子による人工授精は，配偶者間人工授精（Artificial Insemination with Husband：AIH）と対比して，非配偶者間人工授精（Artificial Insemination with Donor：AID，またはDonor Insemination：DI）と呼ばれる．日本におけるAIDは，元兵士の男性不妊増加を理由として1949年に初めて報告された．現在の精子提供の手順では，マスターベーションで採取された精子を洗浄・濃縮・凍結し，各種感染症等を検査した後，レシピエント女性の生理周期に合わせて人工授精(または体外受精・胚移植)する．日本の精子ドナーは医療系学生や医薬関係者がほとんどで，カップルや生まれた子どもに対して匿名である．

　法的な父子関係に関しては，「妻が婚姻中に懐胎した子は，夫の子と推定する」（民法第772条1項）という「嫡出推定」がある．また日本では配偶子・胚提供に関しての公的な情報管理機関がないため，カップルは生まれた子と夫の間に血縁関係がない事実を隠して，戸籍上実子としての届出が可能である．裁判例では，夫の同意のないAIDで生まれた子について，夫からの嫡出否認を認める判決がある(大阪地判平成10年12月18日・家月51巻9号p.71)．

　近年，泌尿器科における精子採取手術や，顕微授精技術の進歩により，精子提供の必要性は低下したとも言われる．近年のデータでは毎年千人前後の患者がAIDを受け，妊娠後経過不明のものも含め150人前後の子どもが生まれている(日本産科婦人科学会調べ)．海外の精子バンク等で提供を受けたものを含めれば，より多くの子どもが精子提供で生まれていると推察される．

◆卵子提供　体外受精における排卵誘発剤と卵子採取手術の開発により，卵子提供は1980年代から可能となった．体外受精の手順と同様に，卵子提供のドナーには排卵誘発剤による卵巣過剰刺激症候群発症等のリスク，採卵に伴う出血・感染症・麻酔に関するリスクが伴う．凍結技術が確立している精子と異なり，凍結

未受精卵による妊娠・出産は未だ成功率が低いため，卵子提供では凍結卵子はほとんど用いられず，利用者に合わせてそのつど提供を行う必要がある．

法的な母子関係に関しては，分娩した者を母とする判例（最高裁昭和37年4月27日判決・最高裁判所民事判例集16巻7号 p.1247）がある．よって，卵子提供を受けたカップルの女性が出産すれば，生まれた子と遺伝上の血縁がなくても戸籍上の親子関係を届出られるとされる．日本国内での卵子提供は，ごく一部の医療機関が独自のガイドラインにより妻側の親族等をドナーとして実施している．海外で卵子提供を受けたケースを含めると，国内で生まれているのは年間300人以上と推計され(厚生労働省研究班調べ)，年々増加している．卵子提供の利用者は出産年齢が40代半ば以上であることが多く，流産・早産や妊娠高血圧症候群等，母子に重大な影響が及ぶリスクが非常に高いことがわかっている．

◆胚提供　凍結余剰胚（第7章 I-3 参照）について，日本では第三者への胚移植目的の提供は認められていない．胚提供は「受精卵からの養子」とも言われるが，日本産科婦人科学会会告は問題点として「生まれてくる子の福祉」「親子関係の不明確化」をあげている．具体的には子の出自を知る権利の問題，近親婚予防の方法が現状日本ではないこと，提供者カップルにとって「自分たちの子になる可能性があったもの」に対する心理的問題(特に提供者カップルが育てる子どもに何らかの問題が起こった場合)等がある．

◆配偶子・胚の売買　国内のガイドラインは配偶子や胚の売買を禁じているが，米国の精子・卵子バンクではドナーの人種・容姿・学歴・運動能力等によって価格設定がされている．特に卵子提供に関しては国内での実施が限られ，また生まれる子と配偶子ドナーが将来接触する可能性をできるだけ減らしたいという目的で海外を目指す場合もある．受入れ国は米国(一部の州)が多いが，多額の費用がかかるため，近年はより安価なアジア各国を目指す傾向がある．

海外における配偶子・胚提供エージェントは利用者が多様化しており，同性カップルやシングルが利用するケースも多い．

◆ドナー自身の家族と提供結果　匿名ドナーは若年の学生が多いのに対し，出自を知る権利を認める国における非匿名ドナーは既婚・子持ちを含め，背景が多様である．オーストラリアの一部州のドナーは，提供した配偶子等で生まれた子に関する情報を請求できる．ドナー自身の子にとって，提供した配偶子によって生まれた子は半分兄弟姉妹であり，提供結果の情報は必要ともいわれる．またドナーの提供回数，提供後に生まれた子どもの数の制限も問題となる．　　　［遠矢和希］

【参考文献】
[1] ケン・ダニエルズ『家族をつくる　提供精子を使った人工授精で子どもを持った人たち』仙波由加里訳，人間と歴史社，2010．
[2] 毎日新聞取材班『こうのとり追って──晩産化時代の妊娠・出産』毎日新聞社，2013．

II 1. 自己決定権・生命の神聖・パーソン理解

　生殖医療に関する倫理的争点として，人工妊娠中絶（以下中絶と記す）をめぐる論争があげられる．日本では，中絶そのものをめぐっては，米国のような大きな論争はないが，中絶をめぐる倫理的争点は，胚の研究利用をめぐる問題などにも関係してくる重要な問題である．

　中絶の是非をめぐる倫理的争点は，主に次の2つである．1つは，胎児の生きる権利と，妊娠や中絶に関する女性の自己決定権との対立をどう考えるかという問題．もう1つは，胎児の道徳的地位，つまり胎児は成人と同じように生存権をもつ人格と言えるかという問題である．中絶に反対する人々の多くは，胎児は人格であり，他の権利に優先される生存権をもつと考える．反対に中絶に賛成する人々は，胎児は人格とは言えないと主張するか，あるいは人格ないしはそれに類するものであるとしても，女性の権利の方が優先されると考えるのである．

◆**自己決定権**　中絶を肯定する側の根拠の1つは，妊娠した女性自身がもつ自己決定権である．医療においては，患者の自己決定権は非常に尊重されるようになってきている（第2章1参照）．中絶に関しては，従来は，宗教的な規制や男性との力関係の中で，女性自身が中絶を決めることは難しく，法的にも禁止されることが多かった．しかし，1970年頃から，欧米各国で中絶が合法化され，米国では，1973年のロー対ウェイド事件で，妊娠中期までの中絶を法によって禁止することは女性のプライバシー権の侵害であるとし，女性の自己決定権を認め，中絶を合法化する連邦最高裁判決が下された．

　一定の期限内での中絶を，女性の権利として認める米国などとは異なり，日本や英国などの法律では，女性の決定権を常に胎児の生存権に優先させるのではなく，「身体的又は経済的理由により母体の健康を著しく害するおそれ」（母体保護法第14条）がある場合など，例外状況においてのみ，中絶を認めているのが現状である．母体の生命が妊娠の継続によって危険にさらされる場合などを考えると，胎児の生存権が他のあらゆる権利に優越するとは言いがたい．胎児，特に母体外での生存が困難な胎児の生存は，女性の体に依存しており，母体と独立にその生存権を考えることには困難もある．妊娠が女性の体の中で起こり，女性の人生やアイデンティティに大きな影響を及ぼすこと，また中絶が女性自身に大きな心理的影響を与えることをも考えれば，中絶に関する女性の自己決定権を尊重する考え方も理解しやすくなる．とはいえ，それが胎児の権利に優越すべきかどうかには議論がある．

◆**生命の神聖**　米国では現在でも，中絶を女性の権利とするプロ・チョイスの考

え方に対して，胎児の生命を神聖とし中絶を認めないプロ・ライフからの根強い批判がある．ヒト（生物学的人間）の生命は，それがたとえ胎児や胚（受精卵）であっても，人（道徳的権利をもつ人間）の生命として神聖なものであり，決して人為的に奪うことはできないと考える（第2章2参照）．したがって，中絶は，生まれる前とはいえ，子どもを殺すことだと考えるのである．こうした考えをもつ人々の多くは，その正しさを宗教的理由から頑なに信じる場合が多い．プロ・ライフ派のこうした考えは，中絶に反対するだけでなく，胚の研究利用に反対する根拠にもなる．また，宗教とは関係なく，ヒトの生命がある種神聖なものだと考える場合もある．ドイツにはヒト・クローン胚の作製や，ヒト胚の毀滅を必要とするES細胞の樹立を「ヒト胚の濫用」として禁止する胚保護法（1990）がある．これは，ヒト胚に，出生後の人間と同じ尊厳を認めるものではないが，特別な道徳的地位を認めたものと言えよう．さらに，胚を単なる物と同じように扱うことは，生命や人体の価値を軽視するものと考える一方で，胚の研究利用は認められるべきだと考える人もいるだろう．ただし，この場合には，女性の権利との対比の中で胎児の生命の価値が位置づけられたように，胚の生命の価値をどのように位置づけるのかを明確にする必要があるだろう．

◆パーソン理解　こうしたプロ・チョイスとプロ・ライフの対立の背景には，ヒトはどのような場合に人と言えるのかについての議論（パーソン論）が関係している．パーソン（権利をもつ人格），すなわち人とは何かという問題をどう考えるかによって，そもそも胎児に権利を認めるか，またどのような権利が認められるべきと考えるかが異なってくるからである．

　権利主体としての人をどう定義づけるのか．代表的な考え方として，ヒトが生存権をもつ人格であるのは，「将来にわたって生き続ける自分」という自己意識をもつ場合だとする考えがある．しかし，人をこのようなものとして理解すると，胎児だけでなく，新生児をも，人ではないものと見なすことになるため，さまざまな批判が出てくる．そのため，パーソンの条件には，周囲の他者との関係の中で人々に承認されることが必要だとする考えが提示されたりしている．この場合，例えば自己意識のない遷延性意識障害の人であっても，人として扱うことができそうだが，他方，他者との関係を定義すること自体の難しさが出てくる．その結果，人とは何かという困難な議論を棚上げにして，なぜ中絶が悪なのかを考えようとする別の議論も現れた．例えば，成人を殺すことが悪であるのは，その大切な価値ある将来を奪うからであり，胎児を殺すこともその価値ある将来を奪うものであるから，中絶は道徳的に許されないとする議論などがあげられる．

［坪井雅史］

【参考文献】
[1]　江口聡編・監訳『妊娠中絶の生命倫理――哲学者たちは何を議論したか』勁草書房，2011．

2. 選択的中絶

　選択的中絶とは，生まれる前に行った胎児の検査結果に基づいて，胎児を中絶することである．多くは，先天的疾患等の異常が見つかってもその治療ができない場合に，中絶するというケースであるが，その他にも男女の性別を根拠にした中絶，多胎の胎児の一部を中絶する減数手術などもある．その背景には，出生前診断という医療技術が開発されたことがある（第7章 I-2参照）．以前であれば，生まれてくるまで知ることができなかった胎児の性質を知ることができるようになった結果として，中絶が1つの選択肢となったのである．

　前項で述べたように，人工妊娠中絶そのものに反対する立場からは，選択的中絶ももちろん批判されるが，中絶を肯定する立場であっても，選択的中絶には批判的な考え方もある．その主要な理由は，選択的中絶が生命をその質によって選別するものだからである．生まれてくる人間を等しく尊厳をもったものと考える立場からすれば，その命に優劣を付けて，劣ったものを中絶するという行為は，差別的行為だと考えられるからである．他方，出生前診断で，胎児に重篤な障害が見つかった場合，あるいは生まれたとしても苦痛に満ちた短い生涯を送ることになると考えられる場合などは，中絶をすることの方が，生の質という点から見ても倫理的に望ましいとする考え方もある．

◆**命の選別と優生思想**　日本では，1960年代半ばから，不幸な子どもを産まない運動などと呼ばれる運動が推進された．ここでの「不幸な子ども」とは，遺伝性の精神病や脳性麻痺などの障害を負った子どもである．地方自治体が主導して，羊水検査を実施し，「不幸な子ども」が産まれないようにしようとしたのであった．この運動には，障害者団体からの強い批判が起こった．診断の対象とされる障害をもつ人から見れば，こうした運動は自分たちの存在を否定するものと受け取られたのである．この運動はその後急速に消えていくが，選択的中絶は，障害者に対する差別的な態度を表すものと理解されるようになった．

　中絶を法的に認める際に胎児の異常を条件とする条項，いわゆる胎児条項は日本の「母体保護法」（1996）には含まれていない．しかし，「母体保護法」と名前を変える前の「優生保護法」（1948）では，「不良な子孫の出生を防止する」ために，「遺伝性精神病」の患者などに対する強制的な不妊手術（優生手術）が認められていた．この法律の背後にある思想を，優生思想という．これは，生殖管理によってより良い遺伝子を残し，悪い遺伝子を増やさないようにしようとする思想である．この思想に基づいて，19世紀末から欧米諸国で優生政策がとられ，劣悪とされる遺伝資質の人々に対する婚姻禁止や不妊手術が行われ，断種法が制定されたりし

ていった．上述の運動もこうした考え方に基づいたものと言える．

　現在では，優生思想への支持はほとんどないが，選択的中絶は，個人の自己決定に基づく新たな優生思想だという考え方もある．親が自分の考えで，自由に判断して行う中絶は，従来の国家による強制的な優生政策とは別物である．しかし，個人の選択とはいえ，それが命の選別であることには間違いなく，また親が子どもを道具化するものだという指摘もある．他方，子どものために，親が最善の選択をすることは，倫理的にも良いことだとする考え方もある．なお，現在の日本では，選択的中絶は，法律上は認められていないが，「経済的理由」による母体の健康侵害などを主な理由にして，実際には広く行われている．

◆**すべり坂論**　選択的中絶は，厳密には胎児の疾患や障害の有無によってのみ行われるわけではない．重篤な伴性遺伝病の回避のために，あるいは文化的影響を受けた親の選好によって，男女の産み分けのためにも利用される．中国などでは，超音波診断に基づいた女児の選択的中絶が問題になっている．

　将来的には，障害の有無によって胎児を選択するだけではなく，親の好みの性質をもつ子どもを産むために選択的中絶が利用されることが考えられる．また，こうした問題は，選択的中絶だけでなく，胎児以前の胚（受精卵）の診断に基づく胚の選別によって，ますます容易に行われるようになるであろう．胚の選別は，胎児の中絶を必要としないため，倫理的には選択的中絶より問題が少ないと考えられるからである．例えば海外では，白血病などの病気をもつ子どもの親が，その子の治療のため，ドナーとしての適合性をもつ兄弟を産もうと考え，受精卵診断を利用した例も存在するが，その是非をめぐっては議論がある．

　このように，選択的中絶や，胚の選択は，当初は重度の障害によるリスクを軽減する目的で認められたとしても，その後は坂道を転げ落ちるように，さまざまな目的のために拡大利用されるのではないかという，すべり坂論による懸念もある．一旦生命の質による選別を認めると，親の恣意的な判断による子どもの性質の選択，いわゆるデザイナー・ベビーを認めることにもつながりかねないと考えるのである．さらに今後は，卵子の診断による選別も可能になる．卵子はヒトとは考えられないから，それを廃棄しても大きな問題はないとする意見もあるが，命の選別という意味では，同じ問題を抱えている．

　実は，こうした問題は，出生前診断によって初めて生じた問題ではない．新生児が障害をもっていた場合に，治療すれば助けられるとしても，治療をしない，もしくは治療を中止し安楽死させるといった事例が，新生児治療の発達の結果生じていた．選択的中絶の問題を考える際には，こうした背景にも考慮する必要がある．

［坪井雅史］

3. 生殖家族の懸念と子どもの福祉

◆**生殖補助医療で成立する家族**　近年，生殖補助技術を利用することで，不妊の問題を抱えながらも，子どもをもつカップルが増えてきている．こうした技術の発達は不妊夫婦にとっては福音であると言われる一方，特に第三者から提供された精子や卵子，受精卵や代理母を利用した場合には，社会的・法的・倫理的に多くの問題を伴う．

　日本では1948年から，男性不妊のために子をもつことのできない夫婦に対し，第三者から提供された精子を使う人工授精(非配偶者間人工授精：AID)が実施されてきた．そしてこの技術で，日本国内だけでもすでに1万人以上の人が生まれているといわれている．AID出生者は，父親と生物学的なつながりはないが，民法772条に「妻が婚姻中に懐胎した子は，夫の子と推定する」とあるため，提供精子で妊娠し子を分娩した妻と婚姻関係にある夫が子の実父として日本では戸籍に記載される．また卵子提供は，日本産科婦人科学会の会告で実質禁止されているが，会告には法的な拘束力はないため，1996年に姉妹間で提供卵子を使った体外受精が実施され，1997年に日本初の提供卵子による児の出生が報告されている．提供卵子を使った場合，分娩者と出生児の間には生物学的なつながりはないが，母子関係は，判例によって分娩者＝法律上の母とされているため，分娩者が出生者の実母となる．近年では，日本のいくつかの不妊クリニックでも自主的なガイドラインのもと，卵子提供を使った体外受精を実施しているが，提供者が見つからなかったり，周囲に秘密にしたい場合など，提供卵子を求めて海外に行く例も少なくない．また日本では，不妊の子どものために，父親が精子を提供したり，娘夫婦の卵子と精子でつくった受精卵で娘の母親が妊娠・出産した事例等もみられる．米国では，再婚した母親のために，実の娘が母親に卵子を提供する例も実際に起こっている．このように，第三者の介入する生殖医療が実施可能となり，家族関係をより複雑にする事態も起きている．また場合によっては，生物学的な親(提供者)，出産した親，社会的な親(育ての親)など，一人の子どもにさまざまな親が関わることもあり，そこからざまざまな問題が生じる場合もある．精子や卵子の提供者がわからない場合には，出生者の遺伝的・生物学的情報が半分欠如するため，出生者の中には不安を抱える者もいる．すなわち，出生者の出自を知る権利が保障されないという問題を引き起こしている．

◆**家族の懸念と出自を知る権利**　近年，日本国内でも諸外国でも，第三者の精子や卵子を使う生殖補助技術で生まれてきた人の中から，提供者を知りたいと声をあげる人がでてきている．そして，出生者の提供者情報を知る権利，すなわち「出

自を知る権利」の是非が世界的にも議論を呼んでいる．

　親からは，子が提供者の情報を知ることで，育ての親である社会的な父親との関係が崩れてしまうのではないかと心配する声が聞かれる．また提供者側にも，生まれた子どもが提供者の身元を知れば，自分たちのもとに突然現れるのではないかという懸念がある．その他，提供者の匿名性を排除すれば，提供者が減り，この技術を受けるチャンスが減ることを懸念する人たちもいる．一方，生まれてきた人や「出自を知る権利」を推進しようとする人たちからは，医療などでかつてよりも遺伝子情報が重視される昨今，家族の既往歴や自らの生物学的な背景が半分わからないことは，生まれた子にとって大きな不利益となる点や，生まれた当事者自らも，ルーツの半分がわからないことで，自分が何者なのかアイデンティティの形成に支障を感じること，さらに近親婚のリスクなどをあげ，提供者情報の提供の必要性を訴える声があがっている．こうした精子や卵子の提供者に報酬が支払われた場合には，人の生殖の商業化という倫理的問題に加え，生まれた人には，提供者が報酬目的で提供したこと対して複雑な思いを抱かせるかもしれない．また知り合いからの無償提供の場合には，その家族と提供者との関係に複雑さを加えることになる．

◆**子どもの福祉と情報管理システム**　諸外国には，この「出自を知る権利」を尊重し，将来的に AID 出生者が望めば，提供者を特定できる情報（非匿名情報）を提供することを法で保障する国もでてきている．そして，こうした国は情報管理のシステムも構築している．養子分野の研究では，良好な親子関係を保つためには真実告知が大事だと認識され，秘密にすることが養子のアイデンティティ形成の阻害要因にもなり，養父母が生物学的な親の情報を子どもに提供することが親子関係にもプラスの効果をもたらすという報告もある．これは，提供精子や提供卵子等を使った生殖補助技術についてもあてはまるかもしれない．

　この技術を利用しようとするカップルも精子や卵子の提供者も，その技術にともなう社会的，法的，技術的リスクを十分に踏まえたうえでその利用や提供を決断する．しかし，生まれてくる子どもには何の選択肢も決定権もない．すなわち，この技術の当事者の中で出生者が一番の弱者といえよう．これらを考慮すれば，提供精子や卵子，胚を使った技術の利用では，将来を担う子どもの福祉を優先させることが重要である．また憲法13条は「自由及び幸福追求に対する国民の権利については，公共の福祉に反しない限り，最大の尊重を必要とする」と謳っている．「出自を知る権利」は出生者の幸福追求権の一部として保障されるべきであり，それと同時に，提供者や提供を受ける者の情報管理のシステムも構築されなければならない．　　　　　　　　　　　　　　　　　　　　　　　　［仙波由加里］

II　4. 身体の資源化と身体理解

◆身体の資源化　近年，身体組織の利用が拡大し，科学研究や医学に貢献する一方で，そうした組織が持ち主の知らないところで使われ，利潤を生みだすという状況もでてきている．その1つの事例がMo細胞である．米国のジョン・ムーアというビジネスマンはある種の白血病を患い，その分野で著名な医師の診察を受けるためにカリフォルニアにある大学病院を訪れ，治療を受けた．白血病は完治したが，その後も7年間，検査を理由にムーアは医師から通院を求められ，再発を恐れるムーアはそれに応じて何度も血液検査等を受けた．実はこの医師は，ムーアの血液中の特殊な分子に関する特許をMo細胞という名前で申請し，米国企業から多額の契約金を得ることになっており，製薬会社には製品化の権利も売却していた．ムーアは，医師たちが血液だけでなく，彼の骨髄，皮膚，精液なども採取しようとするので疑いをもちはじめ，やがて自分が特許番号の対象になっていることを知ったのである．そして，ムーアは医師たちを背任ならびに窃盗の罪で訴え，裁判を起こした．1990年のカリフォルニア州最高裁判所は「患者の組織が研究に用いられる場合，医師たちは外科的処置を行う前に患者の同意を得なければいけない」という判断を示したが，そこから生じる利益は医師と企業側に属するものとし，それはベンチャー資本の投資を促し，今後の科学発展のためにも必要なものとした．しかし判事は，この判決で利潤追求のために患者の身体組織を勝手に搾取する権利についての懸念を示した．

◆自分の卵子・精子等の活用　身体組織は，莫大な利益を生む材料・資源となってきており，これら組織を扱うビジネスは，近年急成長している．不妊治療の際に採取される精子や卵子，体外受精でつくられる受精卵についても同じことが言える．このような状況の中で，治療のために採取された精子や卵子，作成された受精卵等は確実に持ち主である不妊当事者の治療のためにだけに使われているのだろうか．そうした精子・卵子，受精卵を含む身体組織が，患者の自律に配慮する形で活用されるかどうかは研究者や医療者の倫理観に頼るしかない．

欧州生殖学会（ESHRE）がまとめた2010年の欧州全体の生殖医療に関する報告をみると，欧州だけでも，提供精子による人工授精は38,124周期，提供卵子によるIVFは25,187周期実施されている．そして米国は世界でもっとも，第三者の関与する生殖医療の実施件数の多い国であるが，米国だけで，提供精子を使った生殖医療（DI）によって年間6万人も生まれていると推定され，提供卵子を使ったIVFについては2012年だけでも19,847周期，実施されている．そして米国では1980年代から第三者の関わる生殖医療がビジネスとして成立しはじめ，現在はインターネット技術が，卵子の取引ビジネスの市場を広範なものにしている．米国の大学ではよく校内紙に精子や卵子の提供者を募集する広告が掲載されてお

り，一流大学の学生や容姿や身体能力が優れているとされる学生が提供者となる場合には，通常よりも高額の報酬が支払われる．デボラ・スパーは著書の中で，全米で年間に，卵子提供に投じられる金額は38万米ドルであり，生殖産業に投じられる金額は，年間30億米ドルと見積もっている[1]．

米国のみならず，精子や卵子が売買の対象となっている国は世界各国にあり，まさに卵子や精子が資源化されているともいえる．そうした状況を示すように，2012年に厚生労働省研究班が実施した調査では，日本でも主に海外で受けた卵子提供で，年間300〜400人の子どもが生まれていると推計されている．研究班の吉村は「年間千人近い女性が卵子を求めて渡航している可能性がある」と指摘している．

しかし卵子提供者にはさまざまなリスクがあり，卵巣過剰刺激症候群（OHSS）等で実際に健康障害に直面した事例や，中には，提供後に不妊やガンになったり，インドでは2012年に提供者が死亡した事例もみられる．欧州においても，特にスペインや東欧などの若い女性たちが卵子を提供し，報酬を得ている．オーストラリア・ヴィクトリア州の卵子提供者は，18年間で42周期も卵子提供のためホルモン治療を受け，2012年，肝臓がんのために42歳で亡くなった．彼女の卵子で19人の子どもが生まれ，これが卵提供回数の世界記録だと推測されている．ヴィクトリア州では無償での卵子提供を容認し，一人が提供できるのは10家族までとしているが，彼女はインドのムンバイにも行き卵子提供していた．提供者がたとえ提供に伴うリスクを承知していたとしても，出生者の出自を知る権利，レシピエント家族との関係なども考慮すれば，一人の女性の提供できる回数には一定の制限が必要であると思われる．

また，若い女性から提供された卵子を使い，閉経を過ぎ，中には60代を越えた高齢の女性たちが妊娠・出産する例も各国にみられる．さらに英国のHFEAによれば，英国では1998年からエッグシェアリングが導入されており，2012年4月の記事によれば，近年英国において，提供卵子の約60%はエッグシェアリングだという．すなわち，英国では提供者の60%が自らも不妊患者であり，治療費を安価に抑えるために，自分の卵子を他者と共有しているのである．

このように，精子や卵子を含む身体組織に大きな利用価値が出てきている現在，自らの知らないところでそれらが勝手に活用されないようにするためには，さまざまな組織が関与し，組織の採取や保管の際の透明性の確保が不可欠である．

[仙波由加里]

【参考文献】
[1] デボラ・L. スパー『ベビー・ビジネス――生命を売買する新市場の実態』椎野淳訳，ランダムハウス講談社，2006．
[2] L. アンドルーズ・D. ネルキン『人体市場――商品化される臓器・細胞・DNA』野田亮・野田洋子訳，岩波書店，2003．
[3] 共同通信社社会部編『わが子よ――出生前診断，生殖医療，生みの親・育ての親』現代書館，2014．

> **コラム**

ヒト組織標本の保存と利用をめぐる問題

　レベッカ・スクルートは貧しい黒人女性のがん性腫瘍から取り出された細胞が，患者本人やその家族の同意がないまま研究に利用され，莫大な利益をもたらしたヒーラ細胞の事例を著書にまとめている．ヒーラ細胞（HeLa）は提供した女性，ヘンリエッタ・ラックス（Henrietta Lacks）の名前に由来する．ラックスは1951年，腹部に違和感を覚え，ジョンズ・ホプキンス大学病院を訪れたが，末期の子宮頸がんと診断され，31歳の若さで亡くなった．ジョンズ・ホプキンス大学病院では治療開始前に，ラックスの同意を得ないまま，当時珍しかったこのがん性腫瘍から細胞を採取し，それを培養した．通常，人から採取した細胞は増殖することなく死んでしまうが，彼女から採取したガン細胞はパピローマウイルスの影響で死ぬことなく増殖しつづけ，ラックスの死後60年以上経過した現在も生き続けている．ヒーラ細胞は，細胞培養技術の開発やガン研究，ポリオウイルスの検出やポリオワクチンの開発，遺伝子マッピングや体外受精等の医学の進歩にもおおいに貢献した．そしてヒーラ細胞に関する論文は6万5000件以上にものぼり，子宮頸がんの主要な原因とされるパピローマウイルスの発見で2008年にはヘラルド・ハウゼン博士にノーベル賞も贈られている．しかしヒーラ細胞はさまざまな倫理的問題を私たちに投げかけている．ラックスの死後20年以上も，遺族ですら，こうした科学研究にラックスの身体組織の一部が使われていることを知らされず，本人や遺族の了承なしに他の研究者に分け与えられたり，売買されてきた．しかしその利益は遺族には，まったく分配されていない．

　スクルートは著書のあとがきで以下のような興味深いデータを紹介している．それは米国のランド研究所が1999年，「保守的な推定値」と断った上で，米国内だけでも，1億7,800万人以上の人々から採取した3億700万件以上の組織標本が保存されており，標本の数は，毎年2,000万件ずつ増えているというものだ．米国では，「ヒト被験者保護に関する連邦政府政策」で，人を対象とするあらゆる研究についてインフォームド・コンセントを求めているというが，ヒト組織標本を使った大部分の研究は，このルールの適用外で，組織標本に特化した法律はないという．

　ヒト組織標本を使った研究において自分の身体組織が自らの知らないところで勝手に活用されないようにするためには何が重要なのだろうか．その研究がビジネスとして大きな利益をもたらす時，問題はより複雑になる．人体組織や遺伝子を特許の対象とするかどうかについては，少なくとも，企業や研究者の利益を優先するのではなく，一般市民をも巻き込んださらなる議論が必要だと思われる．

［仙波由加里］

【参考文献】
[1] R. スクルート『不死細胞ヒーラ——ヘンリエッタ・ラックスの永遠なる人生』中里京子訳，講談社，2011．

第8章

脳死・臓器移植と生命倫理

　2010年7月から臓器移植法が改正された．ドイツは，すでに1997年に，今回の改正法条文のように，脳死＝人の死とし，文書による同意か拒否，そして文書がない場合，最近親者の同意とする法律を施行した．しかし，現在1日1件ほどの心臓移植が行われているそのドイツでも，やはり臓器は不足しているのが現実である．そこで，ドイツでは，臓器提供を活発にするための施策がいろいろと考えられている．税の控除，無料での医療，疾病保険の割引，家族との長期休暇，死後の葬祭料，埋葬料の負担などのインセンティブを与えて臓器提供へと駆り立てるというものである．しかし，一方で，施策に対するこのような財政上の刺激対策は，むしろ善意の臓器提供者を減少させるのではないかという懸念がある．結局2013年に臓器移植機会の拡大を図る法改正が承認された．提供意思の有無を国民に文書で質問して提供者を掘り起こす方式が採用されることになった．　［盛永審一郎］

1. 死の定義——脳死は人間の死か

　脳死という状態が出現する以前は，人は死の三徴候により死亡宣告されていたが，人工呼吸器の出現により臨床的脳死状態が存在するようになり，脳死患者から移植のための心臓摘出を可能とするために，死の定義の再検討を迫られるに至った．死は法的にどのように定義されてきたのか．脳死と従来の三徴候による死とはどのような関係にあるか．それらを踏まえて，脳死は人間の死か否かを考える．

◆**法律上の死の定義**　死の定義は法律上規定されてこなかった．ただし，「死産の届出に関する規程」(1946年)に「死児とは出産後において，心臓膊動，随意筋の運動及び呼吸のいずれをも認めないものをいふ」との規定がある．これは死の定義を意味するのであろうか．その後，脳死からの臓器移植を可能にする「臓器の移植に関する法律」が1997年に成立し，2009年に改正されたが，死の定義に関して「死体（脳死した者の身体を含む）」(第6条)とあるだけで，死は明確に定義されていない．

◆**脳死は人間の死ではないという考え方——死の三徴候とは異なる死の概念**　これまで，いわゆる死の三徴候である，①対光反射の不可逆的消失，②呼吸の不可逆的停止，③心拍動の不可逆的停止が揃った時点で死亡が宣告されてきた．この死の三徴候により判定される死とは何を意味するだろうか．三徴候による死は全身に酸素が供給されず，全身のすべての臓器，細胞が死に至る全体死といえる．一方，脳死状態は人工呼吸器により酸素供給は保たれ，脳以外の臓器等は生命活動があり生きている．酸素供給による生命活動を重視する立場からは，脳死は従来の死の三徴候による全身の死をもたらす死の概念(全体死)とは異なり脳という一臓器の死(部分死)であり人間の死ではないことになる．

　また，従来の死の三徴候は呼吸の停止などであり，医師でない家族でも一般の人でも容易に確認できるので，死の三徴候による死亡宣告は家族にとっても受け入れやすい．一方，脳死はどうであろうか．脳波測定などの検査機器を使用して脳幹や大脳の機能の存否を確認しなければならない．脳機能を検査する専門の医師にとっても，直接には視覚などで脳機能の不可逆的停止を確認できないのである．それゆえ，脳死は「見えない死」とか「実感できない死」などとも言われるのである．このことがまた，脳死を人間の死として受け入れられない理由の1つともなる．

◆**脳死は人間の死であるという考え方——死の三徴候は脳死の判定方法の1つ**　死の三徴候は次のような見方をすれば脳死の判定基準の1つとして捉えることが

可能となる．そのことにより，従来の三徴候による死も実は，脳死を人の死とした上での死の判定方法であったと考えることができる．死の三徴候の1つである対光反射の不可逆的停止は，脳幹の対光反射中枢の機能が不可逆的に消失している状態であり，呼吸の不可逆的停止は脳幹にある呼吸中枢機能の不可逆的消失を意味するのである．脳幹にあるこれら2つの機能が不可逆的に機能していないことは脳幹が相当傷害を受けていると予測可能である．そして，心拍動の不可逆的停止により脳全体への酸素供給が途絶することで脳のすべての細胞が死に至ることになる．ということから，従来の三徴候による死の判定方法は，脳死を判定する1つの方法であったと解釈することができる．このような考え方を採用するスウェーデンでは，死の定義とその判定方法を明確に区別して「全脳機能の不可逆停止」を死の定義とし，脳死判定方法として死の三徴候法と，脳波などの生理学的機能の検査を機器で行う方法の2つが存在する．

◆**2つの脳死判定方法の相違——十分条件か必要条件か** 死の三徴候法と機器による脳死判定法の相違には，死が実感できるか否かという点以外にもある．死の三徴候の1つである心拍動の不可逆的停止は，脳全体への酸素供給が断たれることで脳の全細胞の死をもたらす．そのため死の三徴候法は脳死判定方法として十分条件を満たすことになる．他の検査をする必要はない．一方，機器による生理学的脳機能検査はどうだろうか．この検査は脳幹の聴覚中枢検査など現在解明されているいくつかの脳幹機能や脳波を調べる検査であり，脳ホルモン分泌などの間脳の機能は検査をしない．また現在，未知ではあるが脳機能の存在する可能性がある．しかし，その機能の検査は不可能である．以上のように機器による生理学的脳死検査は必要条件に過ぎず，十分な条件とはなっていない．一方，脳死の定義を「統合機能としての脳機能が不可逆的に喪失している状態」とすれば，統合機能に関わらない機能が残っていても問題とはならない，との考えもある．

◆**脳死の再考** 脳死を人の死とする考え方の1つに代替不可能説がある．この説からは，人工物で代替できるものは脳死判定基準とはなりえないと考えられる．例えば，人工呼吸器が呼吸中枢を代替していると考えると，人工的ではあるが呼吸中枢機能は残っていることになる．今後の脳科学や情報処理技術等のますますの進歩により，対光反射や聴覚反射などの脳幹機能は人工物で代替可能となるだろう．となると，代替可能な機能を判定から除外すると，大脳機能つまり精神機能の存否が判定基準として登場し，大脳死が死の定義となる可能性が高まる．大脳機能が喪失している植物状態も人間の死の範疇に入れるべきか否かなど，再び人の死とは何か，脳死（大脳死）は人の死かなどが社会的に議論される時代が到来するであろう．

[黒須三惠]

【参考文献】
[1] 黒須三惠『臓器移植法を考える』信山社，1994．

2. 脳死と現代医療における死の意味

　人工呼吸器が開発され，重篤な脳障害患者でも救命が可能となった．その一方で，人工呼吸器の装着下では自発呼吸も意識もない脳死状態が出現するようになった．私たちは脳死にどんな意味づけをしているだろうか．また現代医療における死の意味に脳死はどんな影響を及ぼしているだろうか．

◆**臓器提供としての脳死**　脳死といえば多くの一般人は，臓器移植を想起するだろう．頭部外傷に対する最善の治療をしても臨床的脳死に至ることがある．そのような場合に患者の家族は臓器提供の機会があることが主治医から知らされ，さらに詳しいことを知りたい場合は移植コーディネーターから情報を得ることができる．家族は患者本人の臓器提供意思について，ドナーカードや日記などのメモの存否を調べることになる．ドナーカードで臓器提供の意思が確認され家族も臓器提供に同意すると，自発呼吸の有無を調べる無呼吸検査も含めた検査が実施され，脳死と判定され死亡の宣告となる．だが，家族は脳死による死亡を告げられても，脳機能の不可逆的停止は実感できない上に，心臓や肺は動いているのだから，家族にとって脳死による死の受容は容易ではないだろう．

　死亡宣告後，移植のためにより新鮮に臓器を保つよう処置がなされ，臓器摘出に向けて医療現場は慌ただしくなる．臓器の摘出が終わるまで家族はどのような気持ちでいるのだろうか．家族にとって死の受容や死の看取りは臓器摘出が終了するまで困難な状況となるだろう．小児からの臓器提供の場合，本人からの臓器提供についての意思を事前に確認することは困難で，乳幼児ではそれは不可能なため親が判断することになる．親の意思での臓器提供は子どものためだったのではなく親の癒しのためだったのではないか，などと提供後5年10年経っても親に悩みをもたらすことがある．

◆**脳死と臨床的脳死**　患者が脳死状態になるのは非常に稀なことであり，一般の多くの人々は脳死状態の患者をほとんど直接見たことはないだろう．頭部外傷やくも膜下出血などの脳内出血などで治療のかいもなく一部の患者が「臨床的」脳死状態となる．この臨床的脳死状態とは，数種の脳幹機能検査と大脳機能を調べる脳波検査を行い，それらの機能が不可逆的に停止していることが確認された状態である．人工呼吸器を外して自発呼吸の有無を調べる無呼吸検査は実施していないので，脳死に至っているかどうかは不明である．臓器提供する場合には，無呼吸検査により自発呼吸が不可逆的に停止していることも確認して初めて脳死と断定される．

◆**終末期状態としての臨床的脳死**　臓器提供しない場合は脳死がどのような意味をもたらすだろうか．脳内出血などで病院に運ばれ，救命治療を受け一命は取り

留めたものの，意識は戻らず，脳死に近い状態や，臨床的脳死と医師から告げられる場合がある．家族は脳死の「死」という言葉から，死が避けられない，死がそう遠くない時期に訪れるという感覚をもたされるだろう．臨床的脳死状態が1か月，2か月と長引くにつれ，人工呼吸器で維持されている状態は機械で無理矢理に生かしているのだから本人の生命の尊厳を傷つけるものだ，と考える家族が多くなるだろう．そして，そのような状態を維持している措置は「延命」のためだけなので中止してほしいと申し出る家族もいるだろう．脳死が延命治療についての問題をも引き起こす．脳死は，人の死か否かの問題以前に終末期の問題をも提起するのである．

◆**現代医療における死の意味**　診断や治療の開発により，また生命維持装置などの発達により，現代医療においては亡くなり方が大きく4通りに分けられるようになってきた．①がん治療などのように，次第に治療効果がなくなり死亡する場合，②生命維持処置を受ければ延命可能だが，それらを利用することなく死に至る場合(尊厳死)，③延命のための生命維持措置を受けて死に至る場合，④病からの回復の望みもなく，心身の苦しみから解放されたいがために安楽死を望む場合の4通りがある．治療法が非常に限られていた昔とは異なり，多様な医療技術の出現により，死への道程を選べるようになった．どこでどのように死を迎えるのか，見方を変えれば生をどのように終えるのかを事前に考え，自分の意向を家族や医療者に示しておく必要に私たちは迫られている．

◆**脳死は医療における死の意味へ何をもたらすか**　「脳死」という言葉は，人間の死を身体の「部分の死」へと還元した．これまで「心臓死」という言葉によって死は三徴候によるわかりやすい，感覚的にも受け入れやすい表現として存在していたのである．「心臓死」は心臓という身体の部分死を意味しているわけではない．心臓が不可逆的に停止するとは全身に酸素が供給されず，すべての細胞が早晩死に至ることを誰でも理解することができるし，心拍動の停止は誰にでも確認できる．だから心臓死という言葉が使われてきたのである．部分死として脳死が広く受け入れられた場合，すべり坂論(法)により危惧されるように，脳全体の死である全脳死から，その一部である精神機能をもつ大脳の死である大脳死へと変更されかねない．そうなると大脳機能が喪失している植物状態の患者は，死が宣告され死者として扱われることになる．

　大脳の精神機能を重視する考え方は，ますます強まるだろう．種々の人工臓器の開発や，脳科学・情報処理技術の発展による人工知能の高度化などにより，脳幹機能が人工物で代替され，視覚や聴覚の受容器も人工物で代替され，大脳内の神経伝達の一部が人工物で代替されるにつれ，人間の死とは何か，脳死とは何かが，1980年代に脳死臓器移植の論議の際に問われたように，再び問われるだろう．

［黒須三惠］

3. 臓器移植は許されるか

　臓器移植は腎臓・心臓など種々の臓器で実施されているが，なぜ許されているのか．親の同意があれば乳幼児からも提供できるのはどうしてか．臓器は誰のものか．臓器移植は社会に何をもたらすだろうか．

◆臓器移植の歴史　1949 年に死体の眼球から角膜をとり，失明した人への移植がなされた．その後アイバンクが各地に設立され，無償の臓器提供を前提に公平な臓器配分などのための制度が徐々に整備された．1958 年に「角膜移植に関する法律」が成立し，1979 年には「角膜及び腎臓の移植に関する法律」に改正された．

　日本初の心臓移植は，1968 年に札幌医科大学で和田寿郎教授のもと実施された．患者は 83 日目に死亡したがその後，死の判定などをめぐり和田心臓移植事件へと展開した．海で溺れた男子大学生が「脳死」と判定され心臓移植のドナーとなったが，適切な救急治療が行われたのか，脳死判定は正しく実施されたのか，移植を受けた患者は心臓移植を受ける必要があったのかなどの疑義が指摘された．和田教授は殺人罪で漢方医らから告発されたが嫌疑不十分で不起訴となった．

◆移植を許容する要件　臓器提供による死体からの移植が徐々に許容されてきたが，それは次のような条件のもとである．①提供者本人の生前の提供意思，②提供者の遺族の承諾，③無償の臓器提供，④匿名による臓器提供，⑤提供先を指定できない，⑥移植が患者の利益となる，⑦専門家内で臓器移植が認められ，適切な移植技術が提供可能である，⑧患者は十分な説明を受けてよく理解し納得した上で移植を受けることに同意する．これらの要件を満たしても，臓器移植を認められないとする理由はなにかあるだろうか．死後に自分の身体を傷つけられたくない，病気でも臓器移植までして長生きしたくない人もいるだろう．一方，病に苦しんでいる患者に自分の臓器を死後提供したい人がいて，臓器移植手術を受けたい患者もいて，適切な移植手術が可能な医療体制が存在しても，臓器移植は認められないとすることは困難だろう．

◆臓器は誰の「もの」か　移植のために臓器提供することは法的にも許されているが，ではどうして提供できるのか．臓器は誰の「もの」なのか．次のようないくつかの考え方ができる．①本人の「もの」である．臓器移植法の改正される以前は，臓器提供できる年齢は 15 歳以上となっていた．これは遺言可能な年齢が 15 歳以上だったからである．自分の身体と精神を切り離すことはできない．生きている間，常に身体や臓器は自分の「もの」という意識でいるのが一般的だろう．②遺族のものである．臓器移植法が 2009 年に改正され，改正前は臓器提供は 15 歳以上であったが，生前に本人の拒否の意思表示がなければ遺族が提供できるよう

になった．改正前は，小児からの臓器提供は不可能であったから，それを可能とするために遺族の同意での提供を容認したのである．遺族同意で可能とするのは，両親のもとで誕生し，家族が育ててきた小児の命であるからであろう．

◆**臓器移植の問題点および課題**　他人の臓器に依存する臓器移植には次のような問題がある．①他人の臓器に頼る限り臓器不足は解消することはないだろう．なぜなら，免疫抑制剤などの移植に関する技術が向上すればするほど，移植に頼る患者が多くなるが，一方，治療が向上すれば，特に脳死の場合，臓器提供可能な対象患者は減少するからである．②死者からの臓器提供による移植の場合，移植希望の患者が他者の死を待ち望む，という非倫理的な状況を作り出す．③生体間臓器移植の場合，夫婦間や家族内に臓器提供に関する心理的葛藤を引き起こす．④臓器提供する患者に対して，死亡宣告前から摘出臓器をより新鮮な状態に保つための処置など，患者本人に利益にならない行為が行われる．例えば臓器を冷却する為に低温還流が行われるが，これは死を早めかねない．⑤家族にとっては静かに臨終を迎えさせたいが，特に脳死状態の場合は死を受容する看取りが困難となりかねない．⑥臓器提供した親に対する心のケアの対策が必要である．親の判断で小児からの臓器提供が可能となったが，提供した親は，子のことを考えてのことだったのか，自己満足だったのではないかと苦悶することがあるからである．⑦無償で提供された臓器に処理費や人件費という名目で価格がつき売買され，移植関連の産業や医療機関に大きな利益をもたらしている．⑧臓器提供は自発的な行為であるにもかかわらず，提供したくない人は意思表示を強制される．このように臓器移植は問題の多い医療であり，再生医療の実現までの過渡期の医療ともいえる．

◆**人体の部品化と「商品化」——人間の尊厳はどうなるか**　皮膚移植や眼球からの角膜移植で開始された移植は，腎臓・心臓・肝臓・肺臓・腸・膵臓などほとんどすべての臓器や骨などを対象に行われている．人の身体は部品化され，移植用の資源として機能している．また，無償提供された臓器に価格がつき売買され，移植関連企業が大きな利益を得ている．上記「臓器移植の問題点」で指摘したことを含め，患者および死者の尊厳が移植医療においては脅かされかねないのである．ドナーカードの他に免許証や健康保険証で臓器提供に関する意思表示が可能となったが，死体からの臓器提供はこの30年はほとんど変化がない．むしろ，臓器移植法の改正で議論していた10年程前より，臓器提供は減少している．これは，死後も親などの身内の身体に傷をつけたくない，そっとしておきたいという遺体観は変化していないことを示すものだろう．移植医療は重篤な患者を救うが，一方，提供したくない人に意思表示を強制し，移植を願う患者に他者の死を期待させることになる．このように移植医療のもつ，人間の尊厳に反するようなこうした側面からみても臓器提供は依然として増えていかないであろう．　　［黒須三惠］

4. ドナーと意思決定

◆臓器は誰のものか　臓器提供に関わる意思表示は，承諾意思表示方式と反対意思表示方式に大別できる．承諾意思表示方式では死者本人の生前の提供意思に基づき，臓器を摘出できる．この方式では，本人の意思次第で救える命が生じるため，臓器提供は「いのちの贈りもの」，愛の行為などの言葉で推進されることになる．一方，反対意思表示方式では，死者の臓器は社会が共有する資源と捉えられ，本人が生前に提供を拒否する意思表示をしていない限り，臓器は摘出可能とみなされる．

◆本人の意思　日本の臓器移植法は基本的理念として，提供者の意思の尊重，任意の提供をあげており，承諾意思表示方式に基づいていると解釈できる．臓器提供の意思表示は自分の死後，自分の臓器でもって重い病気に苦しむ人を助けたいという意思の表れであろう．臓器提供は匿名，無償で行われ，見返りもない．それゆえ，臓器提供は人生最後のボランティアといわれることもある．

　臓器移植法は2009年に改正され（2010年より施行），本人が提供を拒否していない限り，家族の承諾があれば臓器摘出が可能となった．改正の意図は臓器提供数を増やすことにあり，実際，脳死下での臓器提供数は大幅に増加した．移植医療はいずれ再生医療に取って替わられる過渡期の医療だとしても，現段階では臓器移植でしか助かる方法がない患者がいる以上，いっそう推進すべき医療である．しかし，臓器提供はあくまで任意である．臓器移植法に，臓器は人道的精神に基づいて提供されるものと明記されているが，提供拒否の意思を「非人道的」と非難することはできない．提供の意思と同様，拒否の意思も尊重されなければならない．ドナーカードは臓器提供の意思を表すカードと理解されがちであるが，カードには提供拒否の旨を記入する欄もある．本人の意思が不明の場合，家族の承諾により臓器摘出が行われる可能性があることを踏まえると，ドナーカードは提供拒否の意思表示をするカードでもあることを改めて認識する必要がある．なお，拒否の意思表示は口頭であっても有効とされている．

◆家族の承諾　臓器移植法では本人の提供意思がある場合でも，家族が拒否しないことを臓器摘出の要件としている．本人の意思よりも家族の意思が優先されることについては異論もあるが，たとえ本人の提供意思があったとしても，臓器提供を拒む家族の心情を踏みにじってまで臓器を摘出することはできないであろう．最終的な決断は家族に委ねられている．提供拒否という家族の決断は尊重されるべきである．

　臓器提供の適応となる者は突然の脳出血や交通事故などの場合が多い．家族は

突然の出来事に悲嘆しつつも，医療者から臓器提供の意思確認(選択肢提示)をされたり，自ら申し出たりして臓器提供と向き合うようになる．その際，本人の提供意思があれば，提供の承諾は本人の希望を叶えることになるが，承諾すると肉親の死を認めることになることや，身体にメスを入れることへの抵抗などから，家族は苦悩することになる．ましてや，本人の意思が不明の場合や，小さな子どもが脳死になった場合，家族はいっそう苦悩することになる．誰かの命を救うことができる，誰かの身体のなかで生き続けることができる，等々の思いから，臓器提供を承諾しても，本当によかったのかという疑念をいつまでも拭いきれない家族もいる．ドナー家族がレシピエントと個人的に交流することは種々のトラブルを回避するため，制度上できないが，移植コーディネーターを介してレシピエントから手紙を受け取ることや，レシピエントとの交流の場に参加し，レシピエントの話を聞くことはできる．こうした機会は，ドナー家族が疑念を拭い，自らの決断が間違っていなかったことに確信を抱く契機となるものである．

◆**生体ドナーの意思決定**　日本では1997年に臓器移植法が制定されるまで，脳死臓器移植の実施が困難であった．そのため，健康な人(生体ドナー)から臓器を移植する生体間移植が中心となって，移植医療が発達してきた．今日においても，肝移植や腎移植では生体間移植が大半を占めている．ドナーにとっては移植手術のリスクもあるし，手術後，合併症で苦しむこともあり，生体間移植は身体面では不利益しかもたらさない．それでも，レシピエントの救命やQOLの向上を願ってドナーとなる．

　生体ドナーは通常，家族・親族に限定される．しかも，レシピエントとの関係や医学的な適応基準などから，ドナー候補者は自ずと限られてくる．ドナー候補者はドナーになることへの強制や心理的な圧力を受けやすい．ドナーになることをレシピエントや他の家族・親族から直接に要望された例もある．その一方で，ドナー候補者がレシピエントと別世帯である場合，ドナー候補者の家族からドナーになってほしくないと要望されることもある．ドナー候補者は，誰がドナーになるのかをめぐって家族・親族間で生じるさまざまな思惑や葛藤のなかで，ドナーになる意思決定を行っている．もちろん，多くのドナーは自発的に臓器を提供しているであろうが，なかには内心では提供したくないと思いつつも，今後も関係が続く家族・親族であるがゆえに拒否できないケースもある．また，ドナーになりたくないことを言い出せないため，医学的に適合しないと医師から偽りの説明をしてもらう，といったケースもあるという．

　生体間移植の実施に際して何よりも留意すべきことはドナーの保護である．ドナーを保護していくためには，ドナー候補者の意思決定を支援するシステムの整備，ドナーの提供意思の任意性・自発性を第三者が確認することの徹底などが求められる．

〔池辺　寧〕

5. 生体間移植の歴史と現状

　生体間移植は，生きている健康な人から移植用の臓器を摘出するため，臓器提供にとっては身体的侵襲となる．臓器摘出後の合併症の危険性があるにもかかわらず，生体間移植は腎臓から肝臓などへ拡大してきた．生体間移植の歴史と現状と課題について考える．

◆**生体間移植の歴史**　生体間移植は身体に2つある臓器の片方を移植する腎臓の移植で開始された．その後，免疫抑制剤の開発とともに現在では肝臓，肺臓，膵臓，小腸の各一部の移植も実施されるようになった．世界初の生体間移植成功例は1954年米国で行われた一卵性双子間での生体間腎移植であった．日本初の生体間移植は1964年に行われた腎臓移植である．その後，肝臓の生体間移植が1988年にブラジルで世界で初めて行われた．日本初は1989年に親の肝臓が子どもに移植された例である．初期の臓器提供者は，強力な免疫抑制剤がなく遺伝的に近い親や兄弟姉妹であった．その後，免疫抑制剤も改良され配偶者などの非血縁者も臓器提供が可能となっている．

◆**日本の特徴**　日本の生体間臓器移植の特徴は，死体からの臓器提供が非常に少ないために，生者からの臓器提供に頼っていることである．例えば腎臓移植では，2013年の生体腎臓移植が1431例，死体腎臓移植が155例（その内，脳死からが67例）と生体腎臓移植が約90％を占めている．同様に肝臓移植も，生体肝臓移植が369件で死体肝臓移植は39例（脳死からの提供）と約90％が生体肝臓移植である．一方，移植先進国米国では，腎臓移植が年間6500件程で生体腎臓移植は全体の4％の250件程である．日本では脳死者からの臓器提供による臓器移植が1997年の臓器移植法成立により可能となった．しかし，事前に臓器提供の意思表示をしている人が少なく，法の施行から10年間の脳死ドナーは50例に過ぎなかった．

　そこで臓器提供を増やすために2009年に法が改正され，本人が臓器提供の拒否を表明していない限り家族の同意でも提供が可能となった．法改正前の脳死ドナーは年間10例前後であったが改正後は40例前後と4倍程増加した．一方，脳死以外からの臓器提供はむしろ減少し近年では年間150件程である．慢性の腎臓や肝臓等の病者を抱える家族にとっては自分が臓器提供をするべきか，苦渋の選択を迫られる状況が続いている．

◆**問題事例**　2003年に京都大学病院で肝臓提供した母親が死亡した．日本でドナーが死亡する初めての事例であった．娘のために肝臓提供したが，その後肝機能が悪くなり別の患者から肝臓移植（ドミノ移植）を受けたが死亡するに至った．

母親は非アルコール性脂肪肝炎を患っていたのでドナーとしては不適格であったことが判明した．2011年には開業医が暴力団の仲介を得て，虚偽の養子縁組をして親族間の生体間腎臓移植を装い1,000万円を支払って移植を受けようとして逮捕された．この事件などにより，臓器移植法の運用指針が改正され，生体間移植に関する項目（下記参照）が新たに追加された．

◆**法制度や学会の指針**　生体間移植に関しては法律での規定はないが，「「臓器の移植に関する法律」の運用に関する指針（ガイドライン）」（第13）は，生体間移植を「健常な提供者に侵襲を及ぼすことから，やむを得ない場合に例外として実施されるものである」としている．具体的には，①臓器提供の任意性を家族および移植医療に関与しない者であって，提供者の自由意思を適切に確認できる者により確認すること．②提供者に，摘出術の内容を文書により説明し，臓器提供に伴う危険性や移植術を受ける者の推定される成功の可能性を説明し，書面で提供の同意を得る．③移植術を受ける者に，移植術の内容，効果及び危険性を説明し書面で同意を得る．その際に，臓器提供者における臓器提供に伴う危険性についても説明する．④臓器提供者が親族の場合は，公的証明書により親族関係及び当該親族本人であることを確認する．それが不可能な場合は当該施設の倫理委員会等で関係資料に基づき確認する．⑤親族以外の第三者からの臓器提供の場合は，当該施設の倫理委員会等で，有償性の回避及び任意性の確保に配慮し，症例ごとに個別に審査し承認を得る．⑥病気腎移植については，現時点では医学的に妥当性がないとされているので，有効性及び安全性が予測されるときの臨床研究として行う以外は禁止する．⑦ドミノ移植については，摘出術の内容の文書による説明と，臓器提供に伴う危険性及び移植術を受ける者の推定される成功の可能性について説明し，書面で提供の同意を得ること，としている．日本移植学会は「日本移植学会倫理指針」で，上記指針の内容以外に「生体ドナーの場合は，臓器提供後，ドナーの生涯にわたる健康管理等のケアが保証される必要がある」と謳っている．

◆**生体間移植の問題**　臓器提供者は臓器摘出後に合併症に苦しむことや，将来の健康に不安を生じるために，提供後の生涯にわたって臓器提供者の心身への健康を保証しなければならない．また，生体間移植は多くが配偶者間や家族間で行われるため，お互いが身近な関係であることで，臓器提供するべきか否か，患者にとっては提供を家族に期待したいなど相互に心理的な影響を及ぼす．移植後においても，提供者の健康がおもわしくなかったり，臓器移植を受けても患者の容態がよくない場合などで家族関係が悪化することもある．このようなことから十分な理解に基づく臓器提供の任意性をいかに担保するかが課題である．生体間移植はあくまでも他の代替手段がない場合の例外的なものであることを認識するべきである．

[黒須三惠]

6. 日本における臓器移植に関する法律

◆臓器移植法（1997年）成立への動き　臓器移植に関する日本で最初の法律は，1958年に制定された「角膜移植法」であった．その後1979年に，死体から眼球と腎臓を摘出することの適法性を定めた「角膜腎臓移植法」が制定された．1980年代に入ると，効果の高い免疫抑制剤が普及することで，脳死下での臓器移植の動きが先進諸国で広まってくる．こうした動きのなか，日本では1994年に，(1)脳死を人の死と認め，(2)本人の意思が不明の場合は家族の意思で臓器提供を認める，これらを内容とした臓器移植法案が国会に提出されたが，1996年9月の衆議院解散によって廃案となった．1997年4月，上記の(1)が「脳死判定は臓器提供の場合に限」り，「本人による脳死判定の意思表示を必要とする」へと修正され，(2)が「本人による臓器提供の意思表示を必要とする」へと修正され，参議院で可決された．こうして1997年6月に，「臓器移植法（「臓器の移植に関する法律」）」が成立し，同年10月16日から施行されることになった．

　同法では，脳死を必ずしも人の死としない立場への配慮がなされ，また本人や家族による臓器提供の意思が尊重されている．同法第二条には次の4つの基本的理念，(1)提供者の意思の尊重，(2)提供者の意思の任意性，(3)人道的精神に基づく提供と，臓器を必要とする者への適切な移植，(4)移植の機会の公平性，これらが掲げられている．とはいえ臓器提供件数は，1999年2月28日に法施行後最初の臓器提供が行われてから，2010年7月17日の改正法の施行まで，86件と期待されたほど多くは実施されなかった（内1件は提供に至らず）．その理由には後述するように，臓器の摘出，移植に際して，「特別にせまい承諾意思表示方式」がとられていたこともあげられる．

◆2009年の改正　「臓器移植法」はその後，2009年に改正され，2010年7月17日に施行された．主な変更点は以下である．
(1)　臓器摘出の要件として，本人が脳死判定を拒否する意思表示をしていない場合に，遺族・家族が書面により承諾することで臓器提供が行えるようになった．旧法では，脳死判定と臓器提供に関して，本人の承諾意思表示と家族の不拒否を求める厳格なものであった（「特別にせまい承諾意思表示方式」）．2009年の改正でこうした条件が，「ひろい承諾意思表示方式」に変ったといえる．とはいえ法改正によって，脳死が人の死と法的に認められたわけではないことにも注意が必要である．むしろ法改正によって，旧法における脳死者の身体の定義から「その身体から移植術に使用されるための臓器が摘出されることとなる者」という文言が削除され，単に「脳幹を含む全脳の機能が不可逆的に停止するに至ったと判定さ

れた者の身体」とされることで，脳死判定を踏まえた臓器移植に関する手続きを定める法律としての「臓器移植法」の性格が明確にされたといえる．

(2) 親族への優先的な臓器提供が認められた．こうしたことは諸外国の「臓器移植法」には見当たらない．というのも，提供先をあらかじめ指定しそれを認めることは，提供臓器の配分の公平性に抵触すると考えられるからである．実際に2009年の改正では，この点についての配慮に欠けているという批判もなされた．また，2010年8月の親族優先による提供第2例目において，日本アイバンク協会がその事実を公表しなかったことから，移植医療の透明性にも疑問が投げかけられている[1]．

(3) 子どもの臓器移植に関して，遺族・家族が書面で承諾することにより，15歳未満の人からも脳死下での臓器提供が可能になった．脳死判定を受けた最初の15歳未満からの臓器提供が行われたのは，法施行の翌年（2011年）になってからであった（6歳未満の児童からの最初の臓器提供は2012年6月）．また，2015年12月19日に行われた15歳未満の脳死判定による移植は10例目であった．これは，6歳以上10歳未満の男児が2015年12月16日に脳死判定され，その家族が臓器提供に承諾したもので，提供者の肺，膵臓，腎臓がそれぞれ，10代男性，10歳未満の女児，60代男性と50代女性に移植された．15歳未満の人からの臓器提供が遅れた背景には，遺族・家族が臓器提供を望まない場合もあることがあげられる．愛するわが子の死を認め，さらに臓器摘出に同意することは，残される遺族・家族にとって過酷な体験であり，大きな苦悩にもなる．臓器提供に同意した場合でも，わが子の体の一部が生き続けてほしいという遺族・家族の願いが込められていることもある．また別の背景として児童虐待の問題も指摘されている．警察庁による集計では，虐待または無理心中による死亡児童数は近年減少傾向にあるが，児童虐待の相談件数は増えている（厚生労働省の報告では，2013［平成25］年度に過去最高の73,765件に上った）．「臓器移植法」附則では，虐待を受けて死亡した児童から臓器提供をしないよう，医療従事者に対応策を講じるよう検討が促された．これを受けて，日本子ども虐待医学会は「脳死下臓器提供者から被虐待児を除外するマニュアル」を公認している．同マニュアルは2015年の段階でVer.4まで改定され，チェックリストに従って脳死下臓器提供者から被虐待児を除外する手順が示されている．こうしたガイドラインを検討，作成しつつ，医療チームが虐待への正しい認識と発見能力を持ち，公的な監視チームによる評価体制が整備されることが期待されている． ［中山純一］

【参考文献】
[1] 橳島次郎「外国の移植事情」倉持武・丸山英二編『脳死・移植医療』（シリーズ生命倫理学第3巻）丸善出版，2012．
[2] 厚生労働省健康局 疾病対策課臓器移植対策室監修『逐条解説 臓器移植法』中央法規出版，2012．

7. 世界の脳死と臓器移植に関する法律

◆**死の定義**　1971年，フィンランドにおいて脳死を人の死とすることが世界で初めて法的に認められた．法的には認めていなくても実質的に人の死と見なしている国を含めれば，今日ではほとんどの国が脳死を人の死としている．例えばドイツの臓器・組織移植法は，脳死を人の死と定義していないが，大脳・小脳・脳幹の全機能の最終的で回復不可能な消失(すなわち全脳死)が確認されない限り臓器摘出は許されないとすることで，脳死を人の死として受け入れている．脳死を人の死と見なしていない国はパキスタンなど，ごくわずかである．

　脳死は全脳死と脳幹死に分けられる．前述のドイツのほか，日本をはじめ，米国，フランス，スペインなど，多くの国は全脳死を採用している．一方，脳幹死を採用している国は英国，フィンランド，ポルトガルなどである．ベルギーは死の定義を「最新の科学に基づき決定する」としているが，医学会の定義に基づき，現在は脳死を人の死としている．

◆**意思表示の方式**　臓器提供に関わる意思表示は，承諾意思表示方式（オプト・イン方式，明示的同意方式）と反対意思表示方式(オプト・アウト方式，推定同意方式）に大別できる．承諾意思表示方式を採用している国は米国や韓国などである．この方式を採用する国の多くは本人の意思が不明の場合，臓器提供数を増やすために遺族の承諾に基づき臓器摘出を認めている．臓器提供数が一番多い国は米国である．その米国においても慢性的なドナー不足は続いている．そこで米国では，臓器提供の促進を意図して，2006年に「統一死体提供法」が改定された．「統一死体提供法」とは，死体からの臓器・組織・眼球の提供について規定した法律である．法律上は従来から，本人の提供意思があれば遺族の承諾の有無にかかわらず臓器摘出は可能であったが，実際には遺族が拒否した場合，臓器摘出を行っていなかった．このような事態を回避するため，改定された「統一死体提供法」では，本人の提供意思は遺族の拒否によっては覆されないことが明記された．

　欧州諸国では英国などが承諾意思表示方式を採用しているが，他の多くの国では反対意思表示方式を採用している．これは，欧州評議会が1978年に「死後の臓器提供方式を欧州全体で推定同意方式に統一する」と提言したことに基づいている．この方式を採用する国のなかには，フランスやスペインなどのように遺族が提供を拒否している場合は臓器を摘出できない国もあるが，オーストリアのように本人が事前に提供拒否の意思表示をしていない限り，遺族が拒否しても臓器摘出を認める国もある．一般に反対意思表示方式を採用している国のほうが臓器提供数は多い．オーストリアのように反対意思表示方式に変更したことによって，

臓器提供数が増加した国もある．だが，臓器提供数はその国の医療体制など，他の要因も関係するため，反対意思表示方式への変更が臓器提供数の増加に直接につながるとは限らない．

◆スペイン・モデル　スペインでは1979年に臓器移植法が制定されたが，臓器提供数は増えなかった．そこで1989年，臓器提供数を増加させる目的で，国立臓器移植機関が設立された．国立臓器移植機関は，臓器提供が少ない原因は潜在的ドナーを臓器提供に結びつけることができていないことにあると分析した．この分析に基づいて，国立臓器移植機関は臓器提供病院に，臓器提供の全プロセスを扱う権限と責任を有する院内コーディネーターを配置した．院内コーディネーターの主な職務は潜在的ドナーの確認，脳死判定の円滑化，ドナーの全身管理，ドナーの家族への臓器提供の選択肢の提示，臓器移植ネットワークとの連絡などである．国立臓器移植機関はさらに国家的ネットワークの構築，臓器提供病院における臓器提供プロセスの分析・改善，臓器提供に関わる医療専門職への教育，国民への啓発活動などにも取り組んだ．その結果，スペインは今日，人口100万人あたりの死体からの臓器提供数(脳死下，心停止下の合計)が世界で最も多い国となった．スペインの取り組みはスペイン・モデルと呼ばれ，イタリアなど他の国にも導入されている．

◆生体間移植　韓国は日本同様，生体間移植への依存度が高い国であるが，臓器移植法のなかに生体間移植に関する詳細な規定を設けている．それによると，16歳未満の者（骨髄移植を除く），妊婦および出産後まだ3か月が経過していない者などはドナーになれない．16歳以上の未成年者は配偶者，直系尊卑属，兄弟姉妹，または4親等内の親族に臓器を提供できる．16歳以上の者は(未成年者は前述の制限を受ける)，所定の手続きをとることでレシピエントを指定できる．

　欧州諸国は一般に生体間移植への依存度が低い．なかでも低いのはフランスであるが，フランスにおいても生命倫理関連法のなかに生体間移植に関する規定が設けられている．それによると，ドナーになれる者は原則として父母であるが，国の専門委員会の許可が得られれば，配偶者や兄弟姉妹，子ども，祖父母，おじ，おば，いとこなどの親族，さらに血縁関係がなくても2年以上の同居歴がある者もドナーになることができる．生命倫理関連法は2011年に改正され，ドナー交換移植も容認された．ドナー交換移植は，他の欧州諸国や韓国などでも容認されている．このように生体間移植への依存度の高低にかかわりなく，多くの国の臓器移植法は日本とは異なって，生体間移植に関する条項を設け，ドナーの要件や同意要件，審査要件，違反に対する罰則などを具体的に定めている．

[池辺　寧]

【参考文献】
[1]　城下裕二編『生体移植と法』日本評論社，2009．
[2]　瓜生原葉子『医療の組織イノベーション』中央経済社，2012．

> コラム

生き残りのための籤(くじ)

『「だからさ，生き残りのための籤というのは，ぼくの考えるところでは，僕が生き残るために，他人から臓器をもらえるシステムではなくて，逆に他人の生き残りのために僕が臓器を提供するシステムということなんだ．これは，その，つまり，ぼ，ぼ，ぼくが……」がたがたがた，ふるえだしてもうものが言えませんでした．』(宮沢賢治『注文の多い料理店』のアレンジ)．

　英国の功利主義的生命倫理学者，J. ハリスの古典的な論文「サバイバルロッタリー」[1]は，今でも読む人をとりこにしてしまう不思議な論文である．それは，臓器不足の解消のために考えられた，保険制度のような互助制度で，必要とするときに必ず臓器を得ることができるが，年1回，愛の贈与者を選別するための籤を行うという制度である．最大多数の最大生存という功利主義思想に立脚したシステムである．

　学生たちに，どちらか一方しか救助船を向かわせることができないとしたら，取り残された釣り人が1人いる島か，4人いる島かと質問すると，4人いる島と答える学生が多い．もちろん，頑固に1人の島と答える者も少なからず必ずいる．しかし，1人を殺してその人から臓器を取り出し，臓器を必要としている4人に移植する行為を選ぶかと質問すると，「そうする」と堂々と答えるものはいない．いくら4人を助けるといえども，1人を殺してはならないというのである．それなら，4人が死ぬよと言うと，4人が死ぬのは，私が手を貸して死に至らせたのではない，と答える．そこには，作為と不作為の相違があるというのだ．

　最大多数の最大生存，社会的効用という結果を重視する功利主義の倫理理論は，どうも一般的には受け入れがたいようだ．しかし災害時となると別だ．トリアージがそうだ．負傷者選別において，もう助かる見込みのない患者には，「見捨てる」を意味する「黒のタグ」を付けろというのである．同じことは東北地方にも言い伝えとしてある．「津波てんでんこ」がそれだ．津波が来たら，親も子もない，てんでんに逃げろ．そうでなければ，村全体が滅亡するという教えである．極限状況下で人類の生き残りのために求められた知恵である．しかし本当に親や子を見捨てて，逃げることができるのだろうか．数が絶対なのだろうか．

　愛の贈与として始まった臓器移植，それが日常の医療として定着すると，「贈与に伴う深刻な反応をかつてほどには引き起こさなくなったし，精神科医や精神科のソーシャルワーカーが移植チームのなくてはならないメンバーとは見られなくなった．そして身体部分の「商品化」と「市場化」がはじまる」[2]ということだ．
　　　　　　　　　　　　　　　　　　　　　　　　　　　　　[盛永審一郎]

【参考文献】
[1] H. T. エンゲルハート，H. ヨナスほか著，加藤尚武・飯田亘之編『バイオエシックスの基礎』東海大学出版会，1988所収．
[2] フォックス・スウェイジー『臓器交換社会』森下直貴ほか訳，青木書店，1999．

第9章

終末期医療と生命倫理

　終末期医療は，きわめて複合的な問題を抱えている．例えば末期がんの告知には文化や社会の差が現れ，社会による自律や自己決定に対する理解の違いが反映する．欧米の多くの国ではがんの告知を子どもにもする．その説明のための絵本すらある．日本では考えることもできない告知だろう．あるいは，患者の意思には社会制度，医療制度も大きく影響する．高額な医療費の多くを保険がカバーする場合と，すべてを自費で払う場合では患者の意思もかわってくるに違いない．社会的影響の問題もある．安楽死を容認するとき，死を軽んじる社会的影響の広がりも考える必要があるかもしれない．終末期，死に瀕している患者の痛みをめぐる問題もある．痛みは，単に身体的なものに限られていない．そこには死に対する不安などさまざまな「痛み」がある．そして倫理的原則の対立がある．死を望む患者の自己決定を尊重しようとすると，生命の大切さや生命の神聖といった原則に抵触しくしよう．こういったさまざまな問題の複合として，私たちは終末期医療を考えていかなければならない．　［村松　聡］

1. 終末期医療とは何か？ 終末期の定義
── 日本における現状を中心として

　治療行為がもはや病を治すに至らず，いよいよ死が避けられないという状況を「終末期」と言う．日本医師会は 1992 年 3 月に「末期医療に臨む医師のあり方についての報告」を出した．そこでは，終末期そのものが一般的に，「人によってまちまちであろうが，6 カ月程度，あるいはそれより短い期間」として想定できると定義されていた．しかし，6 か月以上の長期間の「終末期」を生きる患者もいれば，一方で急性の重篤な疾患によるごく短い「終末期」を生きる患者もいる．
　終末期の医療といっても，患者の生命活動を維持し続ける「延命治療」は最期の時に耐えがたい身体的苦痛を与えてしまうこともある．苦痛から逃れるには生命を引き換えにするしかないなら死を選ぶ読者もいるかもしれない．これがいわゆる安楽死である．安楽死は医療者が患者の生命を終結させる「積極的安楽死」と，治療行為を中止して亡くなるに任せる「消極的安楽死」に分けられる．さらに，死なせる意図はないが苦痛を緩和するモルフィネなどに起因して亡くなる「間接的安楽死」と筋弛緩剤などを投与して死をもたらす「直接的安楽死」に分類することもある．日本ではさらに，延命治療の中止を尊厳をもって死を迎えるという意味をこめて「尊厳死」という場合もある．もっとも，「尊厳死」が真に求めるのは終末期における尊厳ある生だから，終末期には「緩和ケア」に切り替えて痛みを抑制し穏やかに最期の時を過ごすことを望む人もいるかもしれない．とはいえ，WHO は緩和ケアを治療と共存できるものとしており，患者の QOL 維持向上のために終末期に限定せずにより早い段階でも提供されるべきものとしている．
　このように，「治療」と「緩和」を分離できないとすれば，「終末期」はどのようなものであり，かつそこでの適切な医療とは何か，が問題となる．
◆終末期の「定義」について～ガイドラインを「読む」　終末期の医療の進め方の問題点を浮き彫りにし，国民の関心を惹起したのが，2006 年 3 月 25 日に発覚した，富山県の射水市民病院（当時は新湊市民病院）の外科部長の手による，2000 年から 2005 年までに行われた 7 件の人工呼吸器外しである．外科部長は他の医療者の意見を聴かず，さらには患者本人や家族の意志を必ずしも尊重したとはいえない形で，人工呼吸器を装着したり外したりしていたため殺人の嫌疑で警察の捜査対象になったが，結局不起訴となった．この事件をきっかけに，人工呼吸器を外すという延命医療の中止に対して医療者たちは慎重になり，厚生労働省は 2007 年 5 月に「終末期医療の決定プロセスに関するガイドライン」を策定し，終末期の定義について次のように規定した．
　「どのような場合が終末期かは，患者の状態を踏まえて，医療・ケアチームの

適切かつ妥当な判断によるべき事柄です．また，チームを形成する時間のない緊急時には，生命の尊重を基本として，医師が医学的妥当性と適切性をもとに判断するしかありませんが，その後，医療・ケアチームによって改めてそれ以後の適切な医療の検討がなされることになります．」（終末期医療の決定プロセスに関するガイドライン 解説編より）

　ここでは，定義と言いつつも一律の定式化を避け，むしろ終末期か否かを判断する際の独断を排した「手続き」が重要とされている．

　ところが，急性期の患者が致命的な疾患や傷害を負っていて救命の見込みが立たない場合，医療者はより切迫した状況の中で適切な対応をとる必要がある．そこで，日本救急医学会，日本集中治療医学会，および日本循環器学会が2014年に作成した「救急・集中治療における終末期医療に関するガイドライン〜3学会からの提言〜」の中では，終末期と判断できる具体例が4つあげられている．①不可逆的な全脳機能不全（脳死診断後や脳血流停止の確認後などを含む）であると十分な時間をかけて診断された場合．②生命が人工的な装置に依存し，生命維持に必須な複数の臓器が不可逆的機能不全となり，移植などの代替手段もない場合．③その時点で行われている治療に加えて，さらに行うべき治療方法がなく，現状の治療を継続しても近いうちに死亡することが予測される場合．④回復不可能な疾病の末期，例えば悪性腫瘍の末期であることが積極的治療の開始後に判明した場合．

　これらのうちいずれかに該当する場合には主治医を含む医療チームが，治療の継続がかえって尊厳を損なうことを十分に説明した上で，延命措置の終了，一部停止，あるいは継続を患者ないし患者家族に選択してもらうこととする．また，これらのガイドラインに共通するのは，本人の意思が不明である場合には家族との合意形成が目指され，本人，家族両方の意志がわからない場合は延命治療の是非について患者本人にとって最善の利益となるような対応が目指されることと，医療チームで意見が割れるなどして判断ができない場合に，別に倫理委員会を設けてそこに助言を求めるべしとされていることなどがある．

◆「みなし末期」の問題　終末期であるか否かはその都度丁寧に，さまざまな観点から見定めなければならないが，そこに，本当は終末期ではない「みなし末期」の患者が生じる危険性が潜んでいる．例えば，高齢者の摂食障害は，点滴等の適切な治療によって回復する場合も多い．にもかかわらずこれを老衰による終末期の症状と診断し，延命どころか症状を緩和する適切な治療さえも放棄してしまうと，逆に本当の終末期，そして死へと追い込んでしまうのである．こうした問題の背後には，上述の摂食障害に陥る高齢者に対し，心身の不自由さや，経済的な負担などを理由に「もはや生きる価値もなし」とする患者本人と周囲の双方が抱く価値観があると考えられている．私たちは「みなし末期」へと追い込む弱者を差別する価値観にとらわれていないか，常におのれに問い直す必要がある．

　　　　　　　　　　　　　　　　　　　　　　　　　　　　　　［山本剛史］

2. 緩和医療
——セデーション／ペインコントロール／グリーフケア

　緩和医療，すなわち緩和ケアとは，「生命を脅かすような状況におかれた家族や患者の生活の質を向上させる働きかけ」（『新版 生命倫理事典』より）である．つまり，症状の軽減に加え，死を早めたり遅らせたりせずに，自然な成り行きとしての死につながる生を支援すること，患者とその家族が体験する悲嘆に対して，カウンセリング等を通じて支援すること（これをグリーフケアと言い，下の図2にあるように死別後の遺族に対するケアまで包括する），そしてこれらの支援を通して病気そのものの経過に良い影響を与えることを指す．

　こうした緩和ケアに本格的に取り組んだのは，「セント・クリストファー・ホスピス」を開業したシシリー・ソンダースが最初である．この理念を受け継ぎ，1990年に世界保健機関（WHO）は「がんの痛みからの解放と緩和ケア」を発行し，下の図1にある終末期におけるターミナルケアに限定されたものでなく，図2が表すように，より早期の段階から治療と並行して実施すべきものとして緩和ケアを位置づけた．また，日本でも2007年に「がん対策基本法」が施行され，治療と並行した緩和ケアの普及が促されている．例えばがんに由来する身体の痛みによって体力が低下することに加え，がん告知そのものなどによって精神的にひどく落ち込んだりすると，そもそも必要な治療を進められない場合がある．緩和ケアがこうした心身の痛みを低減することによって，例えば一時帰宅や通院治療が可能になり，場合によっては仕事を続けることで生きがいを手放さずに治療を受けることも可能になる．こうしてケアの対象を幅広く捉えるところに，緩和ケア（ソンダースいわく「全人的ケア」）の特徴がある．日本においても，今後はがんやエイズ患者以外にも治療と並行した緩和ケアがより普及することが望ましい．

◆**緩和ケアの一環としての「鎮静」**　とはいえ，段々と生命の終わりが近づいてくるにつれて，標準的な緩和ケアでは緩和困難な苦痛もやはり出てくる．その場合に実施されるのが「鎮静 sedation」であ

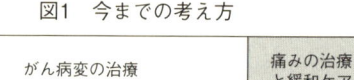

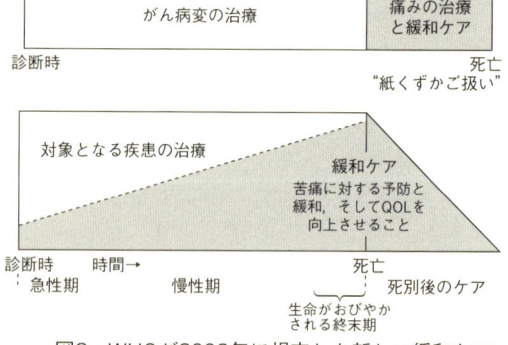

図1　今までの考え方

図2　WHOが2002年に規定した新しい緩和ケア
（カナダホスピス緩和ケア協会，2002）

る．2010年に改訂された日本緩和医療学会の「苦痛緩和のための鎮静に関するガイドライン」によると，鎮静とは「苦痛緩和を目的として患者の意識を低下させる薬物を投与すること」，あるいは，「苦痛緩和のために投与した薬物によって生じた意識の低下を意図的に維持すること」とされる．その実施に当たって，まず医療者は生命の短縮でなく苦痛緩和を意図しなければならない．その上で，患者本人に意思決定能力がある場合には十分な説明を受けた本人の鎮静を希望する明確な意思表示，無い場合には本人が鎮静を意図するであろうということの合理的な推定のいずれかに加えて，家族の同意があって初めて鎮静の倫理的正当性が確保できる．そしてできれば，言語的・非言語的コミュニケーションができる程度の，軽度の意識の低下をもたらす「浅い鎮静」を，一定期間意識の低下をもたらした後に薬剤を中止・減量して，意識の低下しない時間を確保するように「間欠的」に行うのが望ましい．この場合，患者は痛みの和らいだ余生を生き得る．

◆「深い鎮静」の倫理問題　倫理的な問題は，終末期の患者が耐え難い苦痛を負うが「浅く」「間欠的な」鎮静では緩和できない時に，コミュニケーションができないほど深い意識の低下をもたらす「深い鎮静」を，中止する時期を定めずに持続的に行う場合に生じる．また，栄養と水分の補給は通常最低限のケアだが，終末期には人体の摂取能力自体が減衰するので，摂取能力に応じて栄養と水分の補給（＝輸液の補給）を減らした方がかえって患者のQOL確保に貢献するといわれている．しかし，終末期の患者に対する持続的な「深い鎮静」と輸液の補給減量ないし中止によって死期を早めてしまうとすれば，一概に良いケアであるとはいえなくなる．

　この「深い鎮静」を倫理的に正当化しようとして援用される「二重結果論」によると，「深い鎮静」は死と苦痛緩和という2つの結果をもたらすが，死ではなく苦痛を取り除く意図をもって行われるために安楽死とは区別できるので，倫理的に妥当であると考えられる．これに対しては，「深い鎮静」による死が予見されている場合，死を意図していないとはいえないのではないかという批判がある．これとは別に，「苦痛が大きければ大きいほど強い対応が許される」という「相応性原則」に従うなら，大きな害を取り除くために他に代替手段がない場合に限り，大きな益として「深い鎮静」が認められる．しかし，苦痛の緩和を主目的としてはいても，以上の死を帰結する医療行為は安楽死に漸近しているとも考えられる．一般に，「相応性原則」においては「二重結果論」と異なり鎮静と安楽死の間に質的区別がないといわれる．とはいえ，質的区別がないことを理由に鎮静を禁じて，終末期の苦痛を強いられる患者を放置することは，「恩恵」原則に背くことであろう．いずれにせよ，「深い鎮静」と輸液の減量，中止は代替手段がないことを見極めた上で行わなければ，徒に終末期の患者の死期を早めることとなる．これは終末期の生の価値を軽んじることと通底する．したがって，「深い鎮静」の倫理性は個々の手続きを丁寧に積み上げた所にのみ存するのである．　　　　　　［山本剛史］

I 3. 各国の終末期医療に関する法制度と現状

◆欧州の状況　ドイツにおいては，障害者・精神病患者・遺伝病患者等を安楽死させたナチズムへの反省から，厳格な法政策がとられている．過去の非道な行為を想起させる「安楽死（Euthanasie）」という用語は用いられず，「臨死介助（Sterbehilfe）」と表現される．殺害により病者の苦痛を除去する行為である積極的臨死介助は，刑法216条（嘱託殺人罪）により禁じられる．自殺関与罪のないドイツでは，保護義務のある医師は自殺患者の救助を履行しなければ，特に刑法323条c（救助不履行罪）に問われることになる．オランダでは，2002年4月，一定の厳格な要件を満たした場合，医師による安楽死と自殺幇助が不可罰となる「安楽死法」が施行された．安楽死は「患者の明示的な要請に基づいて，患者生命を意図的に終結させる行為」とされる．患者年齢は12歳以上であるが，16歳未満の場合は親の同意が条件となる．医師は安楽死を実施した後に，5つの地域にある審査委員会に改正埋葬法の規定に従って，その行為の届け出をしなくてならない．審査委員会では，患者の自発的で熟慮ある要請，回復の見込みのない，かつ耐え難い苦痛，症状や予後についての十分な情報提供，苦痛緩和の代替手段，担当医以外の第二の医師への相談，生命終結の注意深い実施等に関して審査される．審査委員会が法令違反の判定を下した場合，検察局に通知され，担当医師は尋問される．この法律は，数十年にわたる，医師会，キリスト教団体，検察委員会，議会，一般メディア等における真摯な議論の成果である．またオランダでは，ホームドクター制の下，医師・患者間に信頼関係があるという背景も指摘できる．オランダに続いてベルギーでも，2002年9月「安楽死法」が施行された．オランダ安楽死法とほぼ同じである，その要件を満たした場合，安楽死を実施した医師は殺人の罪に問われない．患者年齢は18歳以上で，医師は安楽死実施後，全国に1つある審査委員会に届け出をしなくてはならない．ベネルクス3国のもう1つの国であるルクセンブルクでも，2009年3月，「安楽死法」が成立した．この法律では，一定の厳格な要件を満たす場合，安楽死と自殺幇助が不可罰とされる．その内容と手続きはベルギーの影響を受けているが，同法は，患者の要請が事前指示に基づいてなされる場合も当てはまる点に特徴がある．そのための前提として，重篤な不治の疾患，不可逆的な意識の喪失等があげられる．3国における安楽死法施行後も，安楽死問題に関する議論は収束したわけではない．安楽死法は，法的不確実性を減少させ，安楽死に携わる医師らの注意深さを高めているとの指摘がある一方で，そうした法律が患者に安楽死へのプレッシャーをもたらしているのではないかとの批判もある．また，こうした行為が，認知症患者や，単に精

神的に生きる気力を失っている老人，明示的な要請をできないような重度の奇形新生児，不可逆的昏睡状態の患者等に拡張されていくのではないかといった問題が取り沙汰されている．スイスでは，刑法第 115 条が，患者に致死薬を処方する自殺幇助を利己的目的の場合は禁止しているが，患者のためのものであれば有罪とはならないと解釈されている．NGO 団体のような医師以外の自殺幇助も可能とされ，終末期患者が国外から移動し，社会問題となっている．

◆米国の状況　オレゴン州では 1994 年に成立した「尊厳死法」が，いったん反対派の訴訟により差し止められていたが，住民投票を経て 1997 年 11 月に容認された．この法律では，医師が患者に致死薬を処方する自殺幇助が，一定の厳格な要件の下，刑法上免責となる．要件としては，18 歳以上のオレゴン州市民，回復の見込みのない，余命 6 か月未満の患者，2 回の口頭の要請，主治医および主治医以外の専門医による診断等があげられる．その後米国ではワシントン州，モンタナ州，バーモント州，ニューメキシコ州で，医師による自殺幇助が一定範囲内で許容されている．末期患者，身体障害者，疾患に苦しむ高齢者への社会的偏見や，そうした社会的弱者の自殺衝動が高まるのではないかという危惧がありながらも，これらの州は医師による自殺幇助を支持する決定を下した．

◆日本の状況　日本では，安楽死を合法化する法律はない．安楽死に関して争われた判例では，1962 年 12 月の名古屋高裁判決における安楽死を認める 6 要件と，東海大学病院安楽死事件の 1995 年 3 月の横浜地裁判決における，患者の生命を直接絶つことを目的とする積極的安楽死を認める 4 要件が知られている．名古屋高裁判決の 6 要件とは，①不治の病に冒され，死が目前に迫っている，②病者の苦痛が甚だしい，③死苦の緩和の目的，④本人の真摯な嘱託又は承諾，⑤医師の手によることを本則とする，⑥その方法が倫理的にも妥当であることである．横浜地裁判決では，この⑤と⑥は当然であるとして削除され，以下の 4 要件が示された．①耐え難い肉体的苦痛，②死が避けられず，その死期が迫っている，③苦痛を除去・緩和するために方法を尽くし他に代替手段がない，④生命の短縮を承諾する患者の明示の意思表示があること．いずれの場合も被告は有罪の判決を受けており，その後も日本で安楽死が認められた判決はない．　　　　〔船木　祝〕

【参考文献】
[1] 盛永審一郎・松島哲久編『医学生のための生命倫理』丸善出版，2012．
[2] 医療教育情報センター編『尊厳死を考える』中央法規出版，2006．
[3] 盛永審一郎編『シンポジウム「ベネルクス 3 国安楽死法の比較検討」報告書』富山大学，2012．
[4] 甲斐克則『安楽死と刑法』成文堂，2003．

4. 生命の短縮につながる措置
—— 治療中止・治療差し控え・安楽死など

◆欧州の状況　ドイツでは，死にゆく者の治療中止・差し控え，すなわち消極的臨死介助に関しては，同意能力のない患者の事前の意思を尊重する，推定的意思に基づいて正当化されるとの論調が強い．不可逆的な重度の大脳損傷の患者に対して，その息子の同意の下，医師が人工栄養補給の中止を企てたケンプテン事件において，連邦通常裁判所判決（1994年9月）は患者の人工栄養補給中止を「推定的同意」に基づいて認める可能性を示した．また，ドイツ医師会「医師の死の看取りのための諸原則」(2004年)は，同意能力のない患者に対して，医師は患者の推定的意思に添うように行為しなくてはならないと指示している．このように，ドイツでは，患者の意思を極力尊重しようとの動きが見られ，この点は，近年，リビング・ウィルの議論が活発になったことにもうかがえる．ドイツ連邦議会「現代医療の倫理と法」審査委員会は，2004年9月，患者の事前の意思が医師を拘束しうる「患者の指示に関する中間報告」をまとめている．フランスでは，下院議員のレオネッティの提出した報告書を基に，2005年4月「病者の権利および生命の末期に関する法律」が制定された．一方でオランダのような積極的安楽死は違法とし，他方で過剰な延命治療を中止することを認める，この法律は，最期まで患者の尊厳を守る緩和ケアの重要性を強調する．

◆英米の状況　ニュージャージー州のカレン・アン・クィンラン事件判決（1976年3月）では，回復の見込みがなく植物状態にあるカレンさんに代わって，父親が代理人となって，人工呼吸器の取り外しを決定することが認められた．カレンさんは人工呼吸器撤去後自発呼吸を回復し，その後ほぼ10年生き続けた．この事件が契機となり，カリフォルニア州では，1976年9月，リビング・ウィルに法的効力を与える「自然死法（Natural Death Act）」が制定された．ミズーリ州のナンシー・クルーザン事件は，交通事故で脳の障害を受け植物状態に陥ったナンシーさんの人工栄養・水分補給の停止を，両親が裁判所に求めたものである．1990年6月の連邦最高裁判所判決は，ナンシーさんが自然死を望んでいたという新たな証言を踏まえ，人工栄養・水分補給の取り外しを認めた．このように，米国では家族等による「代行判断（substituted judgment）」をどこまで認めればいいのか，という議論が前面に出て展開されている．クルーザン事件判決では，代行判断に「明白で説得力のある証拠」を要求し，安易な容認には一定の規制をしている．治療の中止・差し控えに関しては，代行判断の問題だけではなく，患者意思表明の可能の場合と可能でない場合の対処の仕方，死期の切迫性や末期という要件の取り扱い方，対象となる治療の種類等をめぐって，米国では幅広い議論が

展開されている．英国の延命治療中止をめぐる代表的判例に，トニー・ブラント事件貴族院判決（1993年2月）がある．サッカー場で惨事に巻き込まれ，遷延性植物状態となったトニーの人工栄養補給を停止するとの病院側の申し立てを認めたものである．その際，延命が一般的価値観に基づいて，患者の「最善の利益(best interests)」になるかという論点が争われた．こうした医師や裁判官の理解に依拠する判定基準に関しては，安易な他者決定に陥らないための厳格な対応が求められよう．

◆**日本の状況** 東海大学病院安楽死事件の横浜地裁判決（1995年3月）は，延命治療の中止（消極的安楽死）許容についても，次の3つの要件を示している．①治療不可能で，末期状態にあること，②患者の意思表示の存在，但し明確な意思表示が存在しないときは，リビング・ウィルや家族の意思表示から患者の意思を推定することが許されうる，③死期の切迫の程度や死期への影響等を考慮して，医学的に無意味と判断される．2006年に発覚した富山県射水市民病院事件は，6年の間に回復の見込みのない昏睡状態の7名の患者から，医師が人工呼吸器を取り外したというものである．殺人容疑で書類送検された2名の医師は，2009年不起訴処分となった．この事件を契機に，終末期医療に関する，省庁，学会，学術会議等による複数のガイドラインが作成された．厚生労働省「終末期医療の決定プロセスに関するガイドライン」（2007年5月）は，特にトラブルの多い，患者の意思が確認できないケースでは，家族の話から患者の意思を推定するとし，さらに家族の意見に依拠できない場合は，医療チームが判断するとする．ここには患者の推定的意思，家族による代行判断，さらには第三者による最善の利益といった基準が盛り込まれている．しかし，患者の病態，治療種別に応じた，それぞれの基準の限定に関する精査が求められよう．日本救急医学会の「救急医療における終末期医療のあり方に関するガイドライン」（2007年）は，救急現場の特殊性を踏まえ，患者本人の意思が不明な場合，家族の容認範囲内で延命治療の差し控え・中止を認める内容となっている．他にもガイドラインが複数公表されているが，議論が収束しているわけではない．こうした中，治療の延命中止・不開始をめぐる，超党派の議員連盟による尊厳死法制化の動きもある． ［船木 祝］

【参考文献】
[1] 飯田亘之・甲斐克則編『終末期医療と生命倫理』太陽出版，2008．
[2] 甲斐克則『尊厳死と刑法』成文堂，2004．
[3] 児玉聡・なつたか『マンガで学ぶ生命倫理——わたしたちに課せられた「いのち」の宿題』化学同人，2013．

II　1. 患者の治療拒否と医療者の治療義務

◆**出発点となる問題——医療の目的**　治る見込みがなく，耐え難い苦痛を受けている患者に，延命治療を施す必要があるのか．終末期医療の問題の出発点を一言で言えば，こうなるだろう．通常，治療の目的は健康の回復である．それでは回復を期待できない終末期にある患者の治療は，なんのための治療なのか．終末期医療は医療の根本についての問いを含んでいるのである．

こういった問題が生じたのは，医療の発展によって，回復しない終末期の状態が長く続くことが可能になったことによる．こうした医療の現場の変化に伴って，健康回復を目的とした医療だけではなく，緩和医療，ホスピスなど，死にゆく者に寄り添うさまざまな医療の試みが1970年代を境として行われるようになった．

◆**終末期医療の対立する観点**　終末期医療の重要な倫理的論点の1つは，医療者の義務である治療と患者の自己決定権の相克である．本来は患者の治療が医療者の仕事であるのに，患者の意思を尊重するならば，治療を断念しなければならない場合が生じる．この場合，患者を助けるという善行の原則（仁恵原則）と，自律尊重と自己決定権の原則が対立する．また，生命の尊重という観点を考えれば，生命尊重と患者の自己決定権が対立している．

◆**いわゆる安楽死問題**　終末期医療の倫理的問題といえば，私たちはすぐに安楽死の問題を考える．しかし，医療者が終末期医療に関して，安楽死という概念を使うことはほとんどない．医療者にとって終末期医療の倫理的問題は，治療義務に関する問題である．どのような場合に治療を差し控えたり，治療を中止したりすることが許容されるか，その基準に関わる（これが消極的安楽死の問題）．

さらに，安楽死問題と言っても，国によって問題の焦点が異なる．英国，オランダなどで安楽死といえば患者の生命に終わりをもたらすいわゆる積極的安楽死を指し，終末期医療の基本的問題もここに集中する．しかし日本では，積極的安楽死，とりわけ筋弛緩剤を使用するような事例は，刑法上許されたためしがない．したがってここでは，治療義務と治療中止や治療の差し控えを中心に問題をあげておきたい．

◆**医療者の治療義務**　終末期医療で，どこまで治療の義務があるのか．1つの基準は，通常の治療（ordinary treatment）と選択的治療あるいは特別な治療（optional / extraordinary treatment）を区別し，通常の治療の範囲を義務的治療と考える．通常の治療とは，抗生物質の投与や点滴による栄養補給など，どのような患者にも必要ならば行うものである．選択的治療は，選択肢になるが必ずしも実施するわけではない治療である．がんの治療で，手術，抗がん剤の投与，放射

線治療などはこういった選択的治療にあたる．両者を分ける基準としては，生命維持に必要か，侵襲(体にメスをいれるなど生体に変化をもたらす行為)があるか，治療が簡単か複雑かといった点があげられている．

しかし，選択的治療と通常の治療の区別は実際には曖昧で，医療の現場での指針としての有効性には疑問が提起されている．人工呼吸器の装着は通常の治療にあたるのか．経口で栄養がとれず，点滴では足りない場合，胃瘻（いろう・胃に穴を開けて直接栄養を補給すること）は通常の治療にはいるのか．胃瘻も通常の治療ならば，腸瘻(ちょうろう・腸に直接チューブを挿管して栄養を補給すること)はどうか．確かに呼吸や栄養補給は最低限の治療とも考えることができる．一方で特殊な，選択的治療になることもあるだろう．

こういった難点を前にして，治療義務を乗り越える基準として，欧米では治療しない義務についても語られている．これは，生命維持治療が患者の利益を侵害する場合(痛みが激しい等)治療は非人道的として，治療しないことを義務づけようとする．その際，大きな根拠が3つあげられる．①治療を続けても生理学的利益が得られない．無益な(futile)治療であること．②治療負担が治療による利益よりも重いこと．③生命の質が低く，治療が患者に利益よりも危害を生み出すこと．これは現実的指針ではあるが，同時にQOLなどについての価値判断を含むため，障害者問題など他の問題への影響もあり，少なくとも日本では充分受け入れられるには至っていない．

◆**医療の差し控えと治療中止**　医療者にとって，大きなハードルとなる問題が治療中止である．人工呼吸器や胃瘻のチューブを装着することを差し控えることには同意しても，装着した人工呼吸器や胃瘻のチューブを外すことには多くの医療者に心理的な抵抗がある．例えば胃瘻を行うかどうかにあたっては「一度始めるとやめられません．よくお考えください」と医療者は忠告するが，それは医療者が差し控えと治療中止を異なるものとしてみていることを示している．

治療の差し控え(医療の不開始)と治療中止には対立する理解がある．1つは差し控えと中止は異ならないとする観点である．例えば，薬の投与を始める義務と薬の投与を持続する義務は同じ義務であるから，治療を継続する義務と治療を始める義務は同じ義務であると考えられる．そうであれば，治療を始める義務がないことと，治療を持続する義務がないことも，原理的には同じである．

一方，治療の差し控えと中止を因果関係からみて異なるとする観点もある．因果関係から考えると，治療の中止は現状を変更し，現在の状態と異なる事態(結果)を招くことになる．一方，治療の差し控えは現状を変更せず，現在の状態と異なる事態(結果)を招かない．したがって，両者は異なると考えるわけである．どの観点が正しいか，論争のあるところだが，実際に医療者が治療の差し控えよりも中止に心理的に多くの負担を感じ，躊躇しているのは事実である．　　［村松　聡］

2. すべり坂論法
―― 決定のもたらす社会的影響と心理的影響

　ある行為にせよ政策にせよある事柄に決定を下すということは，周囲の状況に何らかの影響を与える．そうした決定のもたらす社会的，心理的影響，とりわけ従来の価値観の修正を伴うような結果に対する懸念や反対を表明するためによく用いられるのが「すべり坂論法(the slippery slope argument)」である．すべり坂論法とは「Aという事柄は，それ自体望ましいものか，少なくとも道徳的に不正だとは言えないが，Aを認めると道徳的に不正なBまで認めざるを得なくなるので，Aを認めるべきではない」という論法で，生命倫理の問題だけではなく表現の自由や薬物の規制など，さまざまな問題との関連で引き合いに出される．一度楔(くさび)を打ち込んでしまうと，そこから徐々にひび割れが進み，いずれ割れてしまうという意味で「楔の原則」と呼ばれたりもする．

　終末期の文脈では，安楽死に反対する議論にこの論法がよく用いられる．例えば，いったん自発的安楽死が認められてしまうと，すべり坂を落ち始め，やがて非自発的安楽死，反自発的安楽死までなしくずしに行われるようになる危険性に訴えたり，消極的安楽死が容認されると，医療者や家族の都合で，回復する可能性があるにもかかわらず，患者の治療が早々に切り上げられるということが起こる可能性に訴えたりする．

◆2つのタイプのすべり坂論法　こうしたすべり坂論法には2つのタイプがある．1つ目は，論理的なすべり坂論法と言われるもので，AとBの間に明確で合理的な線引きができないこと，あるいはできたとしても恣意的とならざるをえないことを問題とする．仮にある命題pを受け入れるならば，類似した命題qも受け入れざるを得ない．また命題qを受け入れるなら命題rも受け入れざるを得ず，そして命題s, tについても同様となる．しかし，ここで命題tが受け入れられないものだとすると，同時にその隣接する命題(群)は受け入れてもよいということの合理的な根拠がなくなり，その線引きは恣意的なものと言わざるを得なくなる．それゆえ，最初の命題pは受け入れられないことを結論づける．すなわち，論理的なすべり坂論法では，すべり坂の下にあるもの（反自発的／非自発的安楽死）に反対するがゆえに，坂の上にあるもの（自発的安楽死）を認めないという形をとる．次に，タイプの2つ目は，経験的（心理的）なすべり坂論法と言われ，AとBの間の線引きが合理的であったとしても，人間の心理として，あるいは実際上の問題としてはその一線を超えてしまうだろうと考えるもので，その坂が坂道であることを問題とする．仮に患者の意思表示に基づく治療の中止，差し控えに範囲を限定したとしても，一旦「死なせる」ということを認めてしまえ

ば，やむにやまれずという形で，次第にその範囲がスライドしていくということは十分に考えられる．

◆**すべり坂論法の問題点**　もちろんこうしたすべり坂に訴える反対論には，当然ながら問題もある．そもそもすべり坂論法は論理的には古代ギリシアの「砂山のパラドクス」という誤謬推理と密接に関連する．これは「一粒の砂は山ではなく，山ではないものに砂をもう一粒加えても山にはならない．それゆえ決して砂の山をつくることはできない」という論法で，概念の定義が曖昧なために，どこかで明確で合理的な線を引くことが難しいことを示している．しかしながら，私たちは砂山が存在することを知っており，すべり坂のどこかで線を引くことは可能である．確かにそれは恣意的であるかもしれないが，坂の上ですべりはじめても，坂の下まで不可避的にすべり落ちるわけではない．また経験的(心理的)なすべり坂論法に対しても，坂をすべった先の想定が実際にそうなるかはわからないと主張できる．つまり，概念を厳格に定義することで，そして，法律や政策の文言を注意深く規定することで，すべり坂を防げる可能性は十分にあると言える．さらに，すべり坂論法のかかえる問題は，坂の頂上である現状を無批判に肯定していることにある．すなわち，すべり坂論法に訴える反対論者が，どこまですべっていくかわからないという理由で，例えば「安楽死を認めない」という坂の頂上にとどまることに固執してしまうことは，結局，その問題の本質を問わずに済ましてしまうことになってしまうのである．

◆**すべり坂論法に訴える反対論から何を汲み取るか**　ただ問題点があるとはいえ，すべり坂に訴える反対論が一定の説得力をもっていることは確かである．近年，終末期にある患者の意思に基づき延命治療を中止ないし差し控える尊厳死(自発的消極的安楽死)の法制化に向けた動きがあり，世論もそれを容認する流れにある．もちろんこうした尊厳死をめぐる議論において，すべり坂論法を用いて「死を望んでいない患者まで安楽死させられてしまう」と反論することの是非やその有効性を問うことも重要である．しかしながら，その反対論，あるいはそれらが示す予想に説得力をもたせている背景，すなわち不安や危惧に目を向けてみる必要もあるように思われる．社会として尊厳死を認めるにせよ，個人として尊厳死を選ぶにせよ，その決定を下すことは，本人だけの問題として完結するものはなく，家族や同じ境遇にある他の患者，そして社会に影響を与える．つまり，そうした観点から考えると，すべり坂に訴える反対論は，単に誤った推論というだけではなく，そうした決定に伴う社会的影響や心理的影響を慎重に吟味することを促すものでもあると言える．

[樫本直樹]

【参考文献】
[1]　トニー・ホープ『医療倫理』児玉聡・赤林朗訳，岩波書店，2007．
[2]　児玉聡「すべり坂論法」加藤尚武編集代表『応用倫理学事典』丸善，2007．

3. 終末期医療と自己決定権

　終末期医療において，医療の差し控え，中止あるいは緩和医療などを実施する場合，もっとも重要な点が患者本人の意思であることは言うまでもない．患者の意思に反して行われるものであればもちろん認められるものではない．しかし患者の自己決定については，なおさまざまな問題がある．

◆**自己決定と患者の最善の利益の対立**　まず自己決定を考える際に問題となるのは，それが患者本人の最善の利益となるかどうか，である．自己決定権が，患者の最善の利益と対立する場合がある．例えば医療者からみて手術の必要，薬の投与など必要なものを患者が拒否することもある．

　患者の最善の利益を考えるための基準は，患者本人のQOLといえるだろう．しかし，どの要素をQOLにとって重要な基準と考えるか，その観点は複数ある（第3章2参照）．実際にはその中で対立が生じていることが，自己決定と最善の利益の対立に反映している．

◆**患者の自己決定はどこまで及ぶか**　本人の生死であっても，生死の問題まで自己決定権は及ぶといえるのだろうか．これは，自己決定権に死ぬ権利がふくまれるかという問題である．米国ではいわゆる安楽死問題の論争の焦点は，死ぬ権利を認めるかどうかにあった．死ぬ権利を認めるとする立場は，死ぬ権利に関するプライバシー権を主張する．プライバシー権とは，政府や公共社会の干渉を受けずに個人が判断できる権利のことで，カレン・アン・クインラン事件で，ニュージャージー州最高裁判所は患者が望まない治療を拒否することをその一つとして認めている．しかし，個人の通常の選択とは異なり，生死の選択を個人の権利として認めることができるかどうかは議論が分かれる．また自己決定権を主張する場合でも，死ぬ権利ではなく，むしろ生命の質の問題についての自己決定を考える立場もある．つまり，治療中止や治療の差し控えを求めることは，生の最後をどのように過ごすかについての判断であり，人生最後のときを人間らしく尊厳をもってすごすことの判断であると考えることもできる．

◆**自己決定のための十分な情報開示があるか**　インフォームド・コンセントにおいて示されているように，十分な情報の開示と説明，そして患者本人の理解が，自律的な自己決定と判断に必要不可欠である（第3章3参照）．日本でも，以前と比べれば情報開示と説明は普及してきている．例えばがんの告知など，乳がんなど比較的予後（治療後の回復状況）がよい場合については，ほぼ正確に患者本人に伝えるようになってきた．しかし末期がんや予後の悪いものについては必ずしもそうとはいえない．患者の落ち込みや絶望感を避けるため，正確なインフォー

ムド・コンセントが難しい場合もある．また，家族が本人への説明や告知を望まないこともしばしばある．一方，欧米諸国，例えば英米，北欧やベネルクス3国さらにドイツなどでは，子どもにも予後の悪い疾病についての説明が行われ，そのための絵本も準備している．社会的背景，文化的背景，家族関係など，自己決定と自律理解から分離することはできない．

◆**患者の意思をどのように評価するか**　インフォームド・コンセントにおいて，説明を受け判断する主体は，通常何らかの専門的知識をもたない，普通の判断力と理性をもつ成人（reasonable person と表現される）である．ところが，終末期医療や突発的な事故，あるいは重度の認知症の状態にある患者（法的無能力者）などでは，判断できる状態にも，説明できる状態にもない場合が多い．こうした患者の自己決定権を考えるためには，事前に患者の意思表示があったか（事前指示）がまず問題になる．しかし事前指示がないことも多く，その場合，家族や友人などに伝えられていた患者の意思がどのようなものであったかが問題になる．ここから本人の意思を推定することになる（推定意思）．その際のよりどころとしては，本人の「物語」（narrative），すなわち本人の人生観，世界観の総体が引き合いに出される．しかし，なにをその本人の人生観の重要な反映とみるかによって，「物語」は異なった解釈を許すため，一義的に確定しているわけではない．

◆**患者は自己決定可能な能力を有しているか**　患者の意識がしっかりしていて，一見すると，判断能力があるようにみえても，自己決定の可能な状態と呼びうるかどうか明らかではない場合がある．例えば重篤な疾患に悩んでいる意識のしっかりとした患者が，しばしばうつ状態にある場合が指摘されている．うつ状態下では心理的に絶望的な状況へと追い込まれていて，通常ならば判断しないような「死にたい」といった否定的な考えに襲われることもある．こういう状況を自らの意思とは呼ぶことができないだろう．自己決定とはどのような決定をいうのか，さまざまな議論が行われているのが現状である．

◆**患者の意思は本当に患者の意思か．さまざまな外部要因・影響があるのではないか**　患者の決定は外部要因や影響によって，やむをえず選択している結果であるかもしれない．例えば，末期がんのような疾病で長く療養生活をする場合，その治療費や，家族の介護疲れなど，患者はさまざまな要素によって意思を変えるだろう．患者の意思決定に及ぼす，保険制度や医療制度のあり方，経済的問題と制度的問題を抜きにして，自己決定を考えることはできない．人間の自己決定は，「バルセロナ宣言」が述べるように，状況や制度，社会習慣などのさまざまな状況下での決定である．終末期医療においても，患者の置かれた社会的，文化的状況のうちで自己決定のあり方を考えて行かざるをえないのである．　　　　［村松　聡］

II 4. 全人的苦痛理解に基づく全人的医療／ケア

◆**全人的苦痛** 全人的苦痛（total pain）とは，英国，ロンドンのセント・クリストファー・ホスピスを1967年に創立したシシリー・ソンダースが，がんをはじめとする終末期にある患者が経験している複雑な苦痛を理解するために提唱した概念である．この概念は，そうした患者にみられる苦痛が，単に身体的な（physical）側面だけではなく，恐れや不安といった心理的な（mental）側面，仕事上や生活上，そして経済上の問題といった社会的な（social）側面，生の意味や死の理解に関わるスピリチュアルな（spiritual）側面が互いに影響し合って形成されており，これら4つの側面を視野に入れた全人的なアプローチが必要となることを示している．この「全人的」という言葉に込められているのは，患者を単に医療を受ける対象と見なして，病を疾病，すなわち身体の局所的な出来事として捉え技術的に対処しようとしてきたこれまでの医療／ケアに対する反省と，患者を病む人と捉え，その人の生活や人生の全体を配慮し，ともに手をたずさえて病に立ち向かうという過程に対する要請である．

さまざまな苦痛が絡まり合い，悩みながら治療に向きあう患者の苦痛を緩和し，その人らしくよりよく過ごせるようサポートしていく上で，その必要性が高まってきているのが，上の4つの側面のうち，スピリチュアルな苦痛に対するケアである．

◆**スピリチュアルな次元の重要性** スピリチュアルという言葉はしばしば「霊的」と訳されるため，私たちにとって捉えにくい概念だが，一般的にイメージされるような何か宗教的なことだけを指すのではない．WHO専門委員会が1990年に出した報告書「がんの痛みからの解放と緩和ケア」によれば，スピリチュアルとは「人間として生きることに関連した経験的一側面であり，身体感覚的な現象を超越して得た体験を表す言葉である」とされ，「生きている意味や目的についての関心や懸念とかかわっていることが多い」と説明されている．例えば，「なぜこの私が？」「治療に意味があるのか？」「私の人生は無駄だったのか？」というように，病，とりわけ死に直面している患者は，これまでの人生やこれからの生き方の意味や目的，あるいは自己の存在理由といった根本問題に対し問いを抱かざるをえず，その答えの見出しにくさゆえに苦悩する．また，患者自身がこれまで依拠してきた意味や価値，そして他者との関係性を手放さざるをえないことから生じる苦痛もあるだろう．そうしたスピリチュアルな苦痛，すなわち患者の人生観や死生観に関わる根源的な苦痛に寄り添い，理解することが，その人の全体をサポートする上できわめて重要となる．スピリチュアルな側面を含め，患者の全人的な

苦痛の理解に基づく全人的医療／ケアが目指される必要がある．

◆**全人的苦痛および全人的医療／ケアの抱える問題**　ただ，全人的な苦痛に向き合うことが重要だとしても，この「全人的」という要請が，現代の医療・看護においてどういう意味をもっているかは考えてみなければならない．周知のように，現代の医療・看護は近代科学の考え方の上に成り立っている．例えば，人間の身体をさまざまな部分からなる精巧な機械とみなす機械論的人間観，つまり，ひとつの全体としての人間を部分へと分解することで理解しようとする還元主義的な考え方などがそうである．

全人的苦痛の理解においても，患者が経験している苦痛を，身体的，心理的，社会的，スピリチュアルな苦痛に分け，この4つの側面にわたってトータルに理解するべきだとされている．そして，実際の関わりとしては，例えば，身体的側面については医師が，心理的側面については看護師が，社会的側面についてはソーシャルワーカーが，スピリチュアルな側面については看護師，時には宗教者も交えて，といった具合にそれぞれの専門性を活かして関わることになる．ただ，これら4つに分け，全人的に理解したと医療者が考える苦痛は，その患者が抱えている苦痛とはたして同じものだろうか．それら4つの側面は別々に存在し，それらを寄せ集めればその患者の全人的苦痛になるのだろうか．おそらく「全人的」という言葉は，要素の集合以上の意味合いをもっている．

近年，医療や看護において「全人的」という言葉を用いるようになってきたのも，ある意味で，従来の科学的な医療観・看護観に限界ならびに問題を感じはじめたからなのだろう．しかしながら，患者の苦痛を，細分化し，分析し，原因を特定し，それ取り除くという発想それ自体が，「全人的」という言葉で乗り越えようとしているものと同じ人間観や方法論を前提にしてしまっていると言える．つまり，全人的苦痛の理解，あるいは全人的医療／ケアという考え方は，従来の枠組みに対して根本的な修正を迫る大きな問題を孕んでいるのかもしれない．

ただ，だからといって，そうした自然科学的な見方が無駄だということでは決してなく，そうした見方だけでは捉えきれえない部分を医療／ケアにどう反映させていくかが重要になる．全人的苦痛理解に基づく全人的医療／ケアという考え方は，終末期において患者の経験している苦痛が，患者それぞれの文脈に応じて異なる意味をもちうるということを踏まえた上で，どうすれば患者とともに罹病の意味と価値を考え，患者の残りの生を支えていけるのか，という難しい問いを投げかけていると言える．　　　　　　　　　　　　　　　　　　　　［樫本直樹］

【参考文献】
［1］　外須美夫『痛みの声を聴け——文化や文学のなかの痛みを通して考える』克誠堂出版，2005．
［2］　清水哲郎『医療現場に臨む哲学』勁草書房，1997．

5. 終末期医療の法的状況
── 安楽死・尊厳死・治療の中止

	オランダ	ベルギー
法律等	Toetsing van levensbeëindiging op verzoek en hulp bij zelfdoding en wijziging van het Wetboek van Strafrecht en van die Wet op de lijkbezorging「要請に基づいた生命終結と自殺援助に関する審査，並びに，刑法と遺体処理法の改正」2002年4月1日施行．	Loi relative à l'euthanasia（2002年5月28日公布，9月22日施行．）患者の権利法（2002年8月22日 ・治療の拒否，同意撤回の権利．）2005年11月10日薬剤師の役割を追加 2014年2月28日未成年者に拡張する改正法
許容	積極的安楽死(援助自殺を含む)を許容．緊急避難を適用．治療不可能な病気の赤ちゃんにも適応（2005年12月）	積極的安楽死（＋心理的苦痛）を許容．援助自殺には適応されない．
内容	12歳以上で，16歳未満は親権者の同意．注意深さの要件（第2条①）刑法第293条第2項にいう注意深さの要件とは，次の各号に掲げる医師の所為をいう． a 患者の自発的かつ熟慮ある要請を確信していること． b 患者の回復の見込みのない，かつ耐え難い苦しみの存在を確信していること． c 患者の現状と予後について患者に情報を提供していること． d 患者の現状では，他の合理的な解決策がないことを患者とともに確信していること． e 少なくとも，もう一人の独立した医師と相談したものであること．後者は，患者と会って，前記aからdにいう注意深さの要件について文書による判断を交付すること． f 生命終結又は自殺援助を医療的に注意深く実施したものであること． 以上の注意深さの要件を遵守して，医師によって行われたものであり，また，この医師が遺体処理法の規定に従って，その行為を届け出たものであるときには，もはや処罰されるべきではない． 安楽死審査委員会 Five regional euthanasia review committees 相談窓口：SCEN（2000年）	医師だけがすることができる． 患者が十分に法的能力があり，自覚的であるとき． 要請が随意的であり，よく考慮されていて，繰り返されたとき． 耐え難い，絶えず肉体的あるいは心理的苦痛，あるいは病気や事故の結果として受け取る苦痛． 専門医，あるいは精神科の医師に相談しなければならない． 文書での要請と，安楽死の処置の間に，1か月は期間をおく． 報告の義務． 刑法では自殺は犯罪ではない．また自殺を幇助し，また教唆することも犯罪ではない．しかし医師の倫理綱領は自殺幇助を禁止． 刑法の変更なしに，特別法で制定． 安楽死審査委員会 Federal Control and Evaluation Committee Euthanasia 相談窓口：LEIF（2003年）
背景と結果	12歳以上は自己決定権（患者の権利法：12歳から17歳も負担の重い医療の拒否権） ホームドクター制．信頼関係あり．しかも患者は医師によく相談する． 1993年遺体処理法の改正（訴追しない）など，30年にわたる議論． 安楽死の件数の推移：1995年3,200件，2001年3,500件，2002年安楽死1,882件，援助自殺184件．2005年2,325件．しかしまだ50%が無届け．2010年3130件，11年3695件，12年4,888件，13年4,829件，14年5306件．→いかなるすべり坂もなかった．→注意深さの要件を固守した．法制定後セデーションが増加． 医師には安楽死を行う義務はない．そこで，安楽死クリニックが2012年より登場した．2012年32件，13年107件，14年227件． 終末期とは限らない．認知症患者の安楽死数の増加．2012年42件，13年97件，14年81件． 2014年，耳鳴りで苦しむ女性が安楽死．	ホームドクター制はあるが，ゆるい．医師を選ぶことができる． 立法の際に，医師の参加なしに，政治家が政治的決断で法律を作ったという批判がある． 安楽死増加：2002年24件，03年235件，10年953件，12年1,432件，13年1,807件． 2002-2003年においては，鬱鬱は0，2004年から5年で3件がアルツハイマー．2006年から7年でアルツハイマー病の2件と脳血管性認知症の1件，1,917件のうち，6件が鬱をもった患者． 実存的苦悩の安楽死の例：性転換手術に失敗した男性，2015年，治療方法のない収監された性犯罪者の安楽死の要請を法廷が認めるが，法相が施行差し止め．

出典：山下邦也訳，オランダ新安楽死法（正文）「同志社法学」（2002），織田有基子，オレゴン州安楽死法

第9章　終末期医療と生命倫理

2015年8月

米国	日本	世界
オレゴン州尊厳死法（1997年11月） Oregon Death with Dignity Act	名古屋高裁判決（1962年）／6要件 東海大学付属病院裁判（1995年）横浜地裁／4要件	1973年**患者の権利章典**（米国病院協会）「法律が許す範囲で治療を拒絶する権利がある」． リスボン宣言（1981年）「患者は尊厳のうちに死ぬ権利を持つ」． マドリッド宣言（1987年）「安楽死は倫理に反する．しかし末期症状のプロセスを受け入れたいという患者の望みを医師が尊重することをさまたげるものではない」．
医師・薬剤師の援助自殺（致死薬の処方）を許容	積極的安楽死を許容（ただし，判例として確立したわけではない）．	1992年世界医師会声明　「治療を辞退する権利は患者の基本的権利」． ヘムロック協会(1980年) 死の権利協会世界連合(1982年)
慈悲深く（humane），かつ尊厳ある（dignified）方法で，その人生の最期を迎えるための薬物療法を，書面により要求できるように規定するための手続きを詳細に規定するもの． 18歳以上のオレゴン州市民で，回復の見込みのない，もはや6か月以上生きる見込みのない，2回の口頭の要請（15日以上の間隔）と，2名の証人の前での文書に署名．48時間の待機期間をおいて薬物の処方箋． 医師・薬剤師の民事・刑事裁判を免除． 2001年アシュクロフト・ディレクティヴ（停止命令） 2002年同指令差し止め命令 2006年1月17日致死薬の処方を認める（連邦最高裁） 2012年までに673名が自殺，処方箋数1,050枚．	横浜地裁4要件 ①死期が切迫している，不可避である ②耐え難い激しい肉体的苦痛がある ③苦痛を除くための方法を尽くし，他に代替手段がない ④患者の現実の同意 「死と医療特別委員会報告」（日本学術会議）1994年「栄養補給も中止してよい場合がある」． 日本は援助自殺は刑法第202条で禁止． 日本尊厳死協会（1983年） Living Willの法制化を求める． 厚生労働省：「終末期医療の決定プロセスに関するガイドライン」(2007年) 日本救急医学会：延命治療中止の基準を明記した指針(2007年) 老年医学会「高齢者ケアの意思決定プロセスに関するガイドライン　人工的水分・栄養補給の導入を中止してよい」(2012年)．	ドイツ ナチズム，T4計画において，障害者を安楽死させた過去への反省から，積極的安楽死(Sterbehilfe)は法律的に禁止されている．「望みに応じて殺すこと」は刑法216条により6か月から5年の間の懲役． ドイツ医師会：医師の死の看取り(Sterbebegleitung)のための原則（2004年）2011年修正（治療の中止を認める）．連邦通常裁判所が直接的な生命終結の援助は意図的殺害とし，間接的な場合（緩和医療死）を許容（1996年判決） **英国** 法の上では可罰的，現実には曖昧な処理．医師が延命治療を中止するか手控える「消極的安楽死は」2つの極端なケースで受け入れられている．「患者が望むとき」と「絶望的な植物状態」にあるとき，後者の場合栄養補給の中止は合法的．2002年ダイアン・プリティ事件．欧州人権裁判所：許容せず． 2015年6月　貴族院に援助自殺法案上程． **スイス** 非医師による援助自殺は，利己的動機でなければ，違法ではない(Art.115 StGB)．そこで医師は致死薬を処方するが臨席しない．医師の援助自殺の合法化を目指す．1年に現在約200人(0.3%)．NGO：EXIT(1982年) Dignitas(1998年)などの団体がある．Dignitasでは，2009年までに1,041人(564人はドイツ人)．
ワシントン州（2009年3月施行）・バーモント州・モンタナ州，ニューメキシコ州も． 2015年カリフォルニア州で死ぬ権利法案可決． ＜米国全体で＞ 1975年カレン・アン・クインラン裁判 1988年ナンシー・クルーザン裁判 1990年患者の自己決定権法 1993年「医師による援助自殺」裁判 2005年テリー・シャイボ判決．覚醒コーマ患者から栄養チューブを外すことを許容． 2014年メイナードさん尊厳死	関西電力病院事件（1995年，2003年発覚）不起訴． 京北病院事件（1996年）不起訴． 川崎協同病院事件（1998年）二審有罪判決(2007年)上告，最高裁，上告棄却，有罪確定（2009年12月）． 羽幌病院事件（2004年）不起訴(2006年)． 射水市民病院事件（2006年）書類送検(2008年5月)．不起訴(2009年12月)． 和歌山県立医大付属病院(2007年)不起訴． 超党派議員による「尊厳死法案」の提出準備	フランス 「病者の権利および生命の末期に関する2005年4月22日の法律」 オーストラリア 北部準州「末期患者の権利法」(1996年施行／1997年無効) EU（Europarat 欧州評議会） 1999年6月「死病や死に臨む人の権利と尊厳の保護」という提言．積極的死の援助を欧州世界に禁止． 2003年10月ベルギー・オランダ・スイスが欧州評議会で積極的死の援助を欧州世界で立法化することを要請 2015年6月　欧州人権裁判所判決．医師の判断に従って生命維持装置の取り外し（フランス）を認める判決． ルクセンブルク 2008年12月　ルクセンブルクで2月に可決された安楽死法を大公が拒否．憲法を改正し2009年3月17日公布 4月施行．（ベルギーの法をモデルにしている）．2014年までに34人が安楽死している． カナダ 2014年ケベック州で終末期患者の介助自殺法可決．2015年刑法の介助自殺禁止規定の最高裁違憲判決．

の効力と連邦制度のあり方，ジュリスト(2002)などをもとに作成　　　　　　　　　　　　　　　　　　［盛永審一郎］

> コラム

ベビー・ドゥケースと新生児の安楽死

　終末期医療ときくと，私たちは壮年期から老年期の末期がん患者を思い浮かべる．ところが，忘れられがちだが，新生児でもいわゆる安楽死の現場がある．障害をもつ新生児である．

　障害は多くの場合，1つではない．例えば，障害をもつ新生児の安楽死問題が米国で脚光を浴びるきっかけとなったベビー・ドゥ(1982年)は，ダウン症をもって生まれた．同時に，食道閉鎖と気管食道瘻（気管と食道が直接つながってしまう障害）を合併していた．食道が正常に形成されていないため，栄養が胃に届かない．手術をしなければ死に至る．手術の成功率について医師の見解は分かれたが，50パーセント以上を予想していた．ところが，両親は，治療をしないことが家族及び本人にとって最善と判断し，外科手術や栄養補給は行わず，痛みを取り除く投薬を選択する．この選択は現地の検察による訴訟事件に発展したが，訴訟が準備されつつあるとき，ベビー・ドゥは生後6日目に死亡した．

　こういった場合，通常直ちに手術が行われる．したがって，ベビー・ドゥの治療差し控えあるいは中止は，いわゆる消極的安楽死に当たる．重度の障害とは異なり，ダウン症をもっていても成人するし，また社会的生活も送ることができるから，ベビー・ドゥのケースは多くの人の批判と非難を引き起こした．

　しかしより重度の障害をもつ場合，手術をしても助からない，あるいは余命のわずかな延長しか期待できない場合もある．しかもその手術にかかる費用は膨大である．

　筆者の直接見聞した例を1つあげておく．

　ある病院の周産期医療センターでのこと，低体重新生児の手術に立ち会った．早産児であるとともに，心臓の弁，心室の形成が十分ではなかった．そのため血流が確保できない．血流を確保する手術は子どもの成長に応じて何回か行われる．第1段階の手術は，風船の付いたカテーテルを用いて心房の壁に大きく孔を開け，左右の心房を一つにする．心房を思い切って一つにすることで，血流を確保しやすくするのである．手術はその子の足先の血管に，小さなカテーテルを挿入し，5つのモニターに映る画像や圧力をたよりに心臓までたどって行われた．手術は数時間後成功した．筆者は，医師たちの献身と技能に驚嘆した．

　手術室から出てきて，医師は後ろを歩く筆者を振り返ることなく指を2本，そして3本たてて，「生きても2ヶ月，よくて3ヶ月」とつぶやいた．「答えて，この手術に，意味あるのか？」

〔村松　聡〕

第10章

先進医療と生命倫理

　2013年5月に「再生医療推進法」が成立し，iPS細胞を用いた臨床研究もすでに実施されている．しかしがん化する細胞などのリスクもある．そこで再生医療等の迅速かつ安全な提供，および普及の促進を図るため，「再生医療等の安全性の確保等に関する法律（再生医療安全性確保法・再生医療新法）」が2013年11月に成立した．医療機関が再生医療等を提供するときに，計画書の提出，IC，定期報告，細胞の品質管理など遵守しなければならない事項を定めたものである．しかし，今度はなぜ「再生医療等……」と「等」がついたのだろうか．実は，細胞が本当に再生するのか，それとも細胞の機能回復に過ぎないのか，研究者にもまだよくわからないかららしい．

　科学 science とは，ベーコンの「知（scientia）は力」に由来する．近代の知，科学は，人類の幸福に寄与する力だというのである．ところが最近の科学は人類の幸福を越えて暴走をし始めた感がある．そこでこの暴走を規制し，社会と技術との折り合いをつけようとして2010年に誕生したのが「レギュラトリーサイエンス学会」(http://www.srsm.or.jp/)である．この学会の創設者の一人は「レギュラトリーサイエンスとは究極の倫理である」と意気込む．是非とも，その真価を発揮してもらいたいものである．　　　　　［盛永審一郎］

1. 遺伝子診断・治療

◆**ヒトゲノムと遺伝情報**　生物の種間，種内集団間や個体間の差異や多様性を決定しているのは主として遺伝子であり，遺伝子の働きは最終的に個体のさまざまな機能や形態となって現れる．遺伝子は私たちが何者であり，どのような人間で，どのような個性をもっているか等のすべてを決めている基本であるといえる．

生命体中の遺伝情報の最小必須セットをゲノムといい，ヒトゲノムは，約30億の塩基対からなっており，ヒトの生命の「設計図」と捉えられる．核の中の46本の染色体（22対の常染色体と1対の性染色体）に遺伝情報が蓄えられており，この遺伝情報を担っている物質は，DNA（デオキシリボ核酸）で，ヒトゲノムの実体である．DNAにはアデニン（A），グアニン（G），シトシン（C），チミン（T）の4種類の塩基があり，ゲノム上におよそ30億対のDNAの塩基が連なっている．DNAの4種類の塩基の並び方（塩基配列）がヒトの生物学的設計図のもととなっている．

全世界規模のプロジェクトであったヒトゲノム（解析）計画の目的は，①すべての遺伝子を明らかにする，②すべてのDNA塩基配列を決定する，③染色体の構造を明らかにすることの3点であり，2003年に結果が発表された．ヒトゲノム計画の達成により，疾病の原因が明らかになる，発症前診断が可能になる，診断の自動化が進む，予防医学が進展する，治療法の開発が進む，安全・効果的薬剤が開発される等，医学的波及効果は計り知れないとされている．

◆**遺伝学的検査・診断等に関するガイドライン**　新しい技術は未知のことを含むため，研究者や臨床家の高い倫理性が求められており，ガイドラインや倫理規定が重要となる．遺伝子をめぐる研究のスピードは速く，問題点も生じている．2011年，日本医学会「医療における遺伝学的検査・診断に関するガイドライン」では，遺伝学的検査については，①すでに発症している患者の診断を目的として行われる遺伝学的検査，②非発症保因者診断，発症前診断，出生前診断を目的に行われる遺伝学的検査，③未成年者など同意能力がない者を対象とする遺伝学的検査，④薬理遺伝学検査，⑤多因子疾患の遺伝学的検査（易罹患性診断）それぞれについて留意点が異なるので十分注意する必要があるとしている．遺伝学的検査実施時に考慮される説明事項としては，遺伝学的検査の目的や方法の他に，疾患名・病態名，疫学的事項，病態生理，疾患説明，治療法，遺伝学的事項（遺伝形式，浸透率，再発（確）率，遺伝学的影響等），社会資源に関する情報，遺伝カウンセリングの提供，遺伝情報の特性，被検者の権利等が求められるとしている．

また，「ヒトゲノム・遺伝子解析研究に関する倫理指針」は2013年全部改正され，

「遺伝子治療臨床研究に関する指針」も2014年に改正された．「遺伝子治療臨床研究に関する指針」では，遺伝子治療臨床研究は有効かつ安全なものであることが十分な科学的知見に基づき予測されるものに限ること，十分なインフォームド・コンセントと個人情報の保護を図ることが重要であるとしている．

◆**先進医療としての遺伝子診断・治療**　発症に遺伝子が関わっている疾患を総称して遺伝性疾患と呼び，①単一遺伝子病(メンデル遺伝病)，②ミトコンドリア遺伝病，③多因子疾患，④染色体異常症，⑤ゲノム病，⑥エピジェネティック疾患等に分けられる．これらの遺伝性疾患を扱い，原因解明や診断・治療・予防等を研究する遺伝医学の分野の発展は近年目覚ましい．わが国においては，最先端医療である「先進医療」の中に遺伝子検査や遺伝子診断等が多く含まれている．

　先進医療は，2004年より国民の安全性を確保し，患者負担の増大を防止しつつ国民の選択肢を拡げ利便性を向上する視点から，保険診療との併用を認められた最先端医療のことであり，厚生労働大臣が定める「評価療養」の1つとされている．「先進医療」に係る費用については現在のところ全額自己負担であり，患者自らの意思決定は大変重要である．先進医療の期待される効果と副作用や不確実なリスク情報について十分に開示され，納得した上で，最新の研究知見に基づき実施される新しい医療のため，医療者間においてもまだ十分に周知されていないことが予測される．専門用語も多く，患者が十分に理解し，多額の費用をかけて治療に参加するには，十分なインフォームド・コンセントが不可欠である．

　先進医療は，2015年8月1日現在で107種類あり，具体的な先進医療技術名には，遺伝子検査，遺伝子解析，遺伝子診断等が含まれている．先進医療実施施設および医師に対し，申請書の提出や施設基準，倫理委員会設置，医療安全管理委員会設置，遺伝カウンセリング実施体制を有していること等も求められている．また，遺伝子治療は，遺伝子の操作によって病態を改善することを目的とした治療法であるが，特に遺伝性疾患については，家族への影響も必ず考慮に入れる必要があり，十分なカウンセリング体制が大変重要である．ヒトゲノム解析で明らかになった遺伝子(およびタンパク)の機能を生かした「ゲノム創薬」の開発に関する研究や，薬の効き方や副作用を決める遺伝子を扱う『薬理遺伝学(ファーマコゲノミクス)」の医療への応用も目覚ましく，今後は従来のレディメード(集団的)医療からオーダーメード医療(パーソナルメディシン)への発展が期待される．

［一戸真子］

【参考文献】
[1]　日本医学会「医療における遺伝学的検査・診断に関するガイドライン」『日本医師会雑誌』140-2，2011-5．
[2]　「分子遺伝学的検査における質保証に関するOECDガイドライン」財団法人バイオインダストリー協会訳，2007．

2. 再生医療

　国の「平成 27 年版 科学技術白書」は，「国民生活に変化をもたらした科学技術の進展」として，医療分野から「医療・福祉用ロボットスーツ」と「ヒト iPS 細胞による再生医療と創薬」を掲げている．そこでの簡潔な定義によれば，再生医療とは，「病気やけがで失われたり損傷したりした臓器や組織に，体外で培養した細胞等を移植し，失われた機能を補うもの」である（文部科学省 HP よりダウンロード可）．現在わが国では網膜色素上皮シートの移植のほか臨床応用・実用化を見据えた研究が数多く実施されており，2015 年 9 月には心筋シートと点滴液の製品化が承認された．こうした再生医療における近年の目覚ましい進展は国家的イノベーションの賜物であり，産学官の広範かつ緊密な連携が背景をなしているのである．以下ではその全体像を俯瞰しながら，倫理的な問題の所在を輪郭づけてみよう．

◆政府による規制緩和／強化：再生医療関連 3 法の整備　新たに制定された「再生医療等の安全性の確保等に関する法律」（平成 25 年 11 月成立，翌年 11 月施行，略称「再生医療安全性確保法・再生医療法新法」）は，「再生医療等製品」をリスクに応じて 3 種類に定義して，その特性を踏まえた安全対策等の規制を行う「ブレーキ役」である．新法と同時進行で旧来の「薬事法」が「医薬品，医療機器等の品質，有効性及び安全性の確保等に関する法律」（「医薬品医療機器等法」）に改正され，均質でない再生医療等製品について，有効性が推定され安全性が認められた場合，特別に早期に条件を付けて製造販売承認を与えて「アクセル役」を果たす．正確にはこれら 2 法より半年余り前に「再生医療を国民が迅速かつ安全に受けられるようにするための施策の総合的な推進に関する法律」（「再生医療推進法」）が議員立法によって成立した．これら 3 法の下で，再生医療の研究開発から実用化までの施策の総合的な推進が図られることになった．それと同時に，民間の自由診療として野放しだった再生医療（美容整形，がん免疫療法など）には規制が加えられることになった．そうした分野では「幹細胞ツーリズム」と称して海外から患者を呼び

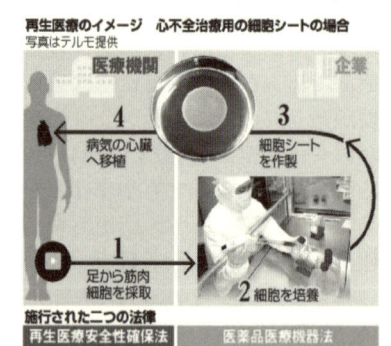

出典：「（いちからわかる！）再生医療を後押しする法律ができたそうだが」（朝日新聞 2014 年 12 月 13 日，東京朝刊）

込み，不幸にして死者を出すといった事態まで起きていたのである．

◆**再生医療関連学会および関連業界の取り組み**　再生医療関連3法が一気に成立した背景には，日本再生医療学会(JSRM)の政府に対する積極的な働きかけがあったという（同学会HPを参照．以下，同様）．それと並行して同学会は，「再生医療人の行動基準」を策定・公表して，再生医療に携わる職能集団としての自律性を確保することはもとより，広く社会から再生医療に対する理解と信頼を得られるように努力を傾注している．なお，「多能性幹細胞安全情報サイト」（運営：国立医薬品食品衛生研究所遺伝子細胞医療部）も，重要な情報源である．

　産業界の動向としては，再生医療関連企業が平成23年に一般財団法人「再生医療イノベーションフォーラム」(FIRM)を発足させ，産学官連携の一翼を担っている．経済産業省と日本医療研究開発機構(AMED)による平成27年度「再生医療の産業化に向けた評価手法等の開発」の公募には8社が採択され，製品化に向けた承認審査体制（安全性等の評価手法を含む）の研究を行っている．

◆**市民に必要な倫理的熟慮と態度決定**　再生医療の未来について市民の立場から実りある議論を展開しようと思えば，まずはできるだけ正確な知識を身につけて，過剰な期待も無用な不安も排除するという姿勢が求められる．その際には，上述した産学官の諸方面からの適切な情報発信が不可欠であり，加えてジャーナリズムや隣接諸領域（特に生命倫理学）の研究者による中立的な現状分析および多岐にわたる将来展望が，これまで以上に重要な役割を果たすことになろう．

　例えば，強力かつ迅速な産学官連携事業という美名の下に各種の不正（研究不正や贈収賄など）が巣食うことはないか，研究倫理の観点からも監視が必要である．あるいは，国家的イノベーションは当面の目標（自国の福利）を超えて，いずれは人類の普遍的な福祉（国際正義の実現）に寄与しうるのか．さらには，動物由来の再生医療製品を大々的に調達する際に「動物の福祉」が配慮されているのか，などの大きな問題についても，倫理的な熟慮が必要となる．そして何よりも，再生医療が（国家再生を託された）巨大な機構として自己増殖を進める渦中で，個々の市民が国家有機体を構成する1細胞とはならずに，個人の尊厳をもって再生医療に関する（治療を受ける，研究に参加するなどの）態度決定をなしうるのか，冷静に問うてみよう．

　今後わが国の再生医療が順調に発展を遂げるならば，近い将来，理系（医療系に限らない）と文系を問わず，再生医療関連分野で若い世代が能力を発揮する機会が増えることであろう．また市民生活の身近な場面に各種の再生医療が浸透するとき，一人の市民としても当事者意識を持って最新の動向を注視するに違いない．まさに〈教養としての生命倫理〉が求められているのである．　　　［宮島光志］

【参考文献】
[1]　霜田求・虫明茂編『先端医療』（シリーズ生命倫理学第12巻）丸善出版，2012.

3. ES 細胞と iPS 細胞

ES 細胞(胚性幹細胞)と iPS 細胞(人工多能性幹細胞)は，人為的に作成される幹細胞で，身体のさまざまな臓器や組織になりうることから「万能細胞」とも呼ばれる．例えば事故や病気などで身体の臓器や組織が大きな損傷を受けたり機能不全となったりしても，「万能細胞」から同じ臓器や組織を作り出すことができれば治療が可能となる．それゆえ，近年 ES 細胞・iPS 細胞研究は再生医療等において脚光を浴びている．

◆ **ES 細胞研究とその倫理的問題**　1998 年に米国の J. トムソンらによって，世界で初のヒト ES 細胞が樹立された．ES 細胞は，受精卵が子宮に着床する直前の胚盤胞期（受精後 5 〜 7 日後）において，内部細胞塊を人為的に分離することで樹立される．この内部細胞塊という部分は，後々胎児のあらゆる組織や細胞に分化し成長していく．それゆえここから樹立された ES 細胞も，身体を構成するあらゆる組織や細胞へと分化する能力をもつ．しかし ES 細胞を樹立するために壊されたヒト胚(受精卵)は，通常の発生プロセスを経れば，ヒトへと成長しうるものである．そのため，ES 細胞の樹立はヒトの生命を奪うことを意味するとも考えられる．こうした問題に対して，日本では 2000 年に科学技術会議による「ヒト受精卵・胚幹細胞を中心としたヒト受精卵・胚研究に関する基本的考え方」において，ヒト胚は人権を認めるべき「ヒト」そのものではないが，「ヒトの生命の萌芽」として倫理的に尊重されるべきとの見解が示された．これに基づき 2001 年に文部科学省は「ヒト ES 細胞の樹立および使用に関する指針」を策定し，ES 細胞の樹立を不妊治療患者から提供される受精後 14 日以内の余剰胚からに限定し，提供者からのインフォームド・コンセントが不可欠であるとした．またヒト ES 細胞の樹立と使用を基礎研究に限り，厳しい研究条件も付した（その後の改正では条件が緩和され，臨床研究も容認された）．さらに，ES 細胞研究には臨床応用上の問題も存在する．他人のヒト胚から樹立された ES 細胞は，その細胞核に当然他人の遺伝情報をもつ．それゆえ，この ES 細胞から作られた臓器や組織を患者に移植すれば，免疫拒絶反応が生じうる．この問題を解決するためには，未受精卵の核を患者本人の体細胞の核と交換（核移植）してクローン胚を作成し，そこから ES 細胞を樹立する必要がある．2004 年の総合科学技術会議による「ヒト胚の取扱いに関する基本的考え方」では，他に治療法が存在しない難病の研究に限って，ES 細胞を樹立するためのクローン胚の作成が容認された．だが ES 細胞の樹立の際にクローン胚という胚が破壊されることには変わりない．また核移植によるクローニングは細胞核を移植する先の未受精卵を必要とするが，この

卵子の収集にもその倫理性が問われる．

◆ iPS 細胞研究とその倫理的問題　2007 年に京都大学の山中伸弥らがヒト iPS 細胞を世界で初めて樹立し，2012 年にはノーベル生理学・医学賞を受賞したことは記憶に新しい．当初 iPS 細胞は，ES 細胞におけるヒト胚をめぐる倫理的問題を回避する可能性としても注目された．iPS 細胞は成人の体細胞にいくつかの遺伝子を人工的に組み込むことで，体細胞を全能段階へと初期化することによって樹立される．したがって iPS 細胞は ES 細胞と同様の分化能力をもちながらも，その樹立にヒト胚を必要としない．また直接患者の体細胞から疾患特異的 iPS 細胞を樹立し，そこから臓器や組織を作成して患者に移植するならば，免疫拒絶反応に悩まされることもない．そして，クローン胚の場合のように未受精卵を女性から収集する必要もない．2014 年には，理化学研究所の高橋政代らが世界で初めて iPS 細胞を使った移植手術を行った．これは，加齢黄斑変性という目の難病の患者の皮膚から iPS 細胞を樹立し，そこから目の網膜を作成し患者に移植するものであった．しかし iPS 細胞研究にも問題は存在する．iPS 細胞を樹立するための体細胞の初期化には，当初，修飾を受ける前のがん原遺伝子も使われたことからがん化の危険性が指摘された．その後この遺伝子を使わずに iPS 細胞を樹立する技術改良も行われたが，iPS 細胞が目的の細胞に分化成長しきれずに奇形腫化する危険が完全に解消されたわけではない．むしろ iPS 細胞の安全性と有効性を詳しく調べるためには ES 細胞との比較が必要であり，結果的に iPS 細胞研究がヒト胚の破壊を伴う ES 細胞研究を促進している側面もある．

　さらに，iPS 細胞を用いてヒトの生殖細胞（精子・卵子）を作成し受精させることで，ヒト胚を作成することも理論的には可能である．すでに国内外のいくつかの研究チームが，iPS 細胞から生殖細胞の元となる始原生殖細胞を作成している．しかし将来 iPS 細胞から簡単にヒト胚が作成されるようになれば，ヒト胚が尊重されて扱われなくなり，「生命を操作する」という考えが強まるということも懸念される．またそうしたヒト胚が不妊治療・生殖医療に応用され，自然な生殖細胞に由来しない人間が誕生すれば，親子関係の複雑化，社会秩序の混乱，人間の尊厳への影響といったことも考えられるだろう．日本では従来 ES 細胞からの生殖細胞の作成は禁止されていた．だが 2010 年に文部科学省は ES 細胞研究に関する諸指針を改正し，また新たに「ヒト iSP 細胞又はヒト組織幹細胞から生殖細胞の作成を行う研究に関する指針」を策定し，難病治療に限らず，広く医療における基礎研究を目的とした ES 細胞，iPS 細胞からの生殖細胞の作成を容認した．これらの生殖細胞からヒト胚を作成することは禁止されたものの，生殖細胞を利用した不妊治療・生殖医療のための基礎研究も可能となった．このように，当初の期待に反して iPS 細胞研究においても，ヒト胚をめぐる倫理的問題を避けて通ることはできないのが現状である．　　　　　　　　　　　　　　　　［横山　陸］

4. クローン技術

　クローンとは同一の遺伝情報をもつ生物個体や細胞のことであり，こうした個体や細胞を人工的に増殖させる技術をクローニングという．クローン技術が一般の注目を浴びるきっかけとなったのは，1996年に英国で誕生したクローン羊ドリーのニュースだろう．大型哺乳類のクローンの成功によってヒトのクローンの可能性が現実味を帯びてくると，それに対する倫理的な懸念も広がった．他方で1998年に米国のJ.トムソンがヒトES細胞の樹立に成功すると，ES細胞研究にクローン技術を結びつけ再生医療に役立てようとする「治療的クローニング」が提唱された．それ以来，クローン技術はその倫理的問題と医学的有用性とをめぐって盛んに議論されるようになった．

◆クローン技術の種類　クローン技術には胚分割によるクローニングと細胞核移植によるクローニングの2種類がある．胚分割によるクローニングは，胚(受精卵)を分割して成長させることで，遺伝的に同一の複数のクローンを産生する．いわば一卵性の双子を人工的に作り出すわけである．核移植によるクローニングは，未受精卵の核を取り除き，そこに別の個体の細胞核を移植し成長させることで，この別の個体のクローンを産生する．これには，受精卵が細胞分裂してできる割球の細胞核を移植する方法と，皮膚や乳腺などの体細胞の核を移植する「体細胞クローニング」とがある．胚分割や受精卵の割球の核移植によるクローニングは，高品質の家畜を産生するために畜産業で利用されている．これに対して，「体細胞クローニング」には技術・安全上の問題がある．胚(受精卵)が胎児の身体を構成するあらゆる組織や細胞に分化し成長していくのに対して，通常，体細胞は特定の性質をもった細胞に分裂するだけである．この体細胞の核を未受精卵に移植し，胚のようにあらゆる組織や細胞へと分化させ成長させることは，長らく小動物でしか成功しなかった．クローン羊ドリーは世界初の大型哺乳類での成功例であったが，5歳頃から関節炎や骨格異常を患い，翌年肺疾患のため安楽死させられた．これは羊の平均寿命の半分にも満たない．ドリー以降も牛や豚を使った体細胞クローニングが実験的に行われているが，胎児での死亡率の高さや健康異常の個体の多さという問題は解決されていない．

◆クローン技術と人間の尊厳　クローン技術を利用すれば，クローン人間を作成することも理論的には可能である．しかし，人間のクローニングには技術・安全上の問題だけでなく，倫理的な問題が存在する．例えば奴隷売買や臓器移植の手段として，あるいは亡くなったわが子の代替として，クローン人間が作成されることが考えられる．このように人間が手段としてのみ利用されたり，他の人間と

代替可能なものとして扱われることは、人間の尊厳に反する。もっとも、例えば無精子症の夫とその妻が自分たちの子をもつための手段としてクローン人間を作成する場合には、こうした動機は他の不妊治療を受けるカップルの動機と変わらないだろう。他方で1997年のユネスコによる「ヒトゲノムと人権に関する世界宣言」によれば、遺伝情報（ヒトゲノム）は、個人としてではなく種としての人間の尊厳と多様性の基盤であり、他人の遺伝情報のコピーであるクローン人間の作成はこうした尊厳に反するとされる。そして2005年の国連による「人間のクローニングに関する宣言」では、クローン人間の作成だけでなく人間に関するあらゆるクローニングの禁止が宣言された。また同年のユネスコによる「生命倫理と人権に関する世界宣言」では、医学・生命科学研究の自由に対して人間の尊厳および人権が優位にあることが謳われた。とはいえ、クローン人間をSF小説に出てくるドッペルゲンガーのように考えるのは間違いである。同じ遺伝情報をもつ人間でも異なる環境で育てば、性格や能力には大きな違いが出てくる。遺伝的に同一であれば、人格的にも同一というわけではない。

◆**クローン胚の倫理的問題**　日本では、2001年に「ヒトに関するクローン技術等の規則に関する法律」によってクローン人間の作成が禁止された。その一方で2004年の総合科学技術会議による報告書「ヒト胚の取扱いに関する基本的考え方」においては、難病治療のための基礎研究を目的としたクローン胚の作成が容認された。これには、クローン技術をES細胞研究に結びつけて再生医療に役立てようとする「治療的クローニング」が関係している。ES細胞を樹立するためには「生命の萌芽」であるヒト胚を破壊せねばならない。またES細胞から成長させた身体組織を患者に移植する際には免疫拒絶反応の危険性がある。これらの問題は、患者の体細胞からクローン胚を作成し、そこからES細胞を樹立することで回避できる。だがヒト胚と同様に、クローン胚は母胎に移植されれば、（クローン）人間になる可能性がある。それゆえ、同報告書はヒト胚と同じくクローン胚にも人間の「生命の萌芽」としての道徳的地位を認めるが、クローン胚からES細胞を樹立する際には、まさにそうしたクローン胚が破壊されるという問題が残る。さらに、クローン胚を作成する際には、必要となる未受精卵を女性から収集するという問題もある。2005年、韓国の黄禹錫がヒトのクローン胚からのES細胞の樹立に世界で初めて成功したという報告は、捏造であったことが発覚した。その際、未受精卵が提供者の女性たちへの十分な説明と同意なしに大量に集められていたことも問題となった。また説明と同意とが十分であったとしても、卵子提供の過程では排卵誘発剤の投与など、提供女性の身体へ大きな負担がかかるという問題もある。2009年に改正された「特定胚の取り扱いに関する指針」では、提供者のインフォームド・コンセントが不可欠であること、そして未受精卵は疾病治療や生殖補助医療を通じて得られたものに限ることが規定された。　［横山　陸］

5. 難病治療

◆**難病に関する法律** わが国における難病治療に関しては，2014年5月23日に「難病の患者に対する医療等に関する法律」が制定され2015年1月1日より施行されている．難病の定義は，「発病の機構が明らかでなく，治療方法が確立していない，希少な疾病であって，長期の療養を必要とするもの」とされており，法律は，難病の患者に対する良質かつ適切な医療の確保および難病の患者の療養生活の質の維持を図り，もって国民保健の向上を図ることを目的としている．難病のうち，患者の置かれている状況からみて，良質かつ適切な医療の確保を図る必要性が高いものとして，厚生科学審議会の意見を聴いて厚生労働大臣が指定した難病を「指定難病」といい，医療費助成の対象となっている．

難病の定義にあるように，発病の機構が明らかでないということは，疾病に対し現代医学ではまだ十分に克服できていないことになり，また，治療方法が未確立ということは，エビデンスに乏しいことを意味する．診療に関しての標準化が十分になされておらず，かつ診療の質の確保にまで至っていない．このことから，難病に罹患し先が見えない不安を抱える患者に対し，十分な配慮が必要である．患者とその家族にとっては強い忍耐力と希望を捨てないことが求められていることを社会全体で受け止めた上での，十分な支援が必要なのである．

本法律の基本理念は，「難病の患者に対する医療等は，難病の克服を目指し，難病の患者がその社会参加の機会が確保されること及び地域社会において尊厳を保持しつつ他の人々と共生することを妨げられないことを旨として，難病の特性に応じて，社会福祉その他の関連施策との有機的な連携に配慮しつつ，総合的に行われなければならない」としている．ある日突然，難病に罹患する可能性を誰もが抱えており，また難病の患者と共に生きる家族も同様に長い道のりを明るく生きていくためには，難病患者と家族の生活の質（QOL）の向上を最大限に支えられるよう地域社会における連携は大変重要である．

◆**指定難病** 難病のうち，①患者数が一定の人数に達しないこと，②客観的な診断基準（またはそれに準ずるもの）が確立していることを要件とした「指定難病」は，2015年7月1日より306疾病に拡大されている．「難病指定医」は，①診断または治療に5年以上従事した経験があり関係学会の専門医の資格を有している，②診断または治療に5年以上従事した経験があり一定の研修を修了している医師としており，5年ごとの更新制となっている．指定医の役割には，難病の医療費助成の支給認定申請に必要な診断書（臨床調査個人票）の作成，患者データ（診断書の内容）の登録管理システムへの登録が含まれている．また，都道府県知

事は，病院，診療所，薬局等の開設者の申請に対し，指定医療機関の指定を行うこととなっており，6年ごとの更新制である．難病の医療費助成を受ける患者には，すでに特定疾患治療研究事業の対象である，または今後認定を受ける患者(既認定者)と，新制度により認定を受ける患者(新規認定者)がいるが，いずれの患者も都道府県への申請を行う必要がある．最大の難病対策は治療法の確立であり，難病の病因究明，治療法の研究開発に万全を期すことが求められている．難病の医療に関する調査および研究の推進が今後ますます必要となることより，基礎医学研究と臨床応用との連携が重要である．

◆医療費助成と難病患者とその家族の支援　難病患者の治療は長期化することが多いため，医療費助成は難病患者とその家族にとって大変重要となる．医療費助成の対象疾病については，指定難病の疾病数の拡大に伴い増加し，受給者は2011年度の78万人から，2015年度には約150万人に増加することが見込まれている．難病患者とその家族が生活を維持していくには，高額な医療費と社会活動の制限がある中で，医療費助成による現実的な経済的支援により少しでも負担を軽減する施策は必要である．

　公平・安定的な難病に係る新たな医療費助成制度は，自己負担割合については現行の3割から2割に引き下げ，自己負担上限額を，症状が変動し入退院を繰り返す等の難病の特性に配慮し，入院・外来の区別を設定せず，薬局での保険調剤および訪問看護ステーションが行う訪問看護を含め，受診した複数の医療機関等の自己負担をすべて合算した上で適用することとされた．このように現実的に難病患者が関わる保健・医療・福祉に関する必要性をきめ細かく考慮した制度になっており，以前に比べより負担が軽減されている．

　また難病情報センターが立ち上げられ，難病患者とその家族の支援および人々の難病に関する理解を深めるため，厚生労働省が難治性疾患克服研究事業(臨床調査研究分野)の対象としている疾患の解説や，各種制度の概要および各相談窓口，連絡先等の情報を，インターネットにより広く人々に情報提供している．提供される情報には，災害時支援に関する情報や福祉機器に関する情報，国の難治性疾患克服研究事業対象疾患の患者・家族が利用できる制度の概要についても含まれている．詳細な情報を発信することにより，患者と家族の意思決定支援に役立ち，難病患者に関わる多くの人々の連携が今後促進されることが期待される．

[一戸真子]

【参考文献】
[1]　厚生労働省　http://www.mhlw.go
[2]　難病情報センター　http://www.nanbyou.or.jp

6. 脳科学と脳神経倫理学

　今日では脳神経系の医療現場で盛んに fMRI（機能的磁気共鳴画像法）や PET（ポジトロン断層法）が使われている．これらの最新装置による「脳内の可視化」によって医療の質が向上する一方で，可視化は監視強化を含意し，脳内支配の脅威ともなりうる．脳神経倫理学はこの「両刃の剣」を議論する新たな学問分野である．

◆脳科学研究と治療上の倫理問題　脳科学研究の成果を治療に応用した例として，パーキンソン病などに対する深部脳刺激療法（DBS）が行われている．これは脳深部に埋め込んだ電極から電気刺激を与えて特定部位の活動を抑える治療法で，従来の脳深部破壊術よりも安全に，それと同等の効果が得られるという．倫理的には医学的適応（治療効果）をめぐるインフォームド・コンセント（以下，IC）が重要となる．各種の基礎研究を行う場合も，被験者の選定と保護（特に子どもや高齢者，知的障害者）が倫理的要件となり，適切な仕方でICを得る必要がある．なお，画像診断を通じて偶然に別の疾病が発見される「偶発的所見」についても，「告知希望の有無」がICに盛り込まれるようになった．

　また筋萎縮性側索硬化症（ALS）により身体機能が損われた患者に対して，BMI（brain-machine interface）技術を用いた支援の研究も進んでいる．その場合には患者（ないし被験者）の自律性を尊重することが倫理的な根本要件となる．

◆倫理・道徳の解明に挑む脳科学　「現代とは，要するに脳の時代である．情報化社会とはすなわち，社会がほとんど脳そのものとなったことを意味している．脳は，典型的な情報器官だからである」[1]．脳に関する（科学的な）言説が社会の注目を浴び，ブームを招来することは珍しくない．〈脳と心〉は不可分であるから，脳は自己理解への有力な通路であり，社会や文化を読み解く鍵とも見なされる．だが，自由・良心・義務・責任などは伝統的に哲学の概念であり，その解明には哲学的な研究態度（特に論理的な分析など）が一定の役割を荷っている．

　いまから半世紀ほど前に，市民的教養として時実利彦の『脳の話』や『人間であること』が愛読された時期がある．日本で脳死問題が議論される前夜に，この先駆的な大脳生理学者は，科学的な視点に立って人間を見つめ，独特の温もりを湛

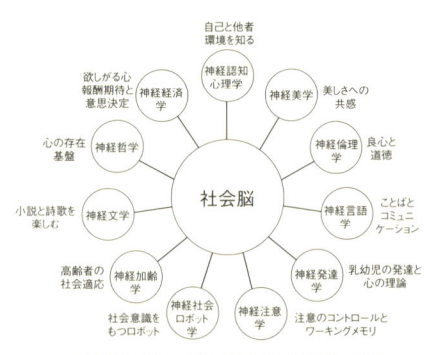

社会脳にかかわるさまざまな学術分野の一例

図　文理融合による社会脳の研究[2]

えた科学的な筆致で「人間(いのち)の尊厳」を綴った．今日では若い世代の研究者たちが最新の科学的知見に基づいて学際的な社会脳の研究を推進しており，前途が期待されている(図を参照)．他にも「神経歴史学」(根源的な時間意識，過去の回顧と未来の構想)は興味深い分野となろう．脳神経倫理学の基礎部門としては「神経価値論」(価値意識の構造に関する脳神経科学)が展開されて然るべきである．その枠内で「尊厳」の意識はどのように解明されることになろうか．

◆**エンハンスメントの問題** 「エンハンスメント(enhancement)」とは，「増進(増強)的介入」ないし単に「強化」「改良」とも訳されるが，健康の回復と維持を超えて，能力や性質を改良する目的で人間の心身的な機能に生物医学的な介入を行うことである．それは医学本来の目的である「治療」を超えた医学的介入であり，薬物使用や遺伝子操作などの方法によって身体能力の改善(筋肉増強など)を図るほか，特に「ニューロエンハンスメント」として，知的能力の改善(記憶力の強化など)や性質の矯正(攻撃性の矯正など)を図ることが含まれる．

こうしたエンハンスメントをめぐる倫理問題は，遺伝子工学の急速な発展を背景として，1980年代半ばから米国やドイツで盛んに議論されてきた．特にブッシュ政権下の米国では，2003年の大統領生命倫理評議会報告書を通じて，より望ましい子ども，競技能力向上，老化防止，幸せな魂などの事例が詳細に検討された．そして健康被害，不公正，不平等，強制などの懸念と，そうした懸念の本質的な起源が哲学的に考察され，国家の重要な政治課題であるとされた．

政治哲学者のサンデルは，この大統領生命倫理評議会委員を務めた経験を踏まえて，広範なエンハンスメント批判を展開している．彼の議論は多岐にわたるが，要するに，遺伝子工学の力による人間本性の改善(エンハンスメント)ではなく，「贈られたものや不完全な存在者としての人間の限界に対してよりいっそう包容力のある社会体制・政治体制を創り出せるよう，最大限に努力すること」が重要であると説く．そして「謙虚，責任，連帯」を重視して，科学技術の力による「支配」よりも人間存在を「贈与」として受け入れることが大切だと言う．

わが国でも10数年来，人文系の研究者を中心にエンハンスメントの倫理問題が論じられてきたが，それは国家的議論とは無縁であり，ジャーナリズムにもこの問題圏に立ち入る兆しが見られない．だが，この「先進医療の副産物」のあり方をめぐって，近未来の健康観や医療制度という大きな枠組みの中で国民的な議論が沸き立つまでには，そう多くの年月を要しないであろう． ［宮島光志］

【参考文献】
[1] 養老孟司『唯脳論』青土社，1989．(ちくま学芸文庫，1998．)
[2] 苧阪直行編『道徳の神経哲学——神経倫理からみた社会意識の形成』(社会脳シリーズ2)，新曜社，2012．
[3] マイケル・J. サンデル『完全な人間を目指さなくてもよい理由——遺伝子操作とエンハンスメントの倫理』林芳紀・伊吹友秀訳，ナカニシヤ出版，2010．

7. 統合医療・自然療法

◆**統合医療とは**　厚生労働省では，統合医療（Integrative Medicine）は，近代西洋医学と相補（補完）・代替医療や伝統医学等とを組み合わせて行う療法であり，多種多様なものが存在するとした上で，「近代西洋医学を前提として，これに相補（補完）・代替療法や伝統医学等を組み合わせてさらにQOL（Quality of Life：生活の質）を向上させる医療であり，医師主導で行うものであって，場合により多職種が共同して行うもの」と位置づけている（厚生労働省　http://www.ejim.ncgg.jp）．日本統合医療学会では，「近代西洋医学を中心として伝統医学や相補・代替医療を適宜合わせて行う医療」としている（日本統合医療学会　http://imj.or/intro）．わが国よりも議論が進んでいる米国国立補完統合衛生センター（NCCIH）では，統合医療を「従来の医学と，安全性と有効性について質の高いエビデンスが得られている相補（補完）・代替療法とを統合した療法」と定義づけている（National Center for Complementary and Integrative Health（NCCIH）https://nccih.gov）．このように若干ニュアンスは異なるが，まとめると，従来の医学に相補（補完）・代替療法，伝統医学等とを統合（integrate）させた医療を意味するということになる．

　NCCIHでは，相補（補完）・代替療法を①天然物（Natural Products）〔ハーブ，ビタミン，ミネラル，プロバイオティクス，サプリメント，健康食品等〕，②心身療法（Mind and Body Practices）〔鍼灸，マッサージ療法，瞑想，運動療法，リラクゼーション，脊椎の従手整復術（マニピュレーション），太極拳・気功，ヨガ，ヒーリングタッチ，睡眠療法等〕に大別している．また，厚生労働省の検討会では，近代西洋医学と組み合わせる療法について，①食や経口摂取に関するもの，②身体への物理的刺激を伴うもの，③手技的行為を伴うもの，④感覚を通じて行うもの，⑤環境を利用するもの，⑥身体の動作を伴うもの，⑦動物や植物との関わりを利用するもの，⑧伝統医学，民族療法に分類している（厚生労働省「統合医療」のあり方に関する検討会－これまでの議論の整理　2013）．具体的には，①には食事療法やサプリメント，②にははり・きゅうや温熱療法，③にはマッサージやカイロプラクティック，④にはアロマテラピーや音楽療法，⑤には温泉療法，森林セラピー，⑥にはヨガ，気功，⑦にはアニマルセラピー，園芸療法，⑧漢方医学，アーユルヴェーダなどが含まれるとしている．各療法の中には，十分なエビデンスに乏しいものもあるため，厚生労働省では「統合医療」情報発信サイトを立ち上げ，情報の見極め方が重要であるとしている．

◆**自然療法とは**　先進医療に関する研究は日進月歩であり目覚ましいが，一方で

生活習慣病などについては，未だ完全には克服できておらず，さまざまな療法の見直しがなされてきている中，自然療法に対する見直しもその1つと言える．自然療法（Naturopathy or Naturopathic Medicine）は，人体には生来治癒する能力が兼ね備わっているという考え方に基づき，病気を予防しあるいは病気と闘う人体がもつ能力を最大限に引き出すことを重視しサポートするための療法である．治療には，原則化学薬品等を使用しないため，治療費用も高額にならない．また，診断法が現代の主流医学と同様，あくまで身体のもつ自己治癒力を高めるために，1つの治療法だけにこだわらず，ハーブ，栄養療法，ホメオパシー，カウンセリング，物理療法など多くの自然療法を用いる．米国自然療法医師協会（American Association of Naturopathic Physicians）では，現代医学と伝統医学的な自然的アプローチを組み合わせて治療および健康回復のためのサポートを行うとしており，自然療法は，統合医療の1つの療法と言える．

◆**がんの補完代替医療について**　がんは1986年以降，日本人の死因の1位であり，残念ながら現代医学では十分に克服できていないため，補完代替医療の活用も期待されており，がん患者に対する漢方使用や食事療法等，積極的に統合医療的アプローチが重要視されてきている．厚生労働省は，がんの補完代替医療ハンドブックを作成し，医療関係者を含むがん患者への情報提供を行っている．ガイドブックでは，がん治療の基本は，手術や放射線，抗がん剤の使用などが標準的であり，補完代替医療のみに頼ることは危険であるという認識が重要であるとしている．また最近では，補完代替医療と現代西洋医学を組み合わせることによって，患者の心身両面を総合的に考え治療を行う「統合医療」という概念が生まれ，実践されている．「統合医療」は今後重要になると考えられており，特にがん治療においては，通常の手術・放射線・抗がん剤による化学療法などに補完代替医療を組み合わせた「統合腫瘍学」が構築されてきている．難しい点としては，補完代替医療の利用と継続の恩恵（メリット）と負担（デメリット）の見極めが難しく，医師や看護師等の補完代替医療に対する否定的な考え方の影響により利用にブレーキがかかり，逆に家族の期待が利用を後押しすることも多く，意思決定の難しさが問題点であることを示している．科学的証拠に基づいた医療（Evidence-Based Medicine: EBM）の視点からは，現状では不十分と言わざるを得ない点があることより，どの統合医療の実施が自らの症状に最適（ベスト）であるかの判断は大変難しく，十分に納得してから治療を受けることが最も重要と言える．また，日本統合医療学会は，がん緩和医療に携わる医療者に対し，「がん補完代替医療ガイドライン」を作成している．　　　　　　　　　　　　　　　　　　［一戸真子］

【参考文献】
[1]　American Association of Naturopathic Physicians　http://www.naturopathic.org
[2]　厚生労働省『がんの補完代替医療ガイドブック　第3版』2012．

8. 疼痛医療

◆複雑な痛みのメカニズム　疼痛とは痛みを示す医学用語である．疼痛(痛み)には，発生機序や疾患別，部位別等，さまざまな分類や捉え方があり，一様ではなく大変複雑である．疼痛(痛み)は感覚の一種であり，生体防御のための有用な反応の1つであるが，不快な症状として日常生活に支障をきたし，生活の質(QOL)を低下させる要因ともなっている．また，疼痛(痛み)は主観的な体験の表現であり，人によっても異なり，同一人でも時と場合によって感じ方が異なっているのが特徴であるため，客観的な評価が困難であり，標準化が難しい．痛みの定義については，国際疼痛学会の定義である「痛みとは，実質的に組織損傷が起こった際，または組織損傷を起こす可能性があるとき，あるいはそのような損傷の際に表現される不快な感覚や不快な情動体験」(International Association for the Study of Pain (IASP) http://www.iasp-pain.org)が多く引用されている．

痛みは，慢性化するに従い，罹患部位の器質的異常や身体機能だけの問題ではなくなり，精神医学的要因，心理学的要因，社会的な要因が複雑に関与し，痛みを憎悪させ，遷延させることになる．痛みがあることで，私たちの身体には血圧上昇，心拍数増加，血管収縮，頻呼吸，呼吸運動抑制，内分泌系ストレス反応等が生じてくる．また日常生活においては，痛みがあることで十分な睡眠をとることができなくなり，食欲が減退し，行動意欲も減少し，心配や不安が増大する．さらに，外傷や疾病等による痛みが契機となり起こる痛みの悪循環や神経系における痛みの増幅機構は，難治性疼痛や慢性疼痛の原因となっていることが多い．

痛みは，急性疼痛と慢性疼痛に大別され，また痛みの性質により①体性痛，②内臓痛，③神経障害性疼痛に分類され，それぞれの痛みに応じて，的確な診断と適切な治療が求められている．①体性痛は，皮膚や骨，関節，筋肉，結合組織といった体性組織への，切る，刺す，叩く等の機械的刺激が原因で発生する痛みである．②内臓痛は，食道，胃，小腸，大腸等の管腔臓器の炎症や閉塞，肝臓や腎臓，膵臓等の固形臓器の炎症や腫瘍による圧迫，臓器被膜の急激な伸展が原因で発生する痛みである．③神経障害性疼痛は，末梢神経，中枢神経等の直接的損傷に伴って発生する痛みであるが，難治性のものが多い．

◆全人的苦痛(total pain)　がん患者の痛みは，身体的苦痛のみではなく，心理的，社会的，スピリチュアルな苦痛が複合的に重なっている「全人的苦痛」であり十分な理解と治療が求められている．「全人的苦痛」はシシリー・ソンダースが提唱した概念であるが，身体的苦痛(physical pain)，心理的苦痛(mental pain)，社会的苦痛(social pain)，スピリチュアルな苦痛(spiritual pain)が相互に関係して

全人的苦痛を形成しているとしている．身体的苦痛は，がんの臨床経過に伴って経験するさまざまな身体症状であり，心理的苦痛は，診断告知や病状悪化等の情報を得ることによる心理的苦痛，将来への不安，絶望感や度重なる喪失感や苦悩等の苦痛である．社会的苦痛は，がんを共に生きるというストレスを抱えながらの経済的な悩みや仕事や職場での諸問題，家族関係や介護の問題などの社会生活を含む日常生活における苦痛を意味する．スピリチュアルな苦痛は，がん患者であることにより，生きる意味の再確認や自分の存在意義，人生のあり方や死に方，死後の世界についてさまざまに苦悩することの苦痛であり，最も奥の深い部分における苦痛である．これらの苦痛から解放されることができるようケアが提供されなければならない．

◆**がん性疼痛緩和医療**　がん疼痛（がん性疼痛）とは，がん患者に生じるがん自体（腫瘍の浸潤や増大，転移等）が直接の原因となる痛み，がん治療に伴って生じる痛み（術後痛や術後の慢性疼痛，化学療法による神経障害に伴う疼痛等），がんに関連した痛み（長期臥床に伴う腰痛，リンパ浮腫，褥創等），がん患者に併発したがんに関連しない疾病による痛み（変形性脊椎症，偏頭痛等）の4種類に分類される．がん疼痛は，がんの早期から終末期に至るまでの患者の痛みすべてが対象であり，がん疼痛緩和においては，速やかな治療の開始，十分な副作用対策，患者が満足できる痛みからの解放が重要である．

　世界中のがん患者のためのがん疼痛治療の標準化と成績向上を目指し，WHO式がん疼痛治療法が示されている（The World Health Organization（WHO）http://www.who.int/cancer）．WHO式がん疼痛治療法は，①チームアプローチによる，がん患者の痛みの診断とマネジメントの重要性，②詳細な問診，診察，画像診断などによる痛みの原因，部位，症状の十分な把握の必要性，③痛みの治療における患者の心理的，社会的およびスピリチュアルな側面への配慮と患者への説明の重要性，④症状や病態に応じた薬物または非薬物療法の選択，⑤段階的な治療目標の設定，⑥臨床薬理学に基づいた鎮痛薬の使用法の6項目によって，緩和ケアの一要素としてがんの痛みのマネジメントを実践するべきであるとしている．痛みのマネジメントで重要なことは，現実的でかつ段階的な目標設定をすることであり，痛みに妨げられずに夜間の睡眠が確保できること，日中の安静時に痛みがない状態で過ごせること，起立時や体動時の痛みが消失することである．さらにWHO方式3段階除痛ラダーが示されており，痛みの強さに応じた薬物療法の標準が示されており，段階的な治療が求められている．　　　　　［一戸真子］

【参考文献】
[1]　日本緩和医療学会「がん疼痛の薬物療法に関するガイドライン」2010．
[2]　Cicely Saunders International http://cicelysaundersinternational.org

> コラム

STAP 細胞事件の教訓

　後世の科学史家はあの事件をどのように叙述することであろうか．2014 年の 1 月末にそのシンデレラストーリーは始まった．一人の若き女性研究者が理化学研究所（理研）のチームリーダーとして「STAP 細胞」(Stimulus-Triggered Acquisition of Pluripotency cells, 刺激惹起性多能獲得細胞）なるものを発見したというニュースが全国を駆けめぐった．日本の ES 細胞研究を先導した二人の研究者に伴われて記者会見に臨んだ彼女は，初々しくも熱っぽく，発見までの困難な歩みと STAP 細胞作製の容易さを語った．彼女を大抜擢した理研の指導的研究者は，傍らで満面に笑みを湛えながら，STAP 細胞が iPS 細胞を凌ぐ画期的な発見であり，再生医療への応用が期待されると強調した．日本中が沸き立ち，早くも「ノーベル賞」の文字が国民の頭をかすめたことであろう．

　だが，わずか 2 週間後に事態は暗転する．*Nature* 誌に載った 2 本の論文をめぐって数々の疑惑が渦巻きはじめた．いわゆる「クラウド査読」の結果を前にして，国際的な学術雑誌の権威が大きく揺らいだ．女性研究者は会見の場で STAP 細胞の存在を断固主張するが，再現実験は一向に実を結ばない．そうした混沌とした状況の中で 8 月初旬，かの指導的研究者は自死の道を選んだ．

　国もこうした事態を深刻に受け止め，「平成 27 年版 科学技術白書」の冒頭で「STAP 論文問題」に頁を割いている（文部科学省 HP よりダウンロード可）．すなわち，冒頭特集「公正な研究活動に向けた取組」の枠内で，問題の概要と経緯が，そして理研が採った再発防止策が整然と綴られている．他方で日本分子生物学会 (MBSJ) や日本再生医療学会 (JSRM) もこの問題への時宜を得た対応を心がけて，ホームページ上で本件を指弾する見解を発表してきた．ちなみに，科学コミュニティでは「STAP 騒動」という呼称も流通している．

　科学ジャーナリズムにとっては格好の題材となった．須田桃子『捏造の科学者──STAP 細胞事件』(文藝春秋, 2014) は大宅壮一ノンフィクション賞を射止めた．全国紙の科学環境部記者である著者は執拗にこの事件を追及し，「科学者，かくあれかし」というエールで全篇を結んでいる．何の因果か，この記者はかの女性研究者と同じ大学院の先輩に当たる．白書には（その性格上）記載されない指導的研究者の自死について，記者は私的交流を回顧しながら多くを綴った．

　先端の科学研究は，今回は理研という巨大組織，そして国の科学技術政策という制度的枠組みの中で，そこに働く「得体の知れない力学」と格闘しながら，探究心だけでなく諸々の人間的情念にも突き動かされた「生身の人間たち」によって推進されている．この事件は図らずもその一端を大写しにして見せた．生命倫理の一部として「生命科学研究の最前線における人間模様」を語ることが許されるとすれば，《STAP 細胞事件を単なる研究倫理上の一事例として矮小化し，封じ込めることなかれ》こそが最大の戒めとなろう．　　　　　　［宮島光志］

巻末資料

【資料1】 思索を深めるために（基本図書）
【資料2】 ヒポクラテスの誓い
【資料3】 リスボン宣言
【資料4】 患者のケアにおけるパートナーシップ
【資料5】 ニュルンベルク綱領
【資料6】 ヘルシンキ宣言

【資料1】　思索を深めるために（基本図書）

　もっと「生命倫理学」の思索を深めたい方のために，編者から，基本的な参考図書として以下の本を紹介します．インターネットを利用しての事項検索も簡便でいいのですが，部分的な知識の切り取りに終わる恐れがあります．その点，書籍を通して学ぶことによって，知りたいと思う事柄の時系列の流れや前後の状況を踏まえて全体を捉えることができると思います．ここでご紹介する書籍は，主な図書館に所蔵されているものです．

■事典類■
▽生命倫理百科事典 全5巻
　Stphen G. Post［原編］生命倫理百科事典翻訳刊行委員会編，生命倫理学会協力，丸善，2008．［原書］Encyclopedia of Bioethics (5 Volume Set): Stephen G. Post (ed.) Macmillan Reference, USA, c2004. 3rd ed.
▽応用倫理学事典
　加藤尚武編集代表，赤林朗（編集委員）ほか　丸善，2008．
▽生命倫理事典
　酒井明夫（編集委員）ほか，太陽出版，2010．新版増補．
▽資料集生命倫理と法——ダイジェスト版
　資料集生命倫理と法編集委員会編，太陽出版，2008．

■バイオエシックスの理論■
▽生命医学倫理 第5版
　T. ビーチャム，J. チルドレス著，立木教夫，足立智孝監訳，麗澤大学出版会，2009．（第3版の邦訳は『生命医学倫理』永安幸正・立木教夫監訳，成文堂，1997．）［原書］Principles of Biomedical Ethics 7th ed. Tom L. Beauchamp, James F. Childress, Oxford University Press, c2013.
▽バイオエシックス——生存の科学
　V.R. ポッター著　今堀和友ほか訳，ダイヤモンド社，1974．［原書］Bioethics: bridge to the future, Van Rensselaer Potter, Prentice-Hall, 1971.
▽生命倫理学の誕生
　A. R. ジョンセン著　細見博志訳，勁草書房，2009．
▽バイオエシックスの基礎づけ
　H. T. エンゲルハート著　加藤尚武，飯田亘之監訳，朝日出版社，1989．
▽責任という原理——科学技術文明のための倫理学の試み
　ハンス・ヨナス著　加藤尚武監訳，東信堂，2010．
▽医療倫理 よりよい決定のための事例分析 (1) (2)
　グレゴリー・E・ペンス著　宮坂道夫，長岡成夫共訳，みすず書房，2000-2001．
▽臨床倫理学——臨床医学における倫理的決定のための実線的なアプローチ 第5版
　A.R. ジョンセンほか著　赤林朗・蔵田伸雄・児玉聡監訳，新興医学出版社，2006．
▽ドイツ医療倫理学の最前線——人格の生と人間の死
　ミヒャエル・クヴァンテ著　高田純監訳，盛永審一郎・長島隆・村松聡・後藤弘志訳，リベルタス出版，2014．
▽病いの語り
　A. クラインマン著　江口重幸・五木田紳・上野豪志共訳，誠信書房，1996．
▽インフォームド・コンセント——患者の選択

R. フェイドン，T. ビーチャム著　酒井忠昭・秦洋一訳，みすず書房，1994.
▽生と死の倫理——伝統的倫理の崩壊
　ピーター・シンガー著　樫則章訳，昭和堂，1998.
▽生命の神聖性説批判
　ヘルガ・クーゼ著　飯田亘之ほか訳，東信堂，2006.
▽ケアリング——看護婦・女性・倫理
　ヘルガ・クーゼ著　竹内徹・村上弥生監訳，メディカ出版，2000.
▽ケアリング—倫理と道徳の教育 女性の観点から
　ネル・ノディングズ著　立山善康ほか訳，晃洋書房，1997.
▽ナラティブ・ベイスト・メディスン——臨床における物語りと対話
　G. トリシャ，H. ブライアン編　斎藤清二・山本和利・岸本寛史監訳，金剛出版，2001.
▽バイオエシックスの基礎——欧米の「生命倫理」論
　H.T. エンゲルハート，H. ヨナスほか著　加藤尚武・飯田亘之編，東海大学出版会，1988.
▽現代医療の道徳的ディレンマ
　マイケル・ロックウッド編著　加茂直樹監訳，晃洋書房，1990.
▽人間性なき医学——ナチスと人体実験
　A. ミッチャーリッヒ，F. ミールケ編　金森誠也・安藤勉訳，ビイング・ネット・プレス，2001.
▽ライフズ・ドミニオン——中絶と尊厳死そして個人の自由
　ロナルド・ドゥオーキン著　水谷英夫・小島妙子訳，信山社出版，1998.
▽医療倫理の夜明け——臓器移植・延命治療・死ぬ権利をめぐって
　D. ロスマン著　酒井忠昭監訳，晶文社，2000.
▽治療を超えて——バイオテクノロジーと幸福の追求：大統領生命倫理評議会報告書
　レオン・R. カス編　倉持武訳，青木書店，2005.
▽生命操作は人を幸せにするのか——蝕まれる人間の未来
　レオン・R. カス著　堤理華訳，日本教文社，2005.
▽医療倫理
　トニー・ホープ著　児玉聡・赤林朗訳/解説，岩波書店，2007.
▽脳死・クローン・遺伝子治療——バイオエシックスの練習問題
　加藤尚武著，PHP新書，2001.
▽環境倫理学のすすめ
　加藤尚武著　丸善ライブラリー，1991.

■各論■
▽シリーズ生命倫理学全 20 巻
　シリーズ生命倫理学編集委員会編　丸善出版，2012-2014.

・第 1 巻　生命倫理の基本概念　　　・第 2 巻　生命倫理学の基本構図
・第 3 巻　脳死・移植医療　　　　　・第 4 巻　終末期医療
・第 5 巻　安楽死・尊厳死　　　　　・第 6 巻　生殖医療
・第 7 巻　周産期・新生児・小児医療　・第 8 巻　高齢者・難病患者・障害者の医療福祉
・第 9 巻　精神科医療　　　　　　　・第 10 巻　救急医療
・第 11 巻　遺伝子と医療　　　　　　・第 12 巻　先端医療
・第 13 巻　臨床倫理　　　　　　　　・第 14 巻　看護倫理
・第 15 巻　医学研究　　　　　　　　・第 16 巻　医療情報
・第 17 巻　医療制度・医療政策・医療経済　・第 18 巻　医療事故と医療人権侵害
・第 19 巻　医療倫理教育　　　　　　・第 20 巻　生命倫理学のフロンティア

　これらの基本図書を燈火としながら，各項目で執筆者が挙げている参考文献，また，先生や友人が推薦する図書を読み進めて，さらに思索を深めていかれることを期待しています．

【資料2】　ヒポクラテスの誓い（B.C.400）

　医神アポロン，アスクレーピオス，ヒュギエィア，パナケィアをはじめ，すべての男神・女神にかけて，またこれらの神々を証人として，誓いを立てます．そしてわたしの能力と判断力の限りをつくしてこの約定を守ります．この術をわたしに授けた人を両親同様に思い，生計をともにし，この人に金銭が必要になった場合にはわたしの金銭を分けて提供し，この人の子弟をわたし自身の兄弟同様とみなします．そしてもし彼らがこの術を学習したいと要求するならば，報酬も契約書も取らずにこれを教えます．わたしの息子たち，わたしの師の息子たち，医師の掟による誓約を行って契約書をしたためた生徒たちには，医師の心得と講義その他のすべての学習を受けさせます．しかしその他の者には誰にもこれをゆるしません．わたしの能力と判断力の限りをつくして食養生法を施します．これは患者の福祉のためにするのであり，加害と不正のためにはしないようにつつしみます．致死薬は，誰に頼まれても，けっして投与しません．またそのような助言も行ないません．同様に，婦人に堕胎用器具を与えません．純潔に敬虔にわたしの生涯を送りわたしの術を施します．膀胱結石患者に截石術をすることはせず，これを業務とする人にまかせます．どの家に入ろうとも，それは患者の福祉のためであり，どんな不正や加害をも目的とせず，とくに男女を問わず，自由民であると奴隷であるとを問わず情交を結ぶようなことはしません．治療の機会に見聞きしたことや，治療と関係なくても他人の私生活についての洩らすべきでないことは，他言してはならないとの信念をもって，沈黙を守ります．もしわたしがこの誓いを固く守って破ることがありませんでしたら，永久にすべての人々からよい評判を博して，生涯と術とを楽しむことをおゆるし下さい．もしこれを破り誓いにそむくようなことがありましたならば，これとは逆の報いをして下さい．

［訳：小川政恭］
（出典：ヒポクラテス『古い医術について』小川政恭訳，岩波文庫，pp.191-192，1963）

【資料3】患者の権利に関するリスボン宣言

1981年9月/10月,ポルトガル,リスボンにおける第34回WMA総会で採択
1995年9月,インドネシア,バリ島における第47回WMA総会で修正
2005年10月,チリ,サンティアゴにおける第171回WMA理事会で編集上修正

序　文

　医師,患者およびより広い意味での社会との関係は,近年著しく変化してきた.医師は,常に自らの良心に従い,また常に患者の最善の利益のために行動すべきであると同時に,それと同等の努力を患者の自律性と正義を保証するために払わねばならない.以下に掲げる宣言は,医師が是認し推進する患者の主要な権利のいくつかを述べたものである.医師および医療従事者,または医療組織は,この権利を認識し,擁護していくうえで共同の責任を担っている.法律,政府の措置,あるいは他のいかなる行政や慣例であろうとも,患者の権利を否定する場合には,医師はこの権利を保障ないし回復させる適切な手段を講じるべきである.

原　則

1. 良質の医療を受ける権利
a. すべての人は,差別なしに適切な医療を受ける権利を有する.
b. すべての患者は,いかなる外部干渉も受けずに自由に臨床上および倫理上の判断を行うことを認識している医師から治療を受ける権利を有する.
c. 患者は,常にその最善の利益に即して治療を受けるものとする.患者が受ける治療は,一般的に受け入れられた医学的原則に沿って行われるものとする.
d. 質の保証は,常に医療のひとつの要素でなければならない.特に医師は,医療の質の擁護者たる責任を担うべきである.
e. 供給を限られた特定の治療に関して,それを必要とする患者間で選定を行わなければならない場合は,そのような患者はすべて治療を受けるための公平な選択手続きを受ける権利がある.その選択は,医学的基準に基づき,かつ差別なく行われなければならない.
f. 患者は,医療を継続して受ける権利を有する.医師は,医学的に必要とされる治療を行うにあたり,同じ患者の治療にあたっている他の医療提供者と協

力する責務を有する．医師は，現在と異なる治療を行うために患者に対して適切な援助と十分な機会を与えることができないならば，今までの治療が医学的に引き続き必要とされる限り，患者の治療を中断してはならない．

2．選択の自由の権利
a．患者は，民間，公的部門を問わず，担当の医師，病院，あるいは保健サービス機関を自由に選択し，また変更する権利を有する．
b．患者はいかなる治療段階においても，他の医師の意見を求める権利を有する．

3．自己決定の権利
a．患者は，自分自身に関わる自由な決定を行うための自己決定の権利を有する．医師は，患者に対してその決定のもたらす結果を知らせるものとする．
b．精神的に判断能力のある成人患者は，いかなる診断上の手続きないし治療に対しても，同意を与えるかまたは差し控える権利を有する．患者は自分自身の決定を行ううえで必要とされる情報を得る権利を有する．患者は，検査ないし治療の目的，その結果が意味すること，そして同意を差し控えることの意味について明確に理解するべきである．
c．患者は医学研究あるいは医学教育に参加することを拒絶する権利を有する．

4．意識のない患者
a．患者が意識不明かその他の理由で意思を表明できない場合は，法律上の権限を有する代理人から，可能な限りインフォームド・コンセントを得なければならない．
b．法律上の権限を有する代理人がおらず，患者に対する医学的侵襲が緊急に必要とされる場合は，患者の同意があるものと推定する．ただし，その患者の事前の確固たる意思表示あるいは信念に基づいて，その状況における医学的侵襲に対し同意を拒絶することが明白かつ疑いのない場合を除く．
c．しかしながら，医師は自殺企図により意識を失っている患者の生命を救うよう常に努力すべきである．

5．法的無能力の患者
a．患者が未成年者あるいは法的無能力者の場合，法域によっては，法律上の権限を有する代理人の同意が必要とされる．それでもなお，患者の能力が許す限り，患者は意思決定に関与しなければならない．
b．法的無能力の患者が合理的な判断をしうる場合，その意思決定は尊重されね

ばならず，かつ患者は法律上の権限を有する代理人に対する情報の開示を禁止する権利を有する．
c．患者の代理人で法律上の権限を有する者，あるいは患者から権限を与えられた者が，医師の立場から見て，患者の最善の利益となる治療を禁止する場合，医師はその決定に対して，関係する法的あるいはその他慣例に基づき，異議を申し立てるべきである．救急を要する場合，医師は患者の最善の利益に即して行動することを要する．

6．患者の意思に反する処置
患者の意思に反する診断上の処置あるいは治療は，特別に法律が認めるか医の倫理の諸原則に合致する場合には，例外的な事例としてのみ行うことができる．

7．情報に対する権利
a．患者は，いかなる医療上の記録であろうと，そこに記載されている自己の情報を受ける権利を有し，また症状についての医学的事実を含む健康状態に関して十分な説明を受ける権利を有する．
しかしながら，患者の記録に含まれる第三者についての機密情報は，その者の同意なくしては患者に与えてはならない．
b．例外的に，情報が患者自身の生命あるいは健康に著しい危険をもたらす恐れがあると信ずるべき十分な理由がある場合は，その情報を患者に対して与えなくともよい．
c．情報は，その患者の文化に適した方法で，かつ患者が理解できる方法で与えられなければならない．
d．患者は，他人の生命の保護に必要とされていない場合に限り，その明確な要求に基づき情報を知らされない権利を有する．
e．患者は，必要があれば自分に代わって情報を受ける人を選択する権利を有する．

8．守秘義務に対する権利
a．患者の健康状態，症状，診断，予後および治療について個人を特定しうるあらゆる情報，ならびにその他個人のすべての情報は，患者の死後も秘密が守られなければならない．ただし，患者の子孫には，自らの健康上のリスクに関わる情報を得る権利もありうる．
b．秘密情報は，患者が明確な同意を与えるか，あるいは法律に明確に規定されている場合に限り開示することができる．情報は，患者が明らかに同意を与

えていない場合は，厳密に「知る必要性」に基づいてのみ，他の医療提供者に開示することができる．

c．個人を特定しうるあらゆる患者のデータは保護されねばならない．データの保護のために，その保管形態は適切になされなければならない．個人を特定しうるデータが導き出せるようなその人の人体を形成する物質も同様に保護されねばならない．

9．健康教育を受ける権利

すべての人は，個人の健康と保健サービスの利用について，情報を与えられたうえでの選択が可能となるような健康教育を受ける権利がある．この教育には，健康的なライフスタイルや，疾病の予防および早期発見についての手法に関する情報が含まれていなければならない．健康に対するすべての人の自己責任が強調されるべきである．医師は教育的努力に積極的に関わっていく義務がある．

10．尊厳に対する権利

a．患者は，その文化および価値観を尊重されるように，その尊厳とプライバシーを守る権利は，医療と医学教育の場において常に尊重されるものとする．

b．患者は，最新の医学知識に基づき苦痛を緩和される権利を有する．

c．患者は，人間的な終末期ケアを受ける権利を有し，またできる限り尊厳を保ち，かつ安楽に死を迎えるためのあらゆる可能な助力を与えられる権利を有する．

11．宗教的支援に対する権利

患者は，信仰する宗教の聖職者による支援を含む，精神的，道徳的慰問を受けるか受けないかを決める権利を有する．

［訳：日本医師会］

【資料4】 患者のケアにおけるパートナーシップ
――患者さんの期待，権利，責任の理解のために(アメリカ病院協会，2003年版)

　あなたが病院で治療（care）を必要としているとき，その必要に答えるため，医師，看護師とその他の病院スタッフがあなたとあなたの家族とともに働くことをお約束します．私たちの献身的な医師とスタッフは，この社会の民族的，宗教的，そして経済的なあらゆる多様性に対応して治療を行います．私たちの目的は，私たちが自分の家族と自分自身に望むのと同様の治療と気配りをあなたとあなたの家族が受けることです．

　以下のそれぞれのセクションでは，あなたが病院にいる間，どんな治療を期待できるか，基本的な点を説明しています．また，あなたがよりよい治療を受けられるために，私たち病院スタッフが皆さんから必要としていることもカバーしています．何か質問があれば，いつでもお尋ねください．質問しないこと，答えがえられないことは，病院にいてストレスの大きな原因となります．あなたが快適に信頼をもって治療を受けられることは，私たちスタッフにとってなにより大切なことです．

入院中に期待できること
●高い質の病院治療
　私たちが第一に心がけていることは，あなたが治療を必要としているとき，その治療を技術と思いやり，そして敬意をもって提供することです．もし治療について不安がある，あるいは痛みがある場合，治療提供者にお話しください．あなたの治療に携わっている医師，看護師そしてその他の医療者がだれであるのか確認する権利があなたにはあります．またその中に学生や実習生が含まれているのかを知る権利もあります．

●清潔で安全な環境
　病院はあなたの安全を保つために傾注しています．治療に間違いのないように特別な方針と手順を踏み，濫用や虐待，無視や不注意がないよう心がけています．病院入院中に，何か予期しないこと，重要なことが起きた場合，何が起きたのかお伝えします．また，治療で生じる変更はあなたと必ず相談（discuss）いたします．

●ご自身の治療に参加すること
　多くの場合，あなたが入院する前に，あなたと医師はどのような治療を行うか決定することになります．その他の場合とくに緊急時には，決定は病院で行われます．決定が行われる場合，以下のことを含みます．

あなたの医療状態と医療上適切な治療の選択に関する情報について相談すること
　医師とともに，情報を受けたうえで決定を行うために（informed decisions），あなたは以下のことを理解する必要があります．
・治療における利点と危険性
・あなたの治療が実験的なものであるか，あるいは学術的研究の一部であるか
・治療から期待しうる結果と長期的に見てその結果があなたの生活の質に及ぼすかもしれない影響
・退院した後，あなたとあなたの家族が行う必要のあること
・保険が適用されないサービスを利用した場合，あるいは保険会社と契約のない医療提供者からサービスを提供された場合の治療費用について
　　＊治療選択についてもっと情報が必要な場合，治療提供者にお話しください．

治療プランについて相談すること
　病院で，あなたは治療についての合意書にサインをすることになります．手術，実験的な治療などのいくつかの場合，サインする際に，治療計画を理解したうえで，同意していることを確認されるかもしれません．このプロセスは治療に同意あるいは拒否するあなたの権利を守るためです．医師は薦められた治療を拒否する場合の医学的な影響についても説明します．これもまた，あなたが研究的治療に参加することをのぞむかどうかを決定する権利を守るためです．

あなたから情報を得ること
　治療提供者は，治療についてよい決定を行うために，あなたの健康と保険の適用範囲について完全で正確な情報を必要としています．情報とは次のことを含みます．
・過去の疾病，手術あるいは入院に関して
・過去のアレルギー反応に関して
・あなたが服用している薬や栄養補給のサプリメント（ビタミンやハーブ等）に関して
・あなたの健康医療保険のもとでのネットワーク（保険が認め契約している，医師，診療所，病院，検査機関などのこと）あるいは入院のための許可要件に関して

あなたの医療（health care）の目的と価値について理解すること
　あなたはご自身について医療の目的をもっているかもしれません．また，ご自身の健康と生活にとって重要な価値観や信念（spiritual beliefs）をもっているでしょう．入院中，こういった点はできるかぎり考慮されます．医師，あなたの家族そして治療チームがあなたの希望を理解しているかどうか，確認してください．

あなたが意思決定できない場合誰が意思決定するのかについての了解

　あなたが医療の決定を自分自身でできなくなったとき，あなたの代理を誰がするのか記した医療の代理委任状に署名している場合，あるいは末期医療についてのあなたの希望を記した「リヴィング・ウイル」や「事前指示」に署名している場合，医師，あなたの家族，そして治療チームにコピーを渡してください．あなた，あるいはあなたの家族が困難な決定をする際に援助が必要な場合，カウンセラー，牧師，神父などがお手伝いします．

●**あなたのプライヴァシーの保護**

　あなたと，医師や治療提供者の関係が内密のものであることを私たちは尊重しています．この関係の一部をなすあなたの健康と医療の情報も尊重しています．州法と連邦法，そして病院運営指針は，医療情報のプライヴァシーを保護しています．

　プライヴァシー情報の取り扱いについてのお知らせをあなたは受けるとることになります．これは，患者情報を私たちがどのように使用し，開示し，保護しているか述べています．また，あなたがどのように，私たちの記録から治療についての情報のコピーを得ることができるかを説明しています．

●**退院にあたってあなたとあなたの家族に準備すること**

　医師は病院スタッフとあなたのコミュニティーの専門家たちと働いています．あなたとあなたの家族はあなたの治療にとって大切な役割を担っています．治療の成功は，多くの場合，薬の服用，健康な食事そして治療プランをあなたが実行するかにかかっています．あなたの家族はあなたの在宅医療に援助を必要とするかもしれません．

　私たち病院は，往診など継続的な治療を行ってくれる医師を紹介するお手伝いもいたします．また，医師の紹介をすることに私たち病院が財政的な点で関心があるかどうかについてもおしらせします．もし，あなたの治療についての情報を，継続的治療にかかわるあなたの地元の医師と共有することにあなたが同意してくださるのであれば，私たち病院スタッフは，病院以外の治療提供者と協同して治療にあたります．また，あなたは自宅で必要となる自分自身で行う健康管理について情報をえることができます．場所によりますが，その訓練も行うことができる場合もあります．

●**治療費と保険請求を行うことの援助**

　私たち病院のスタッフは，健康保険あるいはメディケア（Medicare）やメディケイド（Medicaid）のような他のプログラムについても，保険の請求を行います．スタッフは，医師が必要な書類をそろえるための手伝いもしています．病院の治療費と保険の適用は多くの場合煩雑でわかりにくいものです．あなたが治療費の請求に疑問がある場合，病院の事務スタッフにお尋ねください．もし，保険の適用範囲や健康医療保険についてよくわからないところがある場合，まず保険会社あるいは福利厚生マネージャーにご相談ください．もし，健康保険の適用を受けられない場合，あなたと家族が財政的な

援助を受けるための他の手だてを見つけられるように私たちは最善の努力をいたします．必要な情報を集め，保険の適用や援助を得るための条件を整えるために，あなたの助けが必要であることを覚えておいてください．

[訳：村松　聡]

【資料5】　ニュルンベルク綱領

ニュルンベルク綱領（1947）

1. 被験者の自発的な同意は絶対に欠かせない．
    これは被験者が，同意を与える法的能力を持っていること，力や詐欺や欺瞞や拘束や出し抜きなどのいかなる要素の介入も，その他隠れた形の束縛や強制も受けることなく，自由に選択する力を行使できる状況にあるということ，および，理解した上で賢明な選択を行うために，当該のことの諸要素に関し十分な知識を持ち理解すること，を意味している．「当該のことの諸要素に関し十分な知識を持ち理解する」とは，被験者が実験に同意する決断を下す前に，実験の性質と持続時間と目的，実験を実施する方法および手段，合理的に予想されるあらゆる不便と危険性，そして実験に参加することで被験者の健康と人格に生じるかもしれない影響，が被験者に知らされているということを要する．
    同意の質を確認する義務と責任は，実験を開始する者，指揮する者，ないし実験に関与する者すべてに負わされる．これは個々人の義務及び責任であり，他人に委ねて免責されることはできない．
2. 実験は，社会の善のために，他の研究方法や手段では得られない実りある成果をもたらすものであるべきであり，でたらめなものや不必要なものであってはならない．
3. 実験は，予見される結果が実験の実施を正当なものにするよう，動物実験の結果と，疾病や研究中の問題の自然経過に関する知識に基づいて計画されているべきである．
4. 実験はあらゆる不要な身体的・心理的苦痛や傷害を避けるように行われるべきである．
5. いかなる実験も，死や障害が生じると事前にわかりきっている場合には行われるべきでない．ただし，おそらく，実験を行う医師もまた被験者となる実験を除く．
6. 実験の危険性の程度は，実験によって解決されるはずの問題の人道的重要性に応じた程度をけっして越えてはならない．
7. たとえ生じる可能性が小さくても，傷害・障害ないし死から被験者を護るべく，適切な準備と設備が整えられるべきである．
8. 実験は科学に熟達した者によって行われるべきである．実験を行う者ないし関与する者には，実験のすべての段階において，最高度の熟練と配慮が求められる．
9. 実験の過程において被験者には，被験者自身これ以上続けられないと思われる身体的ないし心理状態に達した場合に実験を終わらせる自由があるべきである．
10. 実験の過程において実験を行う科学者は，自身に要求される確固たる信念と高度

な技術と注意深い判断力にかんがみて，実験の続行が被験者に傷害や障害や死を招くと信じる理由がある場合には，どんな段階でも実験を終わらせる用意がなければならない．

(Trials of War Criminals Before the Nuremberg Military Tribunals Under Control Council Law No. 10, US Government Printing Office, 1950; Military Tribunal Case 1, United States v. Karl Brandt et al., October 1946-April 1949.

George J. Annas & Michael A. Grodin (eds.), The Nazi Doctors and the Nuremberg Code: Human Rights in Human Experimentation, Oxford University Press, 1992, pp.102-103. に再掲の原文より訳出)

[訳：土屋貴志]

【資料6】 ヘルシンキ宣言

●世界医師会ヘルシンキ宣言
人を対象とする医学研究の倫理原則

第 18 回 WMA 総会［1964 年 6 月，ヘルシンキ（フィンランド）］で採択
第 29 回 WMA 総会［1975 年 10 月，東京（日本）］で改正
第 35 回 WMA 総会［1983 年 10 月，ベニス（イタリア）］で改正
第 41 回 WMA 総会［1989 年 9 月，九龍（香港）］で改正
第 48 回 WMA 総会［1996 年 10 月，サマーセットウエスト（南アフリカ共和国）］で改正
第 52 回 WMA 総会［2000 年 10 月，エジンバラ（スコットランド）］で改正
第 53 回 WMA 総会［2002 年 10 月，ワシントン（アメリカ合衆国）］で改正（明確化のため注釈を追加）
第 55 回 WMA 総会［2004 年 10 月，東京（日本）］で改正（明確化のため注釈追加）
第 59 回 WMA 総会［2008 年 10 月，ソウル（韓国）］で改正
第 64 回 WMA 総会［2013 年 10 月，フォルタレザ（ブラジル）］で改正

序文

1. 世界医師会は，人を対象とする医学研究の倫理原則の声明文として，「ヘルシンキ宣言」を発展させてきた．人を対象とする医学研究には，個人を特定できる試料やデータを用いる研究も含まれる．

    「宣言」は全体として読まれることを意図しており，各々の項目は，他のすべての関連項目を熟慮しながら適用されるべきである．

2. 世界医師会の権限として，「宣言」は第一には医師に対して述べたものである．しかし，人を対象とする医学研究に携わる医師以外の人々に対しても，この倫理原則を受け入れるよう勧告する．

一般原則

3. 世界医師会「ジュネーブ宣言」は，「私の患者の健康を私の第一の関心事とする」ことを医師に義務づけ，世界医師会「医の倫理の国際綱領」は，「医師は，医療を提供する際，患者の最善の利益のために行動するべきである」と宣言している．

4. 医学研究の対象となる人々を含め,患者の健康,福利,権利を促し,保護することは医師の義務である.医師の知識と良心は,この義務の達成に捧げられる.

5. 医学の進歩は,最終的には人を対象とする調査を行わざるを得ない研究に基づいている.

6. 人を対象とする医学研究の主な目的は,疾病の原因,進展の仕方,影響を知ることと,予防,診断,治療上の介入手段(方法,手順,処置)を改善することである.現在最善とされている介入手段も,その安全性,有効性,効率,利便性,質を研究することにより,常に評価し続ける必要がある.

7. 医学研究は,研究対象者すべての尊重を促し,保証するとともに,その健康と権利を守るための倫理基準に従わなければならない.

8. 医学研究の主目的は新しい知識を獲得することであるが,この目的の達成が個々の研究対象者の権利と利益よりも優先されることは決してあってはならない.

9. 研究対象者の生命,健康,尊厳,無欠性,自己決定権,プライバシー,個人情報の機密性を守ることは,医学研究に関与する医師の義務である.研究対象者の保護に関する責任は,常にその医師もしくは医療専門家が負い,研究対象者が同意を与えているとしても決して対象者に負わせてはならない.

10. 医師は,国際的な規範や基準はもとより,人を対象とする研究に関する自国の倫理,法律,規制上の規範や基準をも考慮しなければならない.国内あるいは国際的な倫理,法律,規制が何を求めていようと,この「宣言」が求める研究対象者の保護を弱めたり,排除したりするべきではない.

11. 医学研究は,考えられる環境への悪影響を最小限にとどめる方法で行うべきである.

12. 人を対象とする医学研究は,適切な倫理と科学的な教育,訓練,資格を身につけた人々のみによって行われなければならない.患者もしくは健康なボランティアに関する研究は,有能で適切な資格を有する医師もしくは他の医療専門家の監督を必要とする.

13. 研究に参加しにくい集団に属する人々には,研究参加の適切な機会が提供され

るべきである.

14. 医師が,医学研究を医療と結びつけることができるのは,予防,診断,治療上見込まれる価値によって研究が正当化される範囲に限られ,かつ,研究調査への参加が,研究対象者となる患者の健康に有害な影響を及ぼさないと信じるに足る理由がある場合に限られる.

15. 研究参加の結果として被害を受けた対象者に対しては,適切な補償と治療が保証されなければならない.

リスク,負担,利益

16. 診療においても,医学研究においても,ほとんどの介入手段はリスクと負担を伴っている.

   人を対象とする医学研究を行ってもよいのは,目的の重要性が研究対象者のリスクと負担にまさる時だけである.

17. 人を対象とするすべての医学研究において,その実施に先立ち,研究に参加する人々や集団に予想されるリスクと負担を,彼ら自身に見込まれる利益,または同様の状態に置かれている他の人々や集団に対して見込まれる利益と比較しながら,慎重に考量しなければならない.

   リスクは,これを最小化する手段が講じられなければならない.研究者によって,リスクは常に監視され,評価され,記録されなければならない.

18. 医師が,人を対象とする研究調査に関与することを許されるのは,リスクが十分に評価されていることと,それらに適切に対処できることを確信している場合に限られる.

   潜在的な利益よりリスクの方が大きいと判明した場合,または,確実な結果が得られる決定的証拠がある場合,医師は,調査を継続するか,変更するか,直ちに中止するか判断しなければならない.

脆弱な集団と個人

19. 著しく脆弱で,不当な扱いを受けたり,余計な被害を被ったりする可能性が高い集団や個人も存在する.

脆弱な集団や個人は，特別に配慮された保護を受けるべきである．

20. 脆弱な集団を対象とする医学研究が正当化されるのは，その研究が当該集団の健康上の必要性と優先事項に応えるものであり，かつ，その研究が脆弱でない集団では行えない場合に限られる．さらに，その集団は，研究結果として得られる知識，技術，介入手段から利益を得ることのできる立場に置かれるべきである．

科学的要件と研究実施計画書
21. 人を対象とする医学研究は，一般的に受け入れられている科学的原則に従い，科学的文献の徹底した理解，その他の関連情報源，研究室での十分な実験と，妥当な場合は，十分な動物実験に基づいていなければならない．研究に使用される動物の福利が考慮されなければならない．

22. 人を対象とする各々の研究調査のデザインと実施方法は，研究実施計画書の中に明確に記述され，正当性が示されなければならない．

実施計画書は，当該研究に関わる倫理的配慮についての記述を含み，この「宣言」の諸原則にどう対応するかを示すべきである．実施計画書は，資金源，スポンサー，所属機関，起こり得る利益相反，研究対象者への誘因，研究調査参加の結果として健康被害を受けた対象者の治療および（または）補償の準備に関する情報を含むべきである．

臨床試験では，実施計画書に，試験終了後の供給に向けての適切な準備についても記載しなければならない．

研究倫理委員会
23. 研究実施計画書は，審議や意見，指導，承認を求めて，調査を始める前に当該の研究倫理委員会に提出されなければならない．この委員会は活動に透明性を有し，研究者，スポンサー，その他のあらゆる不当な影響から独立しており，正式な資格を有していなければならない．委員会は，国際的規範や基準はもとより，研究が実施される国（あるいは国々）の法律と規制を考慮に入れなければならないが，それらによって，この「宣言」が求める研究対象者の保護を弱めたり，排除したりしてはならない．

委員会は，進行中の調査を監視する権利を持たなければならない．研究者は，監視に必要な情報（特に重篤な有害事象に関するあらゆる情報）を，委員会に提供

しなければならない．委員会の審議と承認を得ずに実施計画書を変更することは許されない．調査終了後，研究者は，調査結果と結論の要約を含む最終報告書を委員会に提出しなければならない．

プライバシーと秘密保護
24. 研究対象者のプライバシーと個人情報の機密性を守るため，あらゆる予防策が講じられなければならない．

インフォームド・コンセント
25. インフォームド・コンセントを与える能力のある人々が医学研究に対象者として参加する場合，それは自発的でなければならない．家族や地域社会の指導者に相談するのが適切な場合もあるかもしれないが，本人の自由意思による承諾を得ていないかぎり，インフォームド・コンセントを与える能力のある人を研究調査に登録してはならない．

26. インフォームド・コンセントを与える能力のある人々を対象とする医学研究においては，それぞれの対象候補者が，目的，方法，資金源，起こりうる利益相反，研究者の所属機関，期待される利益と潜在的なリスク，伴うかもしれない不快感，調査終了後の供給，調査に関するその他のあらゆる側面について，適切に知らされなければならない．対象候補者は，調査への参加を拒否する権利，報復を受けることなくいつでも参加同意を撤回する権利があることを知らされなければならない．情報を伝える方法はもとより，個々の対象候補者が必要としている特定の情報について，特別な注意が払われるべきである．

それらの情報を対象候補者が理解したことを確認した後，医師または別の適切な有資格者が，対象候補者の自由意思によるインフォームド・コンセントを，望ましくは文書で求めなければならない．もし同意が書面で表明できないならば，文書によらずに同意を得たことを公式に記録し，立会人を置かなければならない．

すべての医学研究対象者は，調査の全般的な帰結と結果を知る選択権を与えられるべきである．

27. 研究調査参加のインフォームド・コンセントを求める時，対象候補者が医師に依存した関係にある場合，または強制の下に同意するおそれがある場合には，医師は特に慎重にならなければならない．そのような場合，インフォームド・コンセントは，この候補者と医師との関係から完全に独立した，適切な資格を有する

者によって求められなければならない．

28. 研究対象候補者にインフォームド・コンセントを与える能力がない場合，医師は，法的な資格を有する代理人のインフォームド・コンセントを求めなければならない．これらの人々を彼ら自身の利益となる可能性のない研究調査の対象とすることができるのは，その研究が，対象候補者が代表する集団の健康増進を意図しており，インフォームド・コンセントを与える能力のある者を対象としていては実施できず，かつ，最小限のリスクと最小限の負担しか伴わない場合だけである．

29. インフォームド・コンセントを与える能力がないとされる研究対象候補者でも，研究参加についての決定に賛意(アセント)を表明することができる場合，医師は，法的な資格を有する代理人からの同意に加え，対象候補者の賛意も得なければならない．また，対象候補者の異議は尊重されるべきである．

30. 意識不明の患者のように，身体的または精神的な状態によりインフォームド・コンセントを与えることができない人々を対象として研究が行えるのは，インフォームド・コンセントを与えることを妨げる身体的・精神的状態が，研究対象者として必要な特性となっている場合に限られる．このような状況では，医師は，法的な資格を有する代理人にインフォームド・コンセントを求めるべきである．そのような代理人が間に合わず，研究を延期することもできない場合には，インフォームド・コンセントを与えられない状態にある人々を対象としなければならない特別な理由が研究実施計画書に述べられており，かつ，その調査が研究倫理委員会で承認されていれば，インフォームド・コンセントなしに研究を始めてもよい．ただし，できるだけ早く，対象者または法的な資格を有する代理人から，引き続き研究に参加することへの同意を取得しなければならない．

31. 医師は，医療のどの部分が研究に関連しているのか，患者に十分説明しなければならない．患者が調査への参加を拒否したり，調査からの撤退を決めたりしても，患者と医師の関係は断じて妨げられてはならない．

32. バイオバンクやそれに類する集積所(リポジトリ)の資料やデータに関する研究のように，個人を特定できる資料やデータを使用する医学研究では，それらの収集，保存，および（または）再利用について，医師はインフォームド・コンセントを求めなければならない．ただ，このような研究では，同意取得が不可能もしくは非現実的である場合があり得る．そのような状況では，研究倫理委員会において審議され，

承認を得た場合に限り，研究を行ってもよい．

プラセボの使用

33. 新しい介入手段の利益，リスク，負担，有効性は，以下の場合を除き，現時点で最善と証明されている介入手段を比較対照として試されなければならない．

証明されている介入手段が存在しない場合，プラセボの使用または無介入は受け入れられる．または，

説得力を有し科学的に正しい方法論上の理由により，ある介入手段の有効性または安全性を決定するためには，最善と証明されている方法より有効性が低い介入手段の使用，プラセボの使用，または無介入が必要であり，

かつ，最善と証明されている方法より有効性が低い介入手段，プラセボ，または無介入に割り付けられた患者が，最善と証明されている介入手段を受けられなかった結果として，重篤もしくは不可逆的な健康被害のリスクに曝されることはないと予想される場合．

ただし，この選択肢の乱用を避けるため，最大限の注意が払われなければならない．

試験終了後の供給

34. 臨床試験に先立ち，スポンサー，研究者，およびホスト国政府は，試験で有益性が判明した介入手段を試験終了後も必要としているすべての参加者のために，試験後にそれを入手する方法を準備しておくべきである．この情報も，インフォームド・コンセント取得の課程で参加者に開示されなければならない．

研究の登録および結果の発表と普及

35. 人を対象とする各々の研究調査は，最初の対象者を募集する前に，公的に利用可能なデータベースに登録されなければならない．

36. 研究者，著者，スポンサー，編集者，および発行者はすべて，研究結果の発表と普及に関して倫理的な責任を負う．研究者は，自分が実施した人を対象とする研究の結果を一般社会に公表する義務を負い，また，その報告の完全性と正確性についての責任を負う．上記の任に当たるすべての人々は，倫理的な発表のための認められた指針を遵守するべきである．期待に沿った結果のみならず，期待に

外れた結果や結論に達しなかった結果も，出版されるか他の手段で公表されなければならない．発表に当たっては，研究資金源，所属機関，利益相反が明言されなければならない．この「宣言」の原則に合致しない研究の報告は，発表を受理されるべきではない．

有益性が証明されていない介入手段の診療上の使用
37．ある患者の治療において，証明された介入手段が存在しないか，もしくは既知の介入手段が無効であった場合，医師は，専門家の助言を求めた後，患者または法的な資格を有する代理人のインフォームド・コンセントの下に，未証明の介入手段を用いてもよい．ただし，その方法に，患者の生命を救ったり，健康を取り戻したり，苦痛を和らげたりする望みがあると，その医師が判断した場合に限られる．その介入手段は，その後，安全性と有効性を評価するために計画された研究の対象とされるべきである．すべての症例で，新しい情報は記録され，妥当であれば公表されなければならない．

[訳：笹栗俊之]

※ 訳者注：
英語の「research」と「study」は，日本語においてはどちらも「研究」と訳されることが多いが，違いを明確にするため，ここでは「research」を「研究」，「study」を「調査」と訳し分けた．「research study」は「研究調査」としている．

■ 索　　引 ■

事項索引

21世紀に向けたヘルスプロモーションのためのジャカルタ宣言 …………… 61
731部隊 ……………………… 83, 92
AHA（米国病院協会）……………… 54
ALS（筋萎縮性側索硬化症）……… 170
AMED（日本医療研究開発機構）… 163
BMI ………………………………… 170
COI（利益相反）………………… 59, 88
DBS（深部脳刺激療法）…………… 170
DNA ………………… 11, 108, 160
EBM（証拠に基づいた医療）… 9, 49, 66
ES細胞（胚性幹細胞）… 4, 164, 165, 167, 176
FDA（米国食品医薬品局）………… 96
fMRI（機能的磁気共鳴画像法）… 170
GCP ………………………………… 87
GLP ………………………………… 86
GMP ………………………………… 87
GVP ………………………………… 87
HIV（ヒト免疫不全ウイルス）… 96, 97
IC（インフォームド・コンセント）… 17, 159
ICU（集中治療室）…………………… 4
ICH-GCP …………………………… 87
iPS細胞（研究）
　…………… 4, 12, 87, 159, 162, 164, 165, 176
JSRM（日本再生医療学会）……… 163
Mo細胞 …………………………… 120
NBM（物語に基づいた医療）…… 9, 67
NCCIH（米国国立補完統合衛生センター）
　………………………………… 172
NIPT（新型出生前診断）……… 11, 109
OHSS（卵巣過剰刺激症候群）…… 121
PET（ポジトロン断層法）………… 170
QOL（生命の質/生活の質）… 9, 65, 131, 172
RCT（無作為対照試験）…………… 66
STAP細胞 ………………………… 176
T4計画 …………………………… 157
WHO（世界保健機関）…………… 140
WHO憲章 ………………………… 56
WHO式がん疼痛治療法 ………… 175
WHO方式3段階除痛ラダー …… 175
WMA（世界医師会）………………… 8

あ

愛の贈与 ………………………… 138
アイバンク ……………………… 128
アクシデント …………………… 102
アサーション ……………………… 77
アーユルヴェーダ ……………… 172
アルマ・アタ宣言 ………………… 60
アロマテラピー ………………… 172
安楽死 ………… 29, 59, 105, 127, 140, 144
医学教育 …………………………… 22
医学的介入 ……………………… 171
医学哲学 …………………………… 22
医師患者関係 ……………………… 24
意思決定 … 9, 15, 25, 38, 44, 49, 55, 69, 131, 143, 148, 153, 161, 169, 173
意思決定能力 …………………… 143
意思表示（意志表明）…… 40, 129, 130, 132, 134, 136, 137, 143, 145, 146, 147, 150, 153
医師中心の医療（DCM）…………… 8
医師中心のシステム（Doctor-Oriented-System：DOS）…………………… 65
異種移植 …………………………… 2
移植医療 …………………… 129, 133
移植コーディネーター ……… 126, 131
痛み ……………………………… 174
遺伝カウンセリング ……… 59, 160, 161
遺伝学工学 ……………………… 171
遺伝学的検査 …………………… 160
遺伝子 ………………… 2, 108, 160
遺伝子解析 ……………………… 161
遺伝子型パーソナルメディシン … 2
遺伝子研究 …………………… 4, 5, 50
遺伝子検査 ……………………… 161
遺伝子工学 ………………… 2, 171
遺伝子情報 ………………………… 5

索　引

遺伝子（染色体）診断 ············ 5, 108, 161
遺伝子操作 ····························· 5, 171
遺伝子治療 ······························· 161
遺伝子治療臨床研究に関する指針 ······ 161
遺伝情報 ····················· 160, 166, 167
遺伝性疾患 ······························· 161
遺伝性精神病 ···························· 116
遺伝病患者 ······························· 144
いのちの贈りもの ······················ 130
命の選別 ································· 117
命の萌芽 ································· 111
医の倫理 ·································· 16
射水市民病院 ···························· 140
医薬品，医療機器等の品質，有効性及び安全性の確保等に関する法律 ············· 162
癒し（癒すこと） ····················· 65, 67
易罹患性診断 ···························· 160
医療安全 ································· 102
医療格差 ··································· 5
医療過誤 ································· 100
医療資源の配分 ·························· 4, 5
医療事故 ····················· 100, 102, 103
医療システム ························· 65, 68
医療上の永続的委任状 ··················· 45
医療における遺伝学的検査・診断に関するガイドライン ·························· 160
医療の進歩 ······························· 4, 5
医療の目的 ······························· 64
医療費助成（制度） ···················· 169
医療保護入院 ····························· 41
医療面接（技法） ·············· 70, 72, 74
医療倫理 ··························· 8, 9, 22
胃瘻 ······································ 149
インシデント ··························· 102
院内コーディネーター ················· 137
インフォームド・アセント ············· 15
インフォームド・コンセント ······ 4, 7, 8, 9, 15, 16, 19, 25, 42, 69, 85, 87, 161, 164, 167, 170
インフォームド・チョイス ·············· 7
ウイーン宣言及び行動計画 ·············· 7
うつ状態 ································· 153

エイズ（後天性免疫不全症候群） ······ 96
エコー検査 ····················· 10, 108, 117
エッグシェアリング ···················· 121
エートス ·································· 17
エホバの証人 ························ 15, 19
エンハンスメント（批判） ········· 5, 171
延命措置 ·························· 27, 127
延命治療 ··························· 140, 148
延命治療の中止 ························· 147
欧州生殖学会 ···························· 120
応招義務 ·································· 31
応答の倫理 ································· 9
応用倫理学 ································· 3
オーダーメード医療 ···················· 161
オプト・アウト方式 ···················· 136
オプト・イン方式 ······················ 136
オランダ安楽死法 ······················ 144
音楽療法 ································· 172
オンブズパーソン ·················· 99, 101

か

解釈学 ··································· 80
解釈モデル ······························· 39
快楽主義 ·································· 40
カウンセリング ························· 161
核移植 ····························· 164, 166
格差原理 ·································· 32
角膜移植に関する法律 ·········· 128, 134
角膜及び腎臓の移植に関する法律 ·· 128, 134
過失責任 ·································· 31
家族の心理 ································ 79
価値語 ······································ 2
合衆国憲法修正 14 条 ····················· 34
カテーテル ······························ 158
神の似姿 ·································· 20
借り腹（ホストマザー） ········ 105, 111
加齢黄斑変性 ···························· 165
カレン・アン・クインラン（事件） ·· 19, 27
がん緩和医療 ···························· 173
環境倫理学 ································· 3
関係主義的パーソン論 ··················· 35
還元主義 ································· 155

索引

幹細胞ツーリズム 162
観察者のパースペクティブ 35
患者－医師関係 70
患者中心の医療 8, 17
患者中心のシステム 65
患者の意思 17, 23, 43, 45, 52, 139, 146, 147, 148, 151, 152, 153
患者のケアにおけるパートナーシップ：期待，権利および責任 55
患者の権利 7, 8, 16
患者の権利章典 54
患者の心理 78
患者の選好 9
間接的安楽死 140
肝臓移植 132
カンタベリー事件 15
がん疼痛（がん性疼痛） 175
がんの補完代替医療ハンドブック 173
がん補完代替医療ガイドライン 173
カンファランス 69
漢方使用 173
緩和 140
緩和医療 142, 148
緩和ケア 27, 140, 142
機会均等原理 32
機械論的人間観 155
気管食道瘻 158
企業倫理学 3
技術者モデル 39
技術者倫理学 3
希少資源の分配 33
傷つきやすさ 19, 24, 36
キノホルム（中毒） 86, 94, 95
基本的権利 7
義務的善行 30
義務的治療 148
客観的リスト説 41
救急・集中治療における終末期医療に関するガイドライン〜3学会からの提言〜 141
救助不履行罪 144
急性期 141
急性疼痛 174

協議モデル 39
矯正的正義 32
共同参加モデル 39
教養としての生命倫理 163
筋萎縮性側索硬化症 170
緊急避難 156
筋弛緩剤 148
筋ジストロフィー 108
筋肉増強 4
楔の原則 150
苦痛緩和 143
苦痛緩和のための鎮静に関するガイドライン 143
クリニカルパス 69
グリーフケア 142
苦しみ 64, 67
クローニング 164, 166
クロロキン（中毒） 94, 95
クローン 166
クローン技術 166, 167
クローン人間 166
クローン胚 164, 165, 167
クローン羊ドリー 166
ケア（の倫理） 9, 48, 66, 67
経験マシン 40
経済的理由 117
形而上学的倫理学 3
形態・画像検査 108
契約モデル 39
決疑論 3, 9
ゲノム 160
ゲノム医学 10, 11
ゲノム創薬 161
ゲルシンガー事件 88
限界状況 2
研究倫理 46, 163, 176
健康 11, 56
健康権 57
健康の支援環境に関するスンツバル声明 61
言語的コミュニケーション 71
減数手術 111, 116
原則主義 8, 19

顕微授精 ……………………………… 110
権利章典 ………………………………… 6
権利請願 ………………………………… 6
交換的正義 …………………………… 32
公衆衛生 …………………………… 24, 61
公正としての正義 …………………… 32
幸福追求権 ……………………………… 7
功利主義 …………………………… 3, 138
合理的医師基準 ……………………… 43
合理的患者基準 ……………………… 43
国際医療倫理綱領 …………………… 84
国際人権規約 …………………………… 6
告知 …………………………………… 43
告知希望の有無 ……………………… 170
個人コンサルテーション …………… 46
個人情報 ………………………………… 5
個人の尊重 ……………………………… 7
国家的イノベーション ………… 162, 163
子どもの臓器移植 …………………… 135
子の出自を知る権利 ………………… 113
誤謬推理 ……………………………… 151

さ

再生医療 …… 2, 4, 87, 129, 162, 163, 164, 176
再生医療イノベーションフォーラム …… 163
再生医療等の安全性の確保等に関する法律
　（再生医療安全性確保法・再生医療法新法）
　　　　　　　　　　　　　　　…… 159, 162
再生医療を国民が迅速かつ安全に受けられる
　ようにするための施策の総合的な推進に関
　する法律（再生医療推進法） …… 159, 162
最善の利益 ………………… 40, 147, 152
最善の利益基準 ……………………… 45
最大多数の最大生存 ………………… 138
最適化 ………………………………… 11
差し控え ……………………………… 146
サリドマイド（事件） ………… 86, 94, 104
サルゴ事件（判決） ……………… 15, 42
サロゲートマザー …………………… 111
参加者のパースペクティブ ………… 35
子宮内膜症 …………………………… 110
死刑 …………………………………… 59

始原生殖細胞 ………………………… 165
自己意識中心パーソン論 …………… 34
自己決定（権） ……………… 4, 8, 25, 148
自己治癒力 …………………………… 173
自殺関与罪 …………………………… 144
自殺幇助 ……………………………… 144
死産の届出に関する規程 …………… 124
システム生物学 ……………………… 10
事前指示 …………………… 44, 144, 153
自然死法 ……………………………… 146
自然主義的倫理学 …………………… 3
事前の意思 …………………………… 146
自然療法 ………………………… 172, 173
持続可能な資源 ……………………… 61
死体 …………………………………… 124
疾病（疾患） …… 4, 5, 6, 7, 11, 17, 48, 49, 56, 57,
　　　60, 66, 67, 153, 154, 160, 161, 168, 169
疾病モデル ……………………………… 7
疾病論 ………………………………… 67
指定難病 ……………………………… 168
児童虐待 ……………………………… 135
指導-協力モデル ……………………… 39
死ぬ権利 ……………………………… 152
死の三徴候 ……………………… 124, 125
死の受容 ……………………………… 126
死の定義 ………………………… 124, 125
自発呼吸 ……………………………… 126
自発的安楽死 ………………………… 150
自発的消極的安楽死 ………………… 151
市民の倫理 ……………………………… 4
社会契約論 ……………………………… 6
社会権 …………………………………… 6
社会的苦痛 ……………………… 174, 175
社会的効用 …………………………… 33
社会的な …………………………… 154
社会福祉 ……………………………… 168
自由意思 ……………………………… 133
宗教的輸血拒否に関する合同委員会によるガ
　イドライン ………………………… 41
自由権 ………………………………… 6, 7
周産期医療センター ………………… 158
集中治療室 ……………………………… 4

重度の奇形新生児・・・・・・・・・・・・・・・・・・・145
終末期(医療)・・・・・・・・・・27, 127, 139, 140
終末期医療の決定プロセスに関するガイドライン・・・・・・・・・・・・・・・・・・・・・・・・・・・・・47, 147
絨毛(検査)・・・・・・・・・・・・・・・・・・・・・・・108
種差別・・・・・・・・・・・・・・・・・・・・・・・・・・・・91
受精卵・・・・・・・・・・・・・・・・・・・・・・・・12, 110
受精卵診断・・・・・・・・・・・・・・・・・・・・・・・117
受精卵(余剰胚)・・・・・・・・・・・・・・111, 164
出自を知る権利・・・・・・・・・・・・・・・・・・118
出生児・・・・・・・・・・・・・・・・・・・・・・・・・・・118
出生前診断・・・・・・・・・・・・10, 108, 116, 117
ジュネーブ宣言・・・・・・・・・・・・・・・・38, 84
守秘義務・・・・・・・・・・・・・・・・・・・・・・・・・53
シュレンドルフ事件(——判決)・・・・15, 42
障害者・・・・・・・・・・・・・・・・・・・・・・・・・・・144
消極的安楽死・・・・・・・・・・・・・・・・140, 147
消極的臨死介助・・・・・・・・・・・・・・・・・・146
証拠に基づいた医療・・・・・・・・・9, 49, 66
少子高齢化・・・・・・・・・・・・・・・・・・・・・・・・4
情緒主義・・・・・・・・・・・・・・・・・・・・・・・・・・3
承諾・・・・・・・・・・・・・・・・・・・・・・・・・・・・145
承諾意思表示方式・・・・・・・・・・・130, 136
商品化・・・・・・・・・・・・・・・・・・・・・・・・・・129
情報開示・・・・・・・・・・・・・・・・・・・・・・・・・43
情報提供モデル・・・・・・・・・・・・・・・・・・・39
情報倫理学・・・・・・・・・・・・・・・・・・・・・・・・3
嘱託・・・・・・・・・・・・・・・・・・・・・・・・・・・・145
食道閉鎖・・・・・・・・・・・・・・・・・・・・・・・・158
植物状態・・・・・・・・・・・・・・・・125, 127, 146
諸原則・・・・・・・・・・・・・・・・・・・・・・・・・・・・9
女性の権利・・・・・・・・・・・・・・・・・・・・・114
自律(性)・・・・・・・・・7, 8, 16, 18, 19, 24, 36, 170
自律(性)尊重・・・・・・・・・・・・・・・・・・8, 24
試料・・・・・・・・・・・・・・・・・・・・・・・・・・・・・50
指令主義・・・・・・・・・・・・・・・・・・・・・・・・・・3
人格(の)尊重(原則)・・・・・・・・・・・18, 24
新型出生前診断・・・・・・・・・・・・・・10, 109
神経価値論・・・・・・・・・・・・・・・・・・・・・171
神経障害性疼痛・・・・・・・・・・・・・・・・・174
神経歴史学・・・・・・・・・・・・・・・・・・・・・171
人権・・・・・・・・・・・・・・・・・・・・・・・・・・・・・・6

親権停止・・・・・・・・・・・・・・・・・・・・・・・・・45
人工栄養・・・・・・・・・・・・・・・・・・・・・・・146
人工栄養補給・・・・・・・・・・・・・・・・・・・147
人工呼吸器・・・・・・124, 125, 126, 127, 140, 146
人工授精(非配偶者間人工授精-AID)・・・・・・・・・・・・・・・・・・・・・・・・・・・・110, 118
人工多能性幹細胞・・・・・・・・・・・・・・・164
人工妊娠中絶(中絶,妊娠中絶)・・・・・・・・10, 14, 25, 29, 34, 35, 105, 106, 107, 108, 109, 114, 115, 116
侵襲・・・・・・・・・・・・・・・・・・・・・・・・・・・149
心身療法・・・・・・・・・・・・・・・・・・・・・・・172
新生児・・・・・・・・・・・・・・・・・・・・・・・・・158
新生児治療・・・・・・・・・・・・・・・・・・・・・117
心臓移植・・・・・・・・・・・・・・・・・・・・・・・128
腎臓移植・・・・・・・・・・・・・・・・・・・・・・・132
心臓死・・・・・・・・・・・・・・・・・・・・・・・・・127
身体・・・・・・・・・・・・・・・・・・・・・・・・・・・・11
身体組織・・・・・・・・・・・・・・・・・・・・・・・121
身体的苦痛・・・・・・・・・・・・・・140, 174, 175
身体的侵襲・・・・・・・・・・・・・・・・・・・・・132
身体的な・・・・・・・・・・・・・・・・・・・・・・・154
身体の資源化・・・・・・・・・・・・・・・・・・・120
身体理解・・・・・・・・・・・・・・・・・・・・・・・120
人体の部品化・・・・・・・・・・・・・・・・・・・129
人体実験・・・・・・・・・・・・・・・・・・・・83, 92
深部脳刺激療法・・・・・・・・・・・・・・・・・170
新薬開発・・・・・・・・・・・・・・・・・・・・・・・・86
心理状態説・・・・・・・・・・・・・・・・・・・・・・40
心理的苦痛・・・・・・・・・・・・・・・・・・・・・156
心理的な・・・・・・・・・・・・・・・・・・・・・・・154
推定(的)意思・・・・・・・・・・・・・45, 146, 153
推定同意方式・・・・・・・・・・・・・・・・・・・136
水分補給・・・・・・・・・・・・・・・・・・・・・・・146
スピリチュアル(な苦痛)・・・・154, 171, 175
すべり坂論(法)・・・・・・・・・・・・・127, 150
生活習慣病・・・・・・・・・・・・・・・・・・・・・173
生活の質・・・・・・・・・・・・・・・・・・・168, 174
正義(原則)・・・・・・・5, 8, 18, 24, 30, 31, 32, 33
精子・・・・・・・・・・・・・・・・・・・・・・・・・・・105
性質の矯正・・・・・・・・・・・・・・・・・・・・・171
精子提供・・・・・・・・・・・・・・・・・・・・・・・112

生殖医療 ……………………… 24, 105, 165
生殖技術 ……………………………… 2, 12
聖職者モデル ………………………… 39
生殖補助医療 ………………………… 106
生殖補助技術 ………………………… 110, 118
精子・卵子バンク …………………… 113
精神科医療の倫理規範に関するマドリード宣言
 ……………………………………………… 58
精神的苦痛 ………………… 154, 174, 175
精神病患者 …………………………… 144
生存権 …………………………………… 114
生体間(臓器)移植 ……… 131, 132, 133, 137
生体ドナー ……………………………… 131
性と生殖に関する健康と権利 ……… 106
生の管理 ………………………………… 10
生の質 ……………………………… 168, 174
生命権 ………………………………… 6, 7
生命主義 ………………………………… 3
生命の質 ………………………………… 27
生命の神聖 ……………………… 26, 139
生命の尊厳 ……………………………… 26
生命の萌芽 ……………………………… 167
生命保険 ………………………………… 5
生命倫理(学) ……… 1, 3, 4, 7, 8, 9, 16, 22
生命倫理関連法 ……………………… 137
生命倫理と人権に関する世界宣言(生命倫理宣言) …………………… 7, 11, 62, 167
生命倫理の諸原則 …………………… 8
世界人権宣言 ……………………… 6, 7, 21
世界精神医学会(WPA) ……………… 58
積極的安楽死 ………………… 140, 145
摂食障害 ……………………………… 141
遷延性意識障害 ……………………… 115
遷延性植物状態 ……………………… 147
善行原則(仁恵の原則)
 …… 8, 18, 19, 24, 27, 28, 29, 30, 31, 68, 148
選好(功利主義) ……………………… 3, 40
選好充足説 ……………………………… 40
染色体 ………………………… 108, 160
先進医療 ……………………………… 161
全人的苦痛(total pain) ………… 154, 174
全人的ケア …………………… 48, 142

選択的中絶 ……………… 108, 109, 116, 117
選択的治療あるいは特別な治療 ……… 148
先天的疾患 …………………………… 116
セント・クリストファー・ホスピス … 142, 154
全脳機能の不可逆停止 ……………… 125
全能細胞 ………………………………… 12
全脳死 ………………………… 127, 136
相応性原則 …………………………… 143
臓器移植 …… 2, 24, 126, 127, 128, 129, 138
臓器移植ネットワーク ……………… 137
臓器移植法
 ……………… 123, 128, 130, 131, 132, 135, 137
臓器移植法の運用指針 ……………… 133
臓器提供 … 126, 128, 129, 130, 131, 133, 135
臓器提供意思 ………………………… 126
臓器提供数 ………………………… 136, 137
臓器摘出 ……………………………… 130
臓器の移植に関する法律 …………… 124
臓器の移植に関する法律の運用に関する指針
 (ガイドライン) ……………………… 133
臓器不足 ……………………………… 138
増進(増強)的介入 …………………… 171
双方向的コミュニケーション ……… 69
創薬 ……………………………………… 162
ゾーエー ………………………………… 11
措置入院 ……………………………… 41
ソリブジン事件 ………………… 86, 98
尊厳 …………… 11, 19, 20, 21, 24, 36, 168
尊厳死(法) …………… 127, 140, 145, 151

た

対応能力 ………………………………… 44
体外受精 ………………………… 105, 110
代行判断(基準) ………………… 45, 146
体細胞クローニング ………………… 166
胎児 ……………………………………… 114
胎児条項 ……………………………… 116
体性痛 ………………………………… 174
代諾 ……………………………………… 44
大統領生命倫理評議会報告書 ……… 171
大脳死 ………………………… 125, 127
代理決定 ……………………………… 44

索引

代理出産 111
代理同意 44
代理人指示 45
代理母 3, 111, 118
ダウン症 45, 108, 158
多元主義 62
タスキーギ事件 18, 19, 24
堕胎 106
多胎妊娠 111
多能性幹細胞安全情報サイト 163
断種法 116
男性不妊 118
単胚移植 111
知（scientia）は力 159
治験審査委員会 87
知的能力の改善 171
チームアプローチ 175
チーム医療 68
嫡出推定 112
嫡出否認 112
着床前診断 10
超音波（エコー）検査（――診断） 10, 108, 117
長寿化 4, 5
腸瘻 149
直接的安楽死 140
直覚主義 3
治療 10, 66, 140, 171
治療義務 148
治療拒否 148
治療しない義務 149
治療中止 146, 148
治療的クローニング 166, 167
治療の差し控え 149
鎮静 142
通常の治療 148
ディオバン事件 89
提供意思 123, 126, 131, 136
低体重新生児 158
デザイナー・ベビー 117
点滴 141
伝統医学 172

天然物 172
ドイツ連邦議会 146
統一死体提供法 136
同意撤回権 43
同意能力 146
東海大学病院安楽死事件 145, 147
凍結余剰胚 111
統合医療 172, 173
統合腫瘍学 173
統合態 19, 24, 36
疼痛 174
道徳的地位 114
動物実験 90
動物の権利 91
動物の福祉 163
動物倫理 91
特別にせまい承諾意思表示方式 134
匿名ドナー 113
徳倫理学 3
トータルペイン 48
特許 122
ドッペルゲンガー 167
ドナー 113, 117, 131, 137
ドナーカード 126, 129, 130
ドナー交換移植 137
ドナー候補者 131
トニー・ブラント事件貴族院判決 147
ドミノ移植 132, 133
富山県射水市民病院事件 147
トリアージ 33, 138
ドレーズ法 91

な

内臓痛 174
名古屋高裁判決 145
ナンシー・クルーザン事件 146
難治性疾患克服研究事業 169
難病 12, 168, 169
難病指定医 168
難病情報センター 169
難病治療 168
難病の医療費助成 169

難病の患者に対する医療等に関する法律‥168
肉体的苦痛‥‥‥‥‥‥‥‥‥‥‥‥‥‥145
二重結果論‥‥‥‥‥‥‥‥‥‥‥29, 143
日本医師会‥‥‥‥‥‥‥‥‥‥‥‥‥‥140
日本医療研究開発機構‥‥‥‥‥‥‥‥163
日本緩和医療学会‥‥‥‥‥‥‥‥‥‥143
日本救急医学会‥‥‥‥‥‥‥‥141, 147
日本再生医療学会‥‥‥‥‥‥‥‥‥‥163
日本産科婦人科学会‥‥‥‥‥‥111, 112
日本集中治療医学会‥‥‥‥‥‥‥‥‥141
日本循環器学会‥‥‥‥‥‥‥‥‥‥‥141
日本生殖医学会‥‥‥‥‥‥‥‥‥‥‥111
日本精神神経学会‥‥‥‥‥‥‥‥‥‥59
日本統合医療学会‥‥‥‥‥‥‥‥172, 173
ニュルンベルク綱領‥‥‥‥‥29, 42, 82, 84
ニューロエンハンスメント‥‥‥‥‥‥171
人間(いのち)の尊厳‥‥‥‥‥‥‥‥‥171
人間と市民の権利宣言(フランス人権宣言) 6
人間のクローニングに関する宣言‥‥‥167
人間の死‥‥‥‥‥‥‥‥‥‥‥‥‥‥124
人間の尊厳‥‥‥‥‥7, 20, 21, 129, 165, 167
人間本性の改善‥‥‥‥‥‥‥‥‥‥‥171
妊娠‥‥‥‥‥‥‥‥‥‥‥‥‥‥‥‥110
妊娠中絶論争‥‥‥‥‥‥‥‥‥‥‥‥34
認知症‥‥‥‥‥‥‥‥‥‥‥‥‥‥‥153
認知症患者‥‥‥‥‥‥‥‥‥‥‥‥‥144
ネイタンソン事件(――判決)‥‥‥‥15, 42
脳科学‥‥‥‥‥‥‥‥‥‥‥‥‥‥‥170
脳科学研究‥‥‥‥‥‥‥‥‥‥‥‥‥170
脳幹‥‥‥‥‥‥‥‥‥‥‥‥‥‥‥‥125
脳幹死‥‥‥‥‥‥‥‥‥‥‥‥‥‥‥136
脳機能の不可逆的停止‥‥‥‥‥‥‥‥126
脳死‥‥‥‥‥‥‥‥105, 124, 125, 126, 127, 131, 134, 136, 170
脳死下臓器提供者から被虐待児を除外するマニュアル‥‥‥‥‥‥‥‥‥‥‥‥‥‥135
脳死状態‥‥‥‥‥‥‥‥‥‥‥‥126, 129
脳死ドナー‥‥‥‥‥‥‥‥‥‥‥‥‥132
脳死判定(方法)‥‥‥‥‥‥‥‥125, 135
脳神経倫理学‥‥‥‥‥‥‥‥‥‥170, 171
脳性麻痺‥‥‥‥‥‥‥‥‥‥‥‥‥‥116
能動－受動モデル‥‥‥‥‥‥‥‥‥‥39

脳と心‥‥‥‥‥‥‥‥‥‥‥‥‥‥‥170
脳内の可視化‥‥‥‥‥‥‥‥‥‥‥‥170

は

胚‥‥‥‥‥‥‥‥‥‥‥‥‥‥‥‥‥111
胚移植‥‥‥‥‥‥‥‥‥‥‥‥‥‥‥110
バイオエシックス(生命倫理)
‥‥‥‥‥‥‥‥1, 3, 4, 7, 8, 9, 16, 17, 22
バイオテクノロジー‥‥‥‥‥‥‥‥4, 5
バイオテクノロジー連邦政策に関する報告‥5
バイオバンク‥‥‥‥‥‥‥‥‥‥‥‥50
配偶子‥‥‥‥‥‥‥‥‥‥‥‥‥‥‥112
配偶者間人工授精‥‥‥‥‥‥‥‥‥‥112
胚(受精卵)‥‥‥‥‥‥‥‥‥‥‥‥‥117
胚性幹細胞‥‥‥‥‥‥‥‥‥4, 164, 167, 176
胚提供‥‥‥‥‥‥‥‥‥‥‥‥‥‥‥112
バイ・ドール法‥‥‥‥‥‥‥‥‥‥‥88
胚盤胞期‥‥‥‥‥‥‥‥‥‥‥‥‥‥164
胚分割‥‥‥‥‥‥‥‥‥‥‥‥‥‥‥166
配分的正義‥‥‥‥‥‥‥‥‥‥‥‥‥32
胚保護法‥‥‥‥‥‥‥‥‥‥‥‥‥‥115
排卵誘発剤‥‥‥‥‥‥‥‥‥‥‥‥‥110
ハインリッヒ法則‥‥‥‥‥‥‥‥‥‥100
ハヴァスパイ‥‥‥‥‥‥‥‥‥‥‥‥50
パーソナルメディシン‥‥‥‥‥‥‥‥161
パーソン論‥‥‥‥‥‥‥‥‥‥‥34, 107
パターナリズム‥‥‥‥14, 17, 25, 37, 39, 65
発症前診断‥‥‥‥‥‥‥‥‥‥‥‥‥160
ハーブ‥‥‥‥‥‥‥‥‥‥‥‥‥‥‥173
鍼灸‥‥‥‥‥‥‥‥‥‥‥‥‥‥‥‥172
バルセロナ宣言‥‥‥‥‥‥‥7, 19, 20, 36
反自発的安楽死‥‥‥‥‥‥‥‥‥‥‥150
伴性遺伝病‥‥‥‥‥‥‥‥‥‥‥‥‥117
反対意思表示方式‥‥‥‥‥‥‥130, 136
万能細胞‥‥‥‥‥‥‥‥‥‥‥‥‥‥164
万能性‥‥‥‥‥‥‥‥‥‥‥‥‥‥‥12
非言語的コミュニケーション‥‥‥‥‥71
被験者の権利‥‥‥‥‥‥‥‥‥‥‥‥160
非自発的安楽死‥‥‥‥‥‥‥‥‥‥‥150
非侵襲的出生前遺伝学的検査(新型出生前診断)‥‥‥‥‥‥‥‥‥‥‥‥‥‥10, 109
ヒトES細胞‥‥‥‥‥‥‥‥‥‥‥‥166

ヒト ES 細胞の樹立および使用に関する指針 …………………………………… 164
ヒト iSP 細胞又はヒト組織幹細胞から生殖細胞の作成を行う研究に関する指針 … 165
非匿名情報 ………………………………… 119
非匿名ドナー ……………………………… 113
ヒト・クローン胚 ………………………… 115
ヒトゲノム ……………………………… 5, 160
ヒトゲノム・遺伝子解析研究に関する倫理指針 ……………………………………… 160
ヒトゲノム(解析)計画 ……………… 10, 160
ヒトゲノムと人権に関する世界宣言(ヒトゲノム宣言) ………………………… 7, 11, 167
ヒト始原生殖細胞 ………………………… 12
ヒト受精卵・胚幹細胞を中心としたヒト受精卵・胚研究に関する基本的考え方 …… 164
ヒト(生物学的人間) ……………………… 115
ヒト組織標本 ……………………………… 122
人(道徳的権利をもつ人間) ……………… 115
ヒトに関するクローン技術等の規則に関する法律 ……………………………………… 167
人の死 …………………………… 125, 134, 136
ヒトの生命の萌芽 ………………………… 164
ヒト胚(受精卵) …………… 115, 164, 165, 167
ヒト胚の取扱いに関する基本的考え方 …………………………………… 164, 167
非配偶者間人工授精 …………………… 111, 112
ヒポクラテスの誓い ………………… 13, 14, 27
ヒヤリ・ハット ……………………… 100, 102
ヒューマン・ライツ ………………………… 6
評価療養 …………………………………… 161
病気 …………………………………… 10, 66
病気行動 …………………………………… 78
病気腎移植 ………………………………… 133
ヒーラ細胞 ………………………………… 122
非臨床試験 ………………………………… 86
ひろい承諾意思表示方式 ………………… 134
深い鎮静 …………………………………… 143
不可逆的昏睡状態 ………………………… 145
複合理論 …………………………………… 35
福祉 ………………………………………… 56
不治の病 …………………………………… 145

不殺生の教え ………………………………… 2
普通の判断力と理性をもつ成人 ………… 153
不妊患者 …………………………………… 121
不妊手術 …………………………………… 116
不妊症 ……………………………………… 110
不妊治療 …………………………… 110, 165
不妊夫婦 …………………………………… 118
部分の死 …………………………………… 127
プライバシー(権) ……………………… 24, 152
プライマリ・ヘルスケア ………………… 60
プロ・チョイス …………………………… 105
プロ・ライフ ……………………………… 105
文化多様性 ………………………………… 62
米国医師会倫理綱領 ……………………… 38
米国国立補完統合衛生センター ………… 172
米国自然療法医協会 ……………………… 173
米国独立宣言 ……………………………… 6
米国病院協会 ……………………………… 54
平成 27 年版 科学技術白書 ……… 162, 176
ベビー・ドゥ ……………………………… 45
ヘルシンキ宣言 ……… 8, 29, 42, 82, 84, 87
ヘルスプロモーション …………………… 60
ヘルスプロモーションのためのオタワ憲章 …………………………………………… 60
ヘルスプロモーションのための閣僚によるメキシコ声明 ………………………………… 61
ヘルスプロモーションのためのバンコク憲章 …………………………………………… 61
ベルモント・レポート(ベルモント報告) ……………………………… 18, 25, 31
包括同意 …………………………………… 50
法的無能力者 ……………………………… 153
訪問看護 …………………………………… 169
保険診療 …………………………………… 161
保健政策に関するアデレード勧告 ……… 61
ホストマザー …………………………… 105, 111
ホスピス ……………………………… 27, 148
母体血清マーカー検査 …………………… 108
母体保護法 ………………… 106, 107, 114, 116
ホームドクター制 ……………………… 144, 156
ホメオパシー ……………………………… 173
ホルモン治療 ……………………………… 110

ま

マグナ・カルタ(大憲章) ･･････････････ 6
末期患者の権利法 ･････････････････････ 157
末期がん(の告知) ････････････････ 139, 153
マッサージ(療法) ･･･････････････････ 172
マーフィー法則 ･･･････････････････････ 100
慢性疼痛 ･････････････････････････････ 174
見えない死 ･･･････････････････････････ 124
未受精卵 ･････････････････････････････ 167
ミッチエル判決 ･･･････････････････････ 42
みなし末期 ･･･････････････････････････ 141
民族療法 ･････････････････････････････ 172
無益な治療 ･･･････････････････････････ 149
無危害(原則) ･･････････････ 8, 18, 24, 28, 30
無呼吸検査 ･･･････････････････････････ 126
無能力 ･･･････････････････････････････ 44
明示的同意方式 ･･･････････････････････ 136
メディカル・エシックス ･･････････････ 16
免疫拒絶反応 ･･･････････････ 164, 165, 167
免疫性不妊 ･･･････････････････････････ 110
免疫抑制剤 ･･････････････････････ 129, 132
物語(narrative) ･･････････････････････ 9, 49
物語に基づいた医療 ･･････････････････ 49
モルフィネ ･･･････････････････････････ 140

や

薬害 ･･･････････････････ 86, 92, 94, 96, 98
薬害 C 型肝炎 ････････････････････ 94, 95
薬害イレッサ ･････････････････････････ 98
薬害エイズ ･･･････････････････ 92, 94, 95, 96
薬害根絶の誓い ･･･････････････････････ 98
薬害スモン ･･･････････････････････････ 98
薬害ヤコブ病 ･････････････････････････ 98
薬事法(改正) ･･････････････････････ 87, 162
薬理遺伝学(ファーマコゲノミクス) ････ 161
病 ････････････････････････････････ 49, 66, 67
病の解釈学 ･･･････････････････････････ 67
病の物語 ･････････････････････････････ 49
優生思想 ･････････････････････････････ 116
優生手術 ･････････････････････････････ 116
優生保護法 ･･････････････････････ 106, 116
羊水(——穿刺) ･･･････････････････････ 108
羊水検査 ･････････････････････････････ 108
善きサマリア人法 ･････････････････････ 31
予後 ･････････････････････････････････ 152
横浜地裁判決 ････････････････････ 145, 147
余剰胚 ･･････････････････････････ 111, 164
予防医学 ･････････････････････････････ 160
4 分割法 ･････････････････････････････ 9

ら

ラポール ･････････････････････････････ 73
ラロンド報告 ･････････････････････････ 60
卵管障害 ･････････････････････････････ 110
卵子(提供) ･･････････････････ 105, 111, 118
卵巣過剰刺激症候群 ･･････････････････ 121
利益相反 ･･････････････････････････ 59, 88
罹患性 ･･･････････････････････････････ 11
リスクとベネフィット ････････････････ 15
リスク−ベネフィット評価 ･････････････ 31
リスニングスキル ･････････････････････ 76
リスボン宣言 ･･･････････････････････ 8, 52
理想的善行 ･･･････････････････････････ 30
リビング・ウィル ････････････････ 9, 44, 146
リプロダクティブ・ヘルス／ライツ(性と生殖に関する健康と権利) ･･･････････ 106
臨死介助 ･････････････････････････････ 144
臨床医学 ･･･････････････････････････ 22, 64
臨床研究 ･････････････････････････････ 81
臨床試験 ･････････････････････････････ 87
臨床的脳死 ･･････････････････ 124, 126, 127
臨床倫理(学) ･･････････････････････ 8, 9, 46
臨床倫理委員会 ･･･････････････････････ 46
倫理 ･････････････････････････････････ 2
倫理委員会 ･･･････････････････････････ 133
倫理学 ･･･････････････････････････････ 2
倫理コンサルタント ･･････････････････ 46
倫理コンサルテーション ･･････････ 45, 46
倫理理論 ･････････････････････････････ 3
レイプ ･･･････････････････････････････ 107
レギュラトリーサイエンス学会 ･･･････ 159
レシピエント(家族) ･･････････ 121, 131, 137
連帯 ･･･････････････････････････････ 19, 63

わ

和田心臓移植事件 …………………… 128

人名索引

アリストテレス（Aristoteles）…………… 3
ウー，R.（Ruth Wo）………………… 78
ヴァイツゼッカー，R.（Richard Karl Freiherr von Weizsäcker）………… 67
ヴィーチ，R. M.（Robert M. Veatch）
……………………………………… 16, 39
ウォレン，S. D.（Samuel Dennis Warren）
……………………………………… 34
エイアー，A. J.（Alfred Jules Ayer）…… 3
エンゲルハート，H.（Hugo Tristram Engelhardt, Jr.）………………… 34
ハクスリー，オルダス（Aldous Huxley）…12
カント，I.（Immanuel Kant）…… 3, 21, 34
ギリガン，キャロル（Carol Gilligan）…… 48
キューブラー゠ロス，エリザベス（Elisabeth Kübler-Ross）…………………… 79
クヴァンテ，M.（Michael Quante）…… 35
ケルシー，F.（Frances Kathleen Oldham Kelsey）……………………… 94
コールバーグ，ローレンス（Lawrence Kohlberg）……………………… 48
サンデル，M. J.（Michael J. Sandel）
……………………………………… 171
シーグラー，M.（Mark Siegler）………… 9
ルソー，ジャン゠ジャック（Jean-Jacques Rousseau）……………………… 6
ジョンセン，A. R.（Albeert R. Jonsen）… 9
ロック，ジョン（John Locke）…………… 6
ロールズ，ジョン（John Bordley Rawls）
……………………………………… 32
シンガー，ピーター（Peter Arbert David Singer）…………………… 3, 34, 91
スクルート，レベッカ（Rebecca L. Skloot）
……………………………………… 122
須田桃子……………………………… 176
スミス，アダム（Smith, Adam）………… 32
ソクラテス（Socrates）………………… 3
ソンダース，C.（Cicely Mary Storde Saunders）………………… 154, 174
高橋政代……………………………… 165

チルドレス，ジェイムズ・F.（James Franklin Childress）………16, 24, 18
デカルト，ルネ（René Descartes）………2
スパー，デボラ（Debora L. Spar）……121
トゥーリー，M.（Michael Tooly）………34
時実利彦………170
トムソン，J.（James Thomson）…164, 166
ノージック，R.（Robert Nozick）………40
ノディングス，ネル（Nel Noddings）…48
ハウゼン，ヘラルド（Harald zur Hausen）
………122
ハーストハウス，R.（Rosalind Hursthouse）………3
ハリス，J.（John Harris）…………138
ピコ・デラ・ミランドラ（Pico della Mirandola）………20
ビーチャム，T. L.（Thom L. Beauchamp）
………16, 24, 18
ヒポクラテス（Hippocrates）…………14
黄禹錫（Hwang Useok）…………166
フーコー，M.（Michel Foucault）………22
プラトン（Platon）………3
フリードソン，E.（Eliot Freidson）……39
フレッチャー，J.（Joseph Fletcher ）…34
フロイト，S.（Sigmund Freud）……67, 80
ヘアー，R. M.（Richard Mervyn Hare）
………3
ベーコン，F.（Francis Bacon）………159
ベルナール，クロード（Claude Bernard）
………66, 90
ヘレガース，A.（Andre Hellegers）……16
ベンサム，J.（Jeremy Bentham）………3
ポッター，V. R.（Van Rensselaer Potter）
………16
ホッブス，トーマス（Thomas Hobbes）…6
堀辰雄………4
ミッチャーリッヒ，A.（Alexander Mitscherlich）………83
ミル，J. S.（John Stuart Mill）……3, 14
ミールケ，F.（Fred Mielke ）………83
ムーア，J. E.（George Edward Moore）…3
山中伸弥………12, 165

ラカン，J.（Jacques-Marie-Émile Lacan）
………80
ラックス，ヘンリエッタ（Henrietta Lacks）
………122
リクール，P.（Paul Ricoeur）…………80
レオネッティ，J.（Jean Leonetti）……146
レーガン，トム（Tom Regan）………91
ロジャーズ，C. R.（Carl Ransom Rogers）
………76
ローズ，N.（Nikolas Rose）…………1
ロスマン，D.（David J. Rothman）……83
ロック，ジョン（John Locke）…………34

■編者・執筆者紹介■

【編 者】
村松 聡（むらまつ・あきら）　早稲田大学文学学術院教授．1958生まれ．上智大学哲学科，同大学院修了後，ドイツ・ミュンヘン大学留学．横浜市立大学国際総合科学部応用倫理学担当准教授を経て現職．専門分野は，近・現代の哲学，倫理学，応用倫理学と生命倫理．研究テーマは，パーソン論，他者論，身体論．著書に『ヒトはいつ人になるか』（日本評論社），共著書に『徳の教育論』（芙蓉書房出版）他．
　　　　　　　　　　［**序**-2, **2**-6, **3**-コラム, **9**-Ⅱ-1, Ⅱ-3, コラム, 章扉リード文：**2, 3, 7, 9**]

松島哲久（まつしま・あきひさ）　大阪薬科大学名誉教授．1948年生まれ．京都大学大学院文学研究科博士課程修得．研究テーマは，現代フランス哲学，医学哲学，医療倫理学．共編著に『薬学生のための医療倫理』『医学生のための生命倫理』（共に丸善出版）．共著書に『生命倫理学を学ぶ人のために』（世界思想社），共訳書にジャン゠リュック・プチ『労働の現象学』（法政大学出版局）他．
　　　　　　　　　　［**序**-3, 4, **1**-1, コラム, **4**-Ⅱ-1, Ⅱ-2, Ⅱ-3, コラム, **5**-コラム, **6**-1, 2, 3, コラム, 章扉リード文：**1, 4, 5, 6**]

盛永審一郎（もりなが・しんいちろう）　富山大学名誉教授．1948年生まれ．東北大学大学院文学研究科博士課程中退．研究テーマは，実存倫理学．共編著に『医学生のための生命倫理』『教養としての応用倫理学』（共に丸善出版）．共訳書に『ハンス・ヨナス「回想記」』（東信堂），ヤスパース『真理について4』（理想社）他．
　　　　　　　　　　［**序**-1, 5, コラム, **8**-コラム, **9**-Ⅱ-5, 章扉リード文：**序, 8, 10**]

【執筆者】（五十音順）
有馬 斉（ありま・ひとし）　横浜市立大学大学院都市社会文化研究科准教授．1978年生まれ．国際基督教大学教養学部卒，米国ニューヨーク州立大学バッファロー校哲学博士課程修了．専門は，倫理学．共著書に『生死の語り行い（1）：尊厳死法案・抵抗・生命倫理学』（生活書院）他．　　　　　　　　　　　[**7**-Ⅰ-1, Ⅰ-2]

池辺 寧（いけべ・やすし）　奈良県立医科大学講師．1961年生まれ．広島大学大学院文学研究科博士課程単位取得退学．研究テーマは，ハイデガー哲学，医療倫理学．共著書に『介護福祉思想の探求』（ミネルヴァ書房），『看護学生のための医療倫理』『医学生のための生命倫理』（共に丸善出版）他．　　[**4**-Ⅲ-4, Ⅲ-5, **8**-4, 7]

石田安実（いしだ・やすし）　お茶の水大学特任准教授．1959生まれ．東京大学人文科学研究科博士課程修了後，米国ブラウン大学留学．専門は，英米倫理学・応用倫理学．論文に「『自律性』を汚染するもの」（生命と倫理2号），「On the Possibility of Explanatory Pluralism in Neuroethics」（日本医学哲学・倫理学会国際誌 No.6）他．
　　　　　　　　　　　　　　　　　　　　　　　　　　　　　　[**2**-1, **3**-,3, 4]

板井孝壱郎（いたい・こういちろう）　宮崎大学大学院医学獣医学総合研究科教授，宮崎大学医学部附属病院臨床倫理部部長（併任）．1968年生まれ．京都大学大学院文学研究科博士後期課程（倫理学専修）研究指導認定退学．研究テーマは，臨床倫理コン

サルテーション，臨床プラグマティズム，ドイツ自然哲学的医学思想．共編著書に『シリーズ生命倫理学第 16 巻 医療情報』（丸善出版），『臨床倫理学入門』（医学書院），『周産期医療と生命倫理入門』（メディカ出版）他．監訳書にケネス・W・グッドマン『医療 IT 化と生命倫理』（世界思想社）他．　　　　　　[3-5，4-Ⅲ-1，Ⅲ-2，Ⅲ-3]

一戸真子（いちのへ・しんこ）　埼玉学園大学大学院教授（ヘルスケアサービス・マネジメント）1966 年生まれ．東京大学大学院医学系研究科博士課程修了．博士（保健学）．専門領域は，医療管理学，医療政策学．研究テーマは，ヘルスケアサービスの質に関する研究，代替医療とヘルスプロモーションの関係に関する研究，ウェルネスビジネスに関する研究．著書に『ヘルスケアサービスの質とマネジメント―患者中心の医療を求めて』（社会評論社）．共著書に『生命倫理のキーワード』（理想社），『保健・医療・福祉のキーワード』（校生館），『福祉国家の医療改革』（東信堂），『健康と社会』（NHK 出版），『生き方としての健康科学』（有信堂）他．　[10-1，5，7，8]

遠藤寿一（えんどう・としかず）　岩手医科大学教養教育センター教授．1958 年生まれ．東北大学大学院文学研究科博士課程満期退学．研究テーマは，カント哲学，人格の同一性，文化論．共著書に『文化論のアリーナ』（晃洋書房），論文「人格の同一と死」（岩手医大共通教育年報 第 46 号），「私たちは動物か」（東北哲学会年報 第 31 号）他．　　　　　　　　　　　　　　　　　　　　　　　　　　　　　　　[5-3，4，5]

樫本直樹（かしもと・なおき）　産業医科大学医学部医学概論講師．1971 年生まれ．大阪大学大学院文学研究科博士後期課程（臨床哲学）修了．博士（文学）．専門分野は，倫理学，臨床哲学．共著書に『哲学カフェのつくりかた』（大阪大学出版会），『事例でまなぶケアの倫理』（メディカ出版）他．　　　　　　　　　　[9-Ⅱ-2，Ⅱ-4]

樫　則章（かたぎ・のりあき）　大阪歯科大学歯学部教授（倫理学）．1956 年生まれ．大阪大学大学院文学研究科単位取得退学．メタ倫理学，功利主義，生命倫理学を研究．共編著書に『シリーズ生命倫理学第 2 巻　生命倫理学の基本概念』（丸善出版），『生命倫理と医療倫理 改訂 3 版』（金芳堂）他．[4-Ⅰ-2，Ⅰ-3，Ⅰ-4，Ⅰ-5，Ⅰ-6]

黒須三惠（くろす・みつやす）　東京医科大学教授．1951 年生まれ．東京農工大学大学院農学研究科修士課程修了．研究テーマは生命倫理学，医療倫理学．著書に『臓器移植法を考える』（信山社），共著書に『いのちの哲学』（北樹出版），『臓器移植と生命倫理』（太陽出版），共訳書にブローデイ編『生命倫理と道徳理論』（梓出版社）他．　　　　　　　　　　　　　　　　　　　　　　　　　　　　　　　[8-1，2，3，5]

小松楠緒子（こまつ・なおこ）　東京大学文学部社会学科卒．東京工業大学社会理工学研究科価値システム専攻博士後期課程修了．学術博士．研究テーマは，医療者-患者関係の理論モデルの構築．著書に『コンピュータ社会における人 生命 倫理と法』（雄松堂出版），『実践 医療社会学』（北樹出版）他．　　　　　　　[6-1，2，コラム]

仙波由加里（せんば・ゆかり）　お茶の水女子大学ジェンダー研究所，特任リサーチフェロー．2003 年早稲田大学大学院修了（博士・人間科学）生命倫理学専攻．訳書に『家族をつくる――提供精子を使った人工授精で子どもを持った人たち』（人間と歴史社）他．　　　　　　　　　　　　　　　　　[7-Ⅰ-3，Ⅱ-3，Ⅱ-4，コラム]

谷田憲俊（たにだ・のりとし）　1949 年生まれ．弘前大学卒（MD, PhD, DTM&H）．函館市立病院，兵庫医科大学，山口大学，北斗病院等を経て，加古川市西村医院で在

宅療養に従事．医療倫理やコミュニケーション，スピリチュアルケア関連の著書があり，近著に『そこが知りたい！ 在宅療養 Q&A』（診断と治療社）がある． [**6**-4, 5]

土屋貴志（つちや・たかし）　大阪市立大学大学院文学研究科准教授．1961 年生まれ．慶應義塾大学大学院文学研究科単位取得退学．研究テーマは，倫理学，医療倫理学，人権問題．共編著に『先端医療の社会学』（世界思想社），共著書に『「ささえあい」の人間学』（法藏館），『医療神話の社会学』（世界思想社）他． [**5**-1, 2]

坪井雅史（つぼい・まさし）　神奈川大学外国語学部教授（倫理学）．1965 年生まれ．広島大学大学院文学研究科博士課程単位取得退学．研究テーマは，応用倫理学の方法論，情報倫理学，生命倫理学など．共著書に『情報倫理入門』アイ・ケイ・コーポレーション，『医療情報と生命倫理』（太陽出版）他． [**7**-Ⅱ-1, Ⅱ-2]

遠矢和希（とおや・わき）　国立循環器病研究センター流動研究員．1978 年生まれ．大阪大学大学院医学系研究科博士課程修了．医学博士．研究テーマは，生命倫理学，医事法．共著書に『生命倫理と医療倫理 改訂 3 版』（金芳堂），『グローバル化時代における生殖技術と家族形成』（日本評論社）他． [**7**-Ⅰ-4]

中澤　武（なかざわ・たけし）　明海大学歯学部・東京薬科大学等非常勤講師．1963 年生まれ．早稲田大学大学院文学研究科博士後期課程中退．トリーア大学（ドイツ）哲学博士（Dr. phil.）．研究テーマは，ドイツ 18 世紀啓蒙，生命倫理，医療人文学．著書に *Kants Begriff der Sinnlichkeit*（frommann-holzboog）．共著書に『大学と学問の再編成に向けて』（行路社）．共訳書にアンドレアス・チェザーナ『地球時代を生きる感性』（東信堂）他． [**2**-2, コラム]

中山純一（なかやま・じゅんいち）　東洋大学文学部哲学科ほか非常勤講師（哲学）．1975 年生まれ．東洋大学大学院文学研究科哲学専攻博士後期課程修了．博士（文学）．研究テーマは，現象学．著書に『フッサールにおける超越論的経験』（知泉書館），共訳書にエドムント・フッサール『間主観性の現象学 その方法』（ちくま学芸文庫）他． [**8**-6]

服部健司（はっとり・けんじ）　群馬大学大学院医学系研究科教授（医学哲学・倫理学）．1959 年生まれ．旭川医科大学卒業，早稲田大学大学院文学研究科博士課程単位取得退学．研究テーマは，医学哲学，臨床倫理学．編著書に『医療倫理学の ABC 第 3 版』（メヂカルフレンド社）．企画・監修『ドラマで考える医療倫理』（アールメディカル）．他． [**3**-1, 2]

船木　祝（ふなき　しゅく）　札幌医科大学医療人育成センター教養教育研究部門准教授．1963 年生まれ．学習院大学人文科学研究科博士後期課程単位取得満期退学．トリーア大学 Ph. D.（哲学）．専門分野は，ドイツ近現代哲学，生命倫理．単著に *Kants Unterscheidung zwischen Scheinbarkeit und Wahrscheinlichkeit*, Peter Lang Verlag．共著書に『医学生のための生命倫理』（丸善出版）他． [**9**-Ⅰ-3, Ⅰ-4]

細見博志（ほそみひろし）　金沢大学名誉教授，金沢大学国際基幹教育院特任教授．1949 年生まれ．東京大学大学院人文科学研究科修士課程修了．研究テーマは，生命倫理学，社会思想史．編著書に『死から生を考える』（北國新聞社），訳書に『生命倫理学の誕生』（勁草書房）他． [**1**-2, 3, 4]

宮島光志（みやじま・みつし）　富山大学大学院医学薬学研究部教授（哲学）．1958年生まれ．東北大学大学院文学研究科博士課程単位取得退学．研究テーマは，ドイツ近現代哲学，応用倫理学，日本哲学．共著書に『医学生のための生命倫理』『理系のための科学技術者倫理』（共に丸善出版）．共訳書に『科学技術研究の倫理入門』（知泉書館）他．　　　　　　　　　　　　　　　　[2-3, 4, **10-2**, 6, コラム]

森　禎德（もり・よしのり）　東邦大学非常勤講師．1969年生まれ．早稲田大学大学院文学研究科哲学専攻博士課程修了．博士（文学）．研究テーマは，カント哲学，生命倫理．著書に『理念をめぐるカントの思惟』（文理閣）．論文に「プラシーボ反応と現代医療」（生命倫理 通巻25号）他．　　　　　　　　　　[**2-5**, **3-6**]

山本剛史（やまもと・たかし）　慶應義塾大学他非常勤講師．1972年生まれ．慶應義塾大学文学研究科後期博士課程単位取得退学．研究テーマは，哲学，倫理学，道徳教育．共著書に『倫理学案内』（慶應義塾大学出版会），論文に「ヨナス倫理学における『犠牲』について」（医学哲学・医学倫理第30号），他．　　　[**9-Ⅰ-1**, **Ⅰ-2**]

横山　陸（よこやま・りく）　一橋大学大学院社会学研究科在籍，フライブルク大学哲学科留学，同大助手．1983年生まれ．専門は人間学．論文に「マックス・シェーラーにおける愛の概念のアクチュアリティ」（倫理学年報 第64集）．共訳書にクヴァンテ『人間の尊厳と人格の自律』（法政大学出版局）他．　　　　　[**10-3**, **4**]

李　嘉永（り・かよん）　大阪歯科大学歯学部講師．1973年生まれ．大阪大学大学院法学研究科博士後期課程単位取得退学．研究テーマは，国際人権法，EUにおける差別撤廃規制．共著書に『国際人権規約と国内判例 20のケーススタディ』（解放出版社）他．　　　　　　　　　　　　　　　　　　　　　　　　　　　[**4-Ⅰ-1**]

教養としての生命倫理

|平成 28 年 3 月 5 日　発　　　行|
|令和 3 年 4 月 10 日　第 4 刷発行|

編　者
村　松　　　聡
松　島　哲　久
盛　永　審一郎

発 行 者　池　田　和　博

発 行 所　丸善出版株式会社
〒 101-0051　東京都千代田区神田神保町二丁目 17 番
編集：電話(03)3512-3264／FAX(03)3512-3272
営業：電話(03)3512-3256／FAX(03)3512-3270
https://www.maruzen-publishing.co.jp

© Akira Muramatsu, Akihisa Matsushima,
　Shinichiro Morinaga, 2016

組版印刷・株式会社 日本制作センター／製本・株式会社 松岳社

ISBN 978-4-621-30024-4 C3047　　　Printed in Japan

JCOPY 〈(一社)出版者著作権管理機構 委託出版物〉
本書の無断複写は著作権法上での例外を除き禁じられています．複写
される場合は，そのつど事前に，(一社)出版者著作権管理機構(電話
03-5244-5088，FAX03-5244-5089，e-mail：info@jcopy.or.jp)の
許諾を得てください．